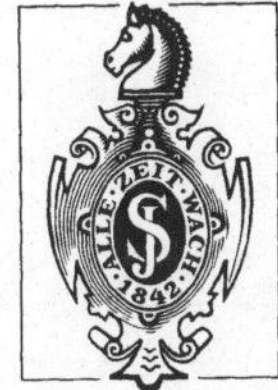

HNO Praxis Heute

11

Herausgegeben von
H. Ganz und W. Schätzle

Mit Beiträgen von

H. Ganz · G. Grevers · R. Grossenbacher
D. Knöbber · A. Koch · E. Moritsch
K. Paulsen · F. Roessler · T. J. Vogl · H. Weerda

Mit 60 zum Teil farbigen Abbildungen
und 20 Tabellen

Springer-Verlag
Berlin Heidelberg New York
London Paris Tokyo
Hong Kong Barcelona
Budapest

Redaktion HNO Praxis Heute:

Professor Dr. med. Horst Ganz
Universitätsstraße 34
W-3550 Marburg/Lahn, BRD

Professor Dr. med. Walter Schätzle
Universitätsklinik und Poliklinik für HNO-Kranke
W-6650 Homburg/Saar, BRD

ISBN-13:978-3-642-76193-5   e-ISBN-13:978-3-642-76192-8
DOI: 10.1007/978-3-642-76192-8

CIP-Titelaufnahme der Deutschen Bibliothek
HNO-Praxis heute. – Berlin ; Heidelberg ; New York ; London ; Paris ; Tokyo : Springer
  ISSN 0173-9859
  Erscheint jährl.

1 ff–1980 ff.
  Zum Zeitpunkt d. Titeländerung Beginn e. neuen Zählung. –
  Bis 1979 im Verl. Lehmann, München
  Bis 1979 u. d. T.: HNO-Erkrankungen

Gesamtherstellung: Konrad Triltsch, Graphischer Betrieb, W-8700 Würzburg, BRD
11/3130-543210 – Gedruckt auf säurefreiem Papier

Mitarbeiterverzeichnis

Ganz, H., Professor Dr. med.
HNO-Arzt, plastische Operationen, Universitätsstraße 34
W-3550 Marburg/Lahn, BRD

Grevers, G., Privatdozent Dr. med.
Universitäts-HNO-Klinik und Poliklinik
Klinikum Großhadern, Marchioninistraße 15
W-8000 München 70, BRD

Grossenbacher, R., Privatdozent Dr. med.
Kantonsspital, Klinik für Ohren-Nasen-Halsheilkunde
Hals- und Gesichtschirurgie
CH-9007 St. Gallen

Knöbber, D., Dr. med., Dr. rer. nat.
HNO-Klinik, Universitätsklinik Rudolf Virchow,
Standort Charlottenburg, Spandauer Damm 130
W-1000 Berlin 19, BRD

Koch, A., Dr. med.
Universitätsklinik und Poliklinik für HNO-Kranke
W-6650 Homburg/Saar, BRD

Moritsch, E., Professor Dr. med.
Allgemeine Poliklinik, HNO-Abteilung, Mariannengasse 10
A-1000 Wien

Paulsen, K., Professor Dr. med.
HNO-Klinik im Städtischen Klinikum, Holwedestraße 16
W-3300 Braunschweig, BRD

Roessler, F., Dr. med.
Kantonsspital, Klinik für Ohren-Nasen-Halsheilkunde
Hals- und Gesichtschirurgie
CH-9007 St. Gallen

Vogl, T. J., Dr. med.
Radiologische Klinik und Poliklinik der Universität
Klinikum Großhadern, Marchioninistraße 15
W-8000 München 70, BRD

Weerda, H., Professor Dr. med., Dr. med. dent.
Operatives Zentrum II, Klinik für HNO-Heilkunde
der Universität, Ratzeburger Allee 160
W-2400 Lübeck, BRD

Themenverzeichnis der bisher erschienenen Bände

Regionale plastische Chirurgie

Spezielle Tumorkapitel

Allgemeine Themen/Randgebiete

Inhaltsverzeichnis

Allgemeine Themen

Vorwort

Der Start in die zweite Dekade erfolgt mit unverändertem Bemühen, praxisrelevante Themen ausführlicher als in einer Zeitschrift möglich vorzustellen.

Von den traumatologischen Beiträgen sind die Ohrmuschelverletzungen wichtig wegen ihrer Häufigkeit und der therapeutischen Herausforderung an den niedergelassenen HNO-Arzt, die selteneren Luftwegsverletzungen wegen ihrer akuten Lebensbedrohung.

Das Banalthema Otitis externa erweist sich bei näherem Hinsehen als vielschichtig und therapeutisch anspruchsvoll. Nasenmuschelhyperplasien sind ein ebenso häufiges wie oft frustrierendes Problem und so eine detaillierte Besprechung wert. Die Vielfalt der Ursachen von Halsschwellungen bringt nicht nur den HNO-Arzt in differentialdiagnostische Schwierigkeiten.

Zum bisher beschriebenen Praxiskomplex gesellen sich Beiträge über Fortschritte der jüngsten Vergangenheit, von denen die neuen endoskopischen Methoden schon überall Einzug in die Praxen halten, während die Vorzüge der Fibrinklebung bisher fast nur dem finanzkräftigeren Krankenhaus offenstehen. Auch für die wissenschaftlich anmutenden Gebiete Kernspintomographie und otoakustische Emissionen hat die Zukunft in der Praxis bereits begonnen.

Neue Themen gibt es also genug, so daß wir uns bisher nicht zu wiederholen brauchten. Wir hoffen auf positive Aufnahme auch dieses Bandes, der erstmals im ganzen Deutschland verfügbar ist.

Marburg/Lahn   Horst Ganz
Homburg/Saar   Walter Schätzle

Das Ohrmuscheltrauma

H. Weerda

Durch die exponierte Lage der Ohrmuschel kommt es zu vielfältigen Verletzungen. Eine frühe, fachgerechte Behandlung hilft spätere, schwerwiegende Schäden zu vermeiden, deren Rekonstruktion häufig aufwendige Mehrfachoperationen nach sich zieht.

1 Verätzungen, Verbrennungen und Erfrierungen

Zusätzlich zu den mechanischen Verletzungen finden wir bei bestimmten Berufsgruppen Verätzungen, thermische Schäden oder, besonders in kalten Ländern, Erfrierungen.

1.1 Verätzungen (Cauterisatio)

Besonders in metallverarbeitenden Berufen (z. B. beim Härten von Metallen, bei Galvaniseuren u. a.) kommt es beim Umgang mit Säuren (Koagulationsnekrosen) und Laugen (Kolliquationsnekrosen) oder anderen ät-

HNO Praxis Heute 11
H. Ganz, W. Schätzle (Hrsg.)
© Springer-Verlag Berlin Heidelberg 1991

zenden Lösungen zu penetrierenden Schäden am Ohr, deren Ausmaß von der Menge, von der Konzentration und von der einwirkenden Zeit abhängig ist.

Therapie: Das Ohr sollte sofort mit klarem Wasser abgespült werden. Kortisonhaltige Salben helfen, die lokale Reaktion zu vermindern. Bei großen Defekten der Haut oder von Haut und Knorpel sollte das Ohr feucht mit antiseptischen Lösungen (Rivanol, Betaisodona) oder fetten Salben (Betaisodona-Salbe + Vaseline) abgedeckt werden, um ein Austrocknen des Knorpels zu vermeiden. Der Patient sollte dann einem in der plastisch-rekonstruktiven Chirurgie erfahrenen Kollegen zugewiesen werden. Der Defekt wird mit Lappen der Umgebung, wenn nötig mit Knorpel des gleichen oder anderen Ohres oder Rippenknorpel rekonstruiert.

1.2 Thermische Schäden (Combustio)

Durch Hitzeeinwirkung bei Verbrühung, Einwirkung von Elektrizität (Strommarken) oder bei offenem Feuer kann es zu Verbrennungen kommen. Die Therapie richtet sich nach dem Grad der Verbrennung.

Verbrennung I. Grades
Es handelt sich um eine epidermale Reaktion (z. B. Sonnenbrand) mit einem *Erythem*.

Als *Therapie* können kühlende Umschläge und Lotiones (Lotio alba) oder kortisonhaltige Cremes kurzfristig angewendet werden. Es kommt innerhalb von einer Woche zur Ausheilung ohne Narbenbildung.

Verbrennung II. Grades
Es kommt hier zu einer oberflächlichen dermalen Verbrennung (z. B. kurzzeitige Einwirkung kochender Flüssigkeit) mit Rötung, Blasenbildung und Epidermisnekrose.

Therapie: Die Blasen sollten nicht abgetragen, höchstens punktiert und als Epithel-Verband belassen werden. Gerade im Bereich des Ohres mit seiner Anfälligkeit für Infektionen bleibt so der schützende Epithel-Verband für längere Zeit erhalten. Es werden sofort kühlende Umschläge mit antiseptischen Lösungen (s. o.) zur Reduktion der Ödembildung angewendet. Später können fetthaltige Salbenverbände (Sofratuell etc.), bei Ödem kortikoidhaltige Cremes bis zur Abheilung aufgetragen werden. Die Therapie der Infektionen wird bei der Verbrennung III. Grades besprochen.

Verbrennung III. Grades
Bei einer schweren Verbrennung (längerwirkendes Feuer, elektrische Verbrennung) zeigen sich von der Verbrennung II. Grades fließende Über-

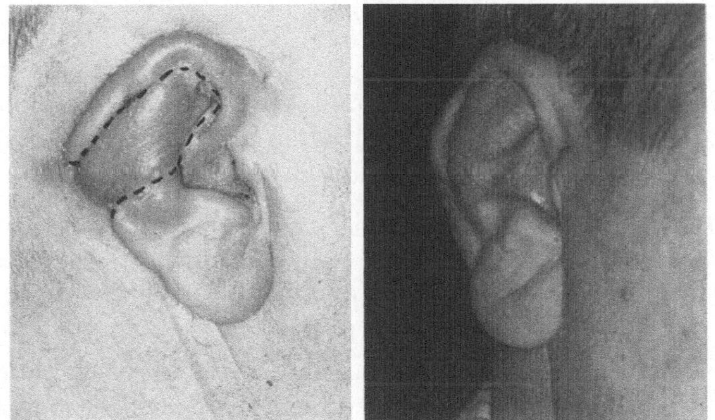

Abb. 1. a Verbrennung der Ohrmuschel nach Autounfall. Deckung des freiliegenden Knorpels mit einem retroaurikulären Lappen. **b** Zustand nach Rekonstruktion

gänge bis hin zur kompletten Nekrose der Kutis und Zerstörung des Knorpels. Es finden sich braun-weiße bis schwarze Schorfbildungen.

Therapie: Wie bei der Verbrennung II. Grades wird das Ohr mit einer feuchten, sterilen Abdeckung versorgt und der Patient sofort in eine in der plastisch-rekonstruktiven Chirurgie oder in der Verbrennungschirurgie erfahrene Klinik eingewiesen. Um eine weitergehende Deformierung der Ohrmuschel zu verhindern, wird je nach Ausdehnung des Defektes sofort mit Knorpel und Haut rekonstruiert (Abb. 1).

Komplikationen: Gefürchtet sind **Infektionen** besonders mit Keimen des gramnegativen Spektrums (Pseudomonas, Proteus, Klebsiellen etc.). Neben feuchten Umschlägen mit antiseptischen Lösungen (Rivanol, Dequaliniumchlorid-Lösung 0,2%ig) oder antibiotischen Lösungen wird noch vor Kenntnis des Abstrichergebnisses mit einem Breitbandantibiotikum wie Pipril, Securopen oder Betabactyl therapiert. Eine Rekonstruktion schließt sich nach Beherrschung der Infektion an.

1.3 Erfrierung (Congelatio)

Wie die Verbrennung wird auch die Erfrierung in drei Schweregrade eingeteilt. Mit einer langsamen Erwärmung (warme Getränke) und durch Gefäßdilatation (Alkoholumschläge) kann versucht werden, Areale der Ohrmuschel zu erhalten. Man sieht häufig spätere *Verkalkungen* und *Ossifikationen* bei diesen Ohren.

2 Otserom und Othämatom

Nach tangentialen Aschertraumen (Boxer, Ringer, Handball- und Fuß-
ballspieler) bilden sich meistens an der Vorderseite des Ohres zwischen
Hautperichondrium und Knorpel Serome oder Hämatome (Abb. 2).

Therapie: Bei frischen Seromen oder Hämatomen gelingt ein Abpunktie-
ren selten. Wegen der Gefahr der Infektion wird von uns deswegen auf der
Höhe der Vorwölbung in einer natürlichen Falte, in der Regel auf der
Vorderseite der Ohrmuschel inzidiert und die Flüssigkeit abgelassen. Die
Koagel werden ausgeräumt. Nach Ankleben des Hautperichondrium-
lappens mit Fibrinkleber[1] und Naht mit feinem, monofilen Nahtmaterial,
kann das Ergebnis zusätzlich mit durchgreifenden Matratzennähten (mo-
nofiler Faden) über fünf bis sechs Tage gesichert werden (Weerda 1980;
Griffin 1985; Weerda 1989; Abb. 2b).
   Eine gefürchtete, wenn auch seltene Komplikation ist die **Perichondritis der Ohrmuschel.** Einzelheiten siehe Beitrag Ganz in diesem Band. **Chro-
nische Hämatome** sind in der Regel organisiert und fibrosiert, der Knorpel
ist häufig verdickt oder ossifiziert, das Ohr und das Ohrmuschelrelief
verplumpt. Von der Vorder- oder Rückseite aus wird von einem Schnitt in
einer natürlichen Falte die Haut abpräpariert und ausgedünnt, Fibrosen
und organisiertes Material werden entfernt und der Knorpel mit einem
Messer oder einer Fräse modelliert. Häufig werden zwei oder mehr Eingriffe zur Rekonstruktion notwendig.

3 Der Ohrmuscheleinriß

Nur wenn alle Teile der abgetrennten Ohrmuschel gut durchblutet sind,
darf ein *Wiederannähen* mit feinem Nahtmaterial in anatomisch richtiger
Lage erfolgen. Häufig reichen schmale Hautbrücken aus, um relativ große
abgerissene Ohrmuschelteile noch ausreichend zu ernähren (s. Abb. 3).
Der Knorpel wird mit feinem, resorbierbaren Nahtmaterial (4-0 Vicryl
oder Dexon) am Knorpel des Restohres fixiert; mit feinem, monofilen
Nahtmaterial (6-0, 7-0) wird dann die rückseitige und die vorderseitige
Haut angenäht. Anschließend sollte das gesamte Ohrmuschelrelief mit
fetthaltigen Salbenstreifen ausmodelliert werden (z. B. Betaisodona-Vase-
line-Streifen). Mit dem anschließenden Verband darf kein Druck auf die
Ohrmuschel ausgeübt werden.

---

[1] Tissukol der Fa. Immuno, Im Breitspiel 13, W-6900 Heidelberg. Siehe auch
Beitrag Moritsch in diesem Band.

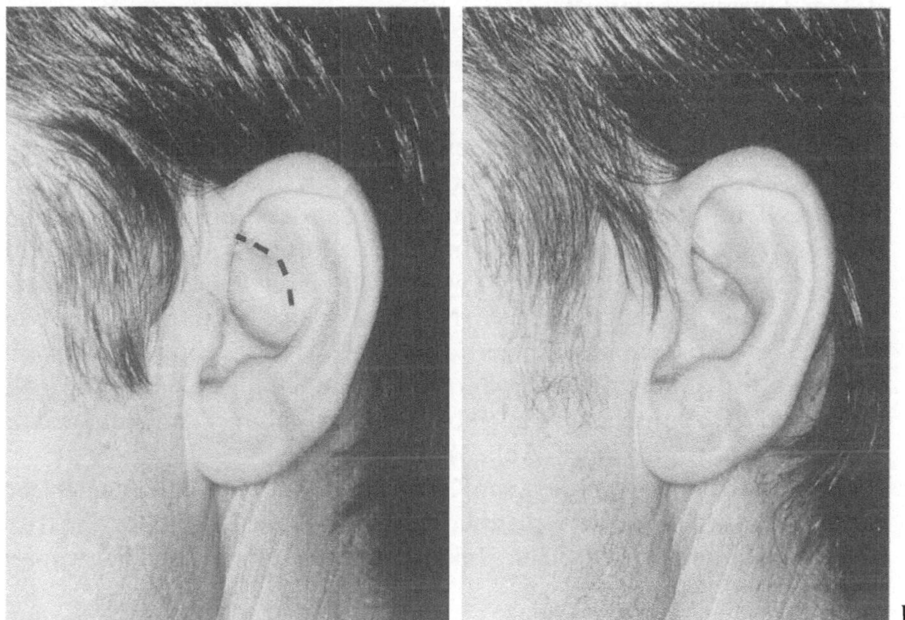

Abb. 2. a Frisches Otserom, Ausräumung durch einen Schnitt entlang der Anthe-lixfalte (*gestrichelte Linie*). **b** Zustand zwei Monate nach Operation

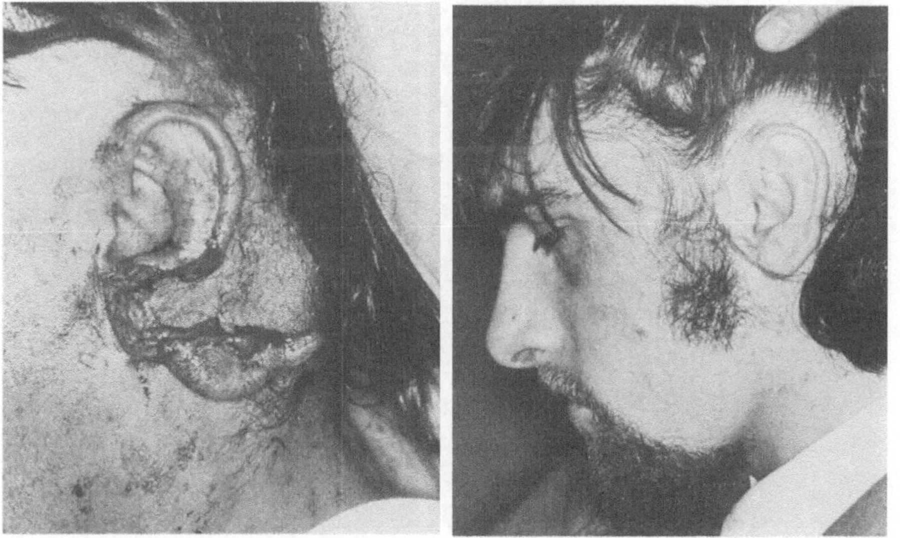

Abb. 3. a Teilabriß der Ohrmuschel. Gute Durchblutung über die kleine Haut-brücke. **b** Zustand zehn Tage nach Naht

4 Der Ohrmuschelabriß

4.1 Der frische Abriß

Abgerissene Ohrmuschelteile sollten dem Patienten mitgegeben werden, falls sterile Kompressen o. ä. nicht vorhanden sind, reicht ein frisches, sauberes Tempotaschentuch, das mit einfachem Leitungswasser befeuchtet wird (kein Eis). Beides wird dann in eine luftdicht verschlossene Plastiktüte eingegeben. Auch hier ist wesentlich, daß Haut und Knorpel vor Austrocknung geschützt werden. Nur sehr kleine Ohrmuschelteile von maximal etwa einem Zentimeter können als dreischichtiges **Composite graft** retransplantiert werden, während die Einheilungsrate nur angenähter größerer Ohrmuschelteile auch bei Kühlung und medikamentöser Unterstützung unter 1% liegt (Abb. 4).

Wir übersehen inzwischen ein Krankengut von über 20 Patienten, bei denen verschieden große, replantierte Ohrmuschelteilstücke der Nekrose anheimfielen, und die dann zur Rekonstruktion zu uns geschickt wurden (Weerda 1989; Abb. 4).

Therapie: In seltenen Fällen gelingt es, wenn ein geschultes Replantationsteam vorhanden ist, durch mikrovaskuläre Gefäßanastomosen eine Wie-

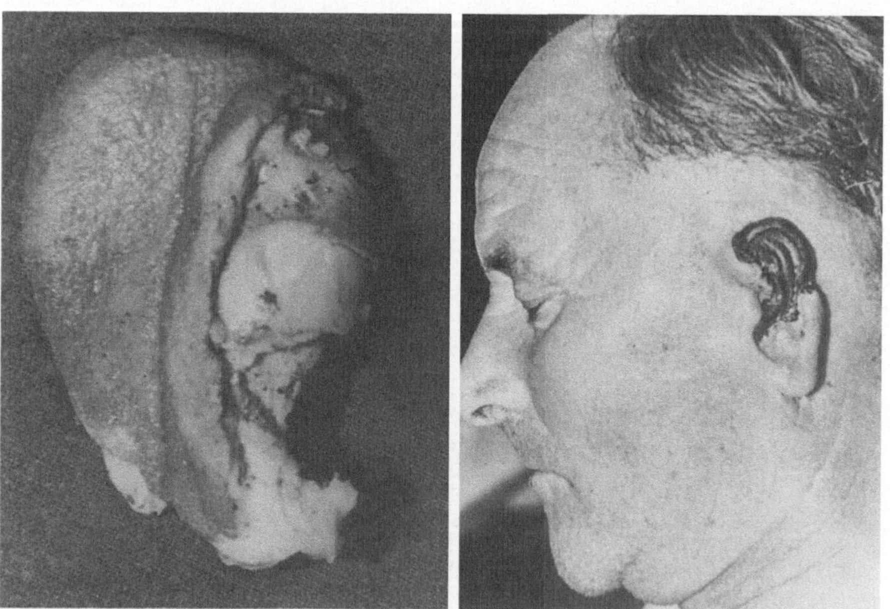

a   b

Abb. 4. a Totalabriß der Ohrmuschel. **b** Trockene Nekrose nach einfacher Replantation der Ohrmuschel

dereinheilung des Transplantes zu erreichen. Auch hier sind nur wenige Einzelfälle in der Literatur dargestellt (Mutimer et al. 1987).

Es gibt drei Methoden der **Replantationen**, bei denen die Wiedereinheilung mit hoher Wahrscheinlichkeit erfolgt, die kosmetischen Ergebnisse aber verschieden ausfallen:

4.1.1 Klassische Replantationsmethode (Spira 1974)

Die Haut wird vom Ohrmuschelknorpel abpräpariert und der Knorpel in anatomisch richtiger Lage in einer Hauttasche auf dem Mastoid implantiert. In zwei bis drei weiteren Schritten wird die Ohrmuschel abgehoben. Die postaurikuläre Fläche und die Wunde auf dem Mastoid müssen dann mit einem dicken Spalthauttransplantat abgedeckt werden. Durch Resorption des dünnen Ohrmuschelknorpels und durch die Spannung in der Hauttasche kann es zu einem sehr flachen und unansehnlichen Ohrmuschelrelief kommen, so daß wir diese Methode nicht empfehlen.

4.1.2 Die Dermabrasion nach Mladick

Mladick et al. (1971) entfernen die Haut der Ohrmuschelrückseite und abradieren die Hautoberfläche der Vorderseite. Das so behandelte Replantat wird dann in anatomisch richtiger Lage in die vorher präparierte Hauttasche auf dem Mastoid eingelegt. Nach 6 8 Wochen wird dann die Hauttasche wieder aufpräpariert und das Ohr abgehoben. Die postauriculäre Region versorgen wir wie bei der klassischen Methode mit einem dicken **Spalthauttransplantat**, die Haut der retroaurikulären Tasche wird auf die Wunde auf dem Mastoid zurückverlagert. Von den noch vorhandenen Epithelresten aus epithelisiert sich die Ohrmuschelvorderseite in den nächsten Wochen dann spontan unter einem fetthaltigen Salbenverband. Auch bei dieser Methode kann es zu narbigen Veränderungen und Abflachung des Ohrmuschelreliefs kommen. Die Ergebnisse sind aber besser als bei der klassischen Methode.

4.1.3 Die Methoden nach Baudet und Arfai
(Baudet 1972; Arfai 1974; Weerda et al. 1980, Weerda 1986; Abb. 5)

Die postaurikuläre Haut wird von dem abgerissenen Ohrmuschelteil zur Helix hin präpariert, Baudet verwirft sie, Arfai beläßt sie an der Helix und transplantiert sie als Vollhauttransplantat auf einen vom Mastoid nach hinten präparierten Lappen. Es wird so ein Transplantatbett für die abgerissene Ohrmuschel geschaffen. Der Knorpel der abgerissenen Ohrmuschel sollte dann in den Gebieten, in denen er für die Stützfunktion nicht wichtig ist, bis auf die Vorderhaut reseziert und so einige Knorpelfenster

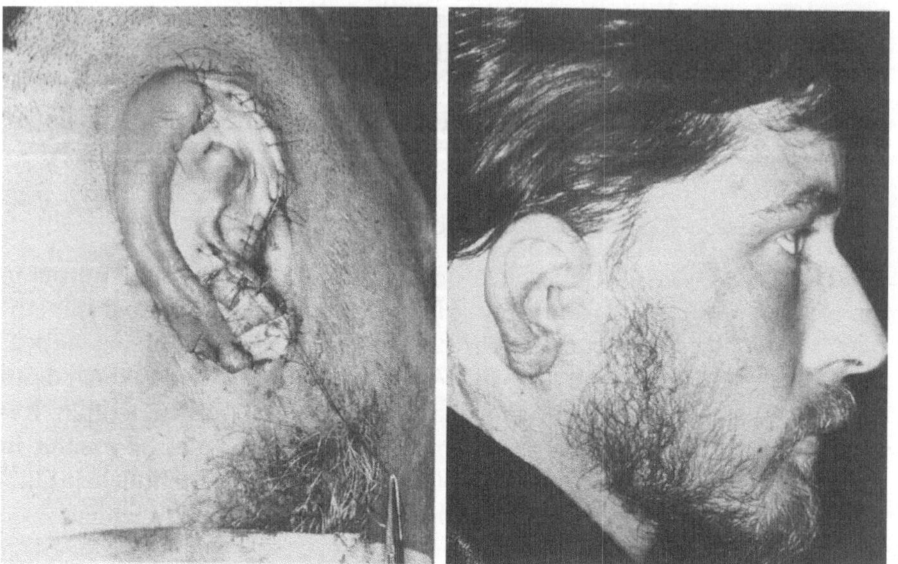

a   b

Abb. 5. a Nach den Vorschlägen von Arfai (1974) replantierte Ohrmuschel.
b Zustand ein Jahr nach Replantation und Rekonstruktion

geschaffen werden. Danach wird das abgerissene Ohrmuschelteil oder die
gesamte Ohrmuschel in anatomisch richtiger Lage replantiert und der
gefensterte Knorpel auf die frische Wunde auf dem Mastoid aufgenäht
und aufgeklebt (Fa. Immuno s. S. 4; Abb. 5a). Mit einem leichten Druck-
verband mit fetthaltigen Salben wird das Ohr für eine Woche auf dem
Wundbett adaptiert. Da die schmale Basis der Ohrmuschelabrißstelle nicht
ausreicht, um die gesamte Haut und den bradytrophen Knorpel zu ernähren, wird bei dieser Methode durch Schaffung von Knorpelfenstern die
Vorderhaut der Ohrmuschel durch die hier einwachsenden Gefäße versorgt
und ernährt. Die Rückseite der Ohrmuschel kann nach sechs bis acht Wochen angehoben und mit einem freien Hauttransplantat versorgt werden.

Bei der Methode von Arfai wurde die Haut der Ohrmuschelrückseite
erhalten, sie kann dann vom Hautlappen abpräpariert und zur postauricu-
lären Deckung verwendet werden. Freiliegende Restdefekte werden mit
dicken Spalthautlappen aus der inguinalen Gegend oder aus dem Gesäß
gedeckt (Abb. 5b).

Für die Nekrosen und den Verlust der als Composite graft replantier-
ten Ohrmuschelteile wurde die verstrichene Zeit zwischen Abriß und Replantation verantwortlich gemacht. Es wurden deswegen *Maximalzeiten*
bis zum Abschluß der Replantation zwischen 1 und 6 Stunden angegeben
(Spira 1974; Boenninghaus 1979).

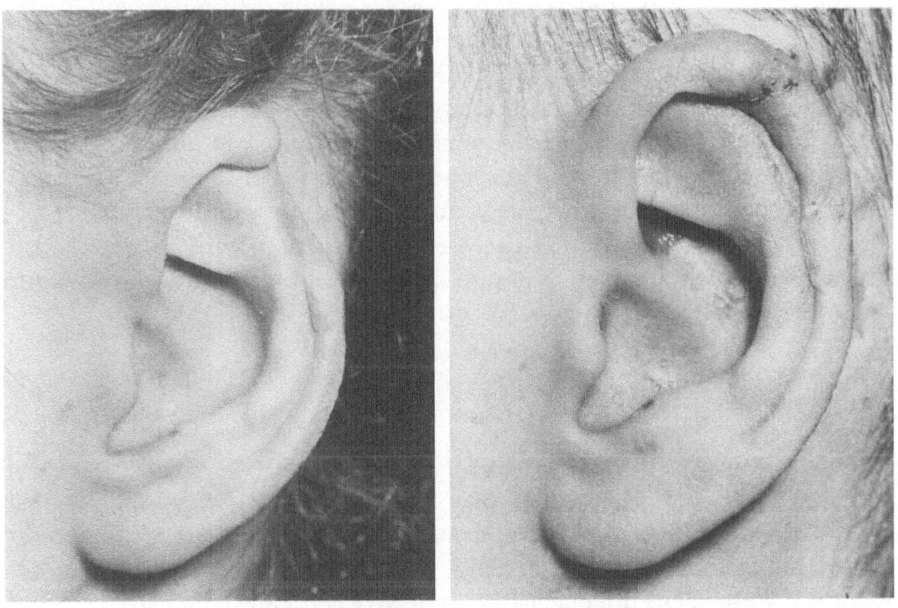

Abb. 6. a Kleiner Defekt der Helix. **b** Zustand sechs Wochen nach Rekonstruktion mit einem Rollappen der retroaurikulären Region

In tierexperimentellen Untersuchungen konnten wir aber zeigen, daß bei Raumtemperatur gelagerte Composite grafts, nach der Methode von Baudet replantiert, bis zu 24 Stunden nach Abriß noch einheilten. Bei 4 °C gekühlte Ohrmuschelteile konnten sogar noch nach 8 Tagen zur Einheilung gebracht werden (Weerda et al. 1986). Diese experimentellen Untersuchungen zeigen auch, daß lediglich die **Replantationsmethode** und nicht die Zeit zwischen Abriß und Replantation für die Ergebnisse der Replantation verantwortlich ist.

So konnten wir bei zwei Totalabrissen nach der Methode von Baudet in der Modifikation von Arfai gute Replantationsergebnisse erreichen (Abb. 5b; Weerda 1980, 1990).

4.2 Teildefekte

Bei Verlust von Teilen der Ohrmuschel richtet sich die Art der Rekonstruktion nach Größe und Lage des Defektes. Es würde sicher den Rahmen dieses Artikels sprengen, die Vielzahl der Möglichkeiten der Rekonstruktionen aufzuzeigen (Antia 1974; Brent 1980; Pitanguy u. Flemming 1976; Weerda 1989, 1990). *Kleine Defekte im Bereich der Helix* können mit einem Rollappen der Haut der Umgebung, wenn nötig mit einem stützenden Knorpel aus der Concha der gleichen Seite versorgt werden (Abb. 6).

Bei *kleineren und größeren Defekten der oberen und mittleren Ohrmuschel* verwenden wir als Stütze Knorpel der gleichen oder der anderen Ohrmuschel oder Knorpel aus der 6., 7. oder 8. Rippe. Das entsprechend der Defektgröße geschnitzte Knorpelgerüst wird an dem Restknorpel des Ohres mit resorbierbaren Fäden angenäht und dann in eine präparierte Hauttasche auf dem Mastoid geschoben. Nach Anfrischen der Haut der Ohrmuschelvorderseite wird diese an die Inzisionswunde der Mastoidhauttasche genäht. In zwei bis drei weiteren Schritten wird der rekonstruierte Ohrmuschelteil abgehoben und die post- und retroaurikuläre Wunde mit dicken Spalthautlappen versorgt.

4.3 Totalverlust (Abb. 7)

Eine der schwierigsten Aufgaben für den plastisch-rekonstruktiv tätigen Chirurgen ist die Rekonstruktion nach totalem Ohrmuschelverlust (Abb. 7a), besonders dann, wenn zusätzliche Narben als Unfall- oder Verbrennungsfolge entstanden sind. Durch langsames Aufdehnen der Haut mit **Expandern** über sechs bis acht Wochen kann zunächst versucht werden, ein genügend großes Hautareal im Bereich des Mastoids zu gewinnen. Anschließend wird ein **Ohrmuschelgerüst** aus der 6., 7. oder 8. Rippe geschnitzt und in die vorbereitete Tasche implantiert. In zwei weiteren Einzelschritten wird die Ohrmuschel abgehoben und die Rückseite mit einem dicken Spalthauttransplantat aus der Inguinal- oder Ge-

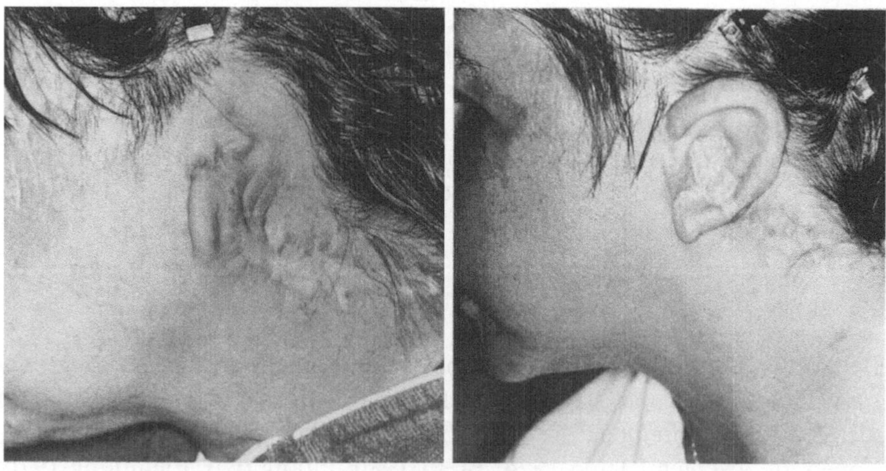

a   b

Abb. 7. a Nahezu kompletter Ohrmuschelverlust mit Narben im Bereich des Mastoids und häutiger Gehörgangsstenose. **b** Zustand einige Wochen nach Rekonstruktion

säßgegend gedeckt. Weitere Feinheiten des Ohrmuschelreliefs, Narben-korrekturen u. ä. müssen evtl. später noch durchgeführt werden (Abb. 7b).

Bei Vorliegen einer häutigen Gehörgangsstenose wird durch Z-Plasti-ken der Gehörgang eröffnet und freiliegender Knorpel oder Knochen mit dicken Spalthauttransplantaten gedeckt. Bei der Rekonstruktion mit freien Transplantaten hat sich zur Sicherung des Transplantates das Ein-kleben mit Fibrinkleber[1] außerordentlich bewährt.

Literatur

Antia H (1974) Repair of segmental defects of the auricle in mechanical trauma. In: Tanzer R, Edgerton M (eds) Symposion on reconstruction of the auricle, vol X. Mosby, St. Louis

Arfai (1974) Zit. nach Weerda 1980

Baudet (1972) Zit. nach Weerda 1980

Boenninghaus H-G (1979) Ohrverletzungen. In: Berendes J, Link R, Zöllner F (Hrsg) Hals-Nasen-Ohrenheilkunde in Praxis und Klinik, 2. Aufl, Bd III/1. Thieme, Stuttgart

Brent B (1980) Reconstruction of traumatic ear deformities. Clin Plast Surg 5:437–445

Davis J (1987) Aesthetic and reconstructive otoplasty. Springer, Berlin Heidelberg New York Tokyo

Griffin Ch (1985) The wrestler's ear (acute auricular trauma). Arch Otolaryngol 111:161–164

Mladick R, Horton Ch, Adamson J, Cohen B (1971) The pocket principle. Plast Reconstr Surg 48:219–223

Mutimer K, Banis J, Upton J (1987) Microsurgical reattachment of totally ampu-tated ears. Plast Reconstr Surg 79:535–540

Pitanguy I, Flemming I (1976) Plastische Eingriffe an der Ohrmuschel. In: Nau-mann HH (Hrsg) Kopf- und Halschirurgie, Bd 3. Thieme, Stuttgart

Spira M (1974) Early care of deformities of the auricle resulting from mechanical trauma. In: Tanzer R, Edgerton M (eds) Symposion on reconstruction of the auricle, vol X. Mosby, St. Louis, p 204

Weerda H (1980) Das Ohrmuscheltrauma. HNO 28:209–217

Weerda H (1988) Reconstructive surgery of the auricle. Facial Plastic Surg 5:399–410

Weerda H (1989) Trauma of the auricle – Late repair. Facial Plastic Surg 6:60–66

Weerda H (1990) Rekonstruktion der Ohrmuschel nach Tumorresektion, Unfall und bei Mißbildungen. In: Odar J (Hrsg) Techniken und Methoden der moder-nen Medizin. Steinkopff, Darmstadt

Weerda H, Grüner R, Cannive B (1986) Die Einheilungsrate frei transplantierter, großer composite grafts. Arch Otorhinolaryngol [Suppl] II

---

[1] Tissukol der Fa. Immuno s. S. 4

Die Otitis externa

H. Ganz

1 Einleitung und Systematik

Unter dem Begriff Otitis externa wird eine nach Ätiologie, Häufigkeit, Verlauf, Behandlungsprinzipien und Prognose äußerst uneinheitliche Gruppe von Erkrankungen zusammengefaßt, der nur eines gemeinsam ist, nämlich die entzündliche Veränderung des äußeren Ohres.

Im Folgenden seien physikalische und chemische Noxen mit entzündlichen Symptomen ebenso fortgelassen wie die Infektionen nach groben Verletzungen und die heute sehr seltenen spezifischen Entzündungen. Für den verbliebenen stattlichen Rest an Erkrankungen ergibt sich die folgende Systematik:

A. Otitis externa circumscripta

Gehörgangsfurunkel
Epidermoidzyste
Akneläsionen („Zerumenzysten") ⎫
Ohrfistel ⎬ mit Infektion
Ohrringdurchstich ⎭
Chondrodermatitis chronica nodularis helicis.

HNO Praxis Heute 11
H. Ganz, W. Schätzle (Hrsg.)
© Springer-Verlag Berlin Heidelberg 1991

B. Otitis externa diffusa

Ohrekzem
Gehörgangsphlegmone
   Sonderform Otitis externa maligna
Erysipel   ⎫
Perichondritis   ⎬ der Ohrmuschel
Zoster oticus   ⎭
Ohrmykosen.

2 Das Erregerspektrum des äußeren Ohres

Der Gehörgang ist im Gegensatz zum Mittelohr auch im Normalzustand nicht steril. Die ständig vorhandenen Keime sind jedoch in der Regel apathogen, mit einer Ausnahme: Staphylokokken, überwiegend Staph. aureus lassen sich fast regelmäßig nachweisen (= Hautkeime). Dagegen fehlen – im Gegensatz zum Mund-Rachenraum – die hämolysierenden Streptokokken. Verantwortlich hierfür dürfte der deutlich saure pH-Wert des gesunden Gehörganges sein, sowie die Funktion des Zerumens. Krumpholz (1979) sieht letztere in erster Linie in einer Oberflächen-Schutzwirkung. Schäfer u. Schönfeld (1958) haben darüber hinaus eine fungistatische und bakteriostatische Wirkung des Zerumens (besonders gegen Streptococcus pyogenes) nachgewiesen. Ich glaube auch an den Effekt als „braunes Packpapier", das kleine Fremdkörper einhüllt, zum Abtransport über das Transportband Epithelmigration. Auch diese Betrachtungen zeigen wieder die Unsinnigkeit der außerhalb der HNO-Praxen allgemein propagierten ständigen Ohrsäuberei. – Fakultativ pathogene Mikroorganismen wie Pseudomonas aeruginosa kommen im normalen Gehörgang sehr selten vor, im entzündeten dagegen erschreckend oft (Ganz 1989; Knothe et al. 1989; Singer et al. 1952) (Tabellen 1, 2).

Schon beim Ekzem kann sich ja der pH-Wert im Gehörgang zum alkalischen Bereich verschieben, was für Mikroorganismen, besonders aber Pseudomonaden, bessere Wachstumsbedingungen schafft. Auch Pilze werden im klinisch unauffälligen Gehörgang kaum gefunden. Candida albicans läßt sich nach antibiotischer Lokalbehandlung am Ohr, besonders mit Gyrasehemmern, recht häufig nachweisen, allerdings in den meisten Fällen ohne klinische Relevanz (Ganz 1989). Bei manchen Ohren bringt abwechselndes Wachstum pathogener Bakterien und Pilze den Therapeuten zur Verzweiflung. Ob in solchen Fällen antibiotisch-antimykotische Kombinationspräparate die Lösung sind, steht noch offen.

Tabelle 1. Vergleich der isolierten Bakterien aus 1377 normalen und 616 erkrankten Gehörgängen. (Nach Singer et al. 1952)

Bakterien	Normale Ohren		Erkankte Ohren	
	Anzahl	%	Anzahl	%
Pseudomonasgruppe	14	1,0	423	66,5
Proteusgruppe	5	0,4	53	7,9
Aerobacter aerogenes	64	4,6	174	26,9
Alkaligenesgruppe	22	1,6	43	6,7
Escherichia coli	8	0,6	39	6,0
Sogenannte Paracoligruppe	5	0,4	6	0,9
Hämolysierende Streptokokken	0	0	25	3,9
Sonstige Streptokokken	39	2,8	71	11,0
Hämolysierende Staphylokokken	948	69,5	241	22,8
Sonstige Staphylokokken	572	40,1	122	18,7
Gramnegative farbstoffbildende Stäbchen	34	2,5	4	0,6
Sporenbildner	182	13,2	0	0

Tabelle 2. Bakteriologische Befunde vor lokaler Ciprofloxacintherapie am Ohr. ($n = 70$) (Aus Ganz 1989)

Staph. aureus	20
Staph. epidermidis	1
Hämolys. Streptokokken	1
Enterokokken	1
B. proteus	15
E. coli	1
Pseudomonas aeruginosa	42 (60%)
Citrobacter freundii	5
Enterobacter agglomerans	4
Acinetobacter iwoffi	1

3 Otitis externa circumscripta

Im engeren Sinne versteht man darunter den **Ohr-** bzw. **Gehörgangsfurunkel.**

Furunkel sind definiert als abszedierende, infektiöse Haarbalgentzündungen. Im äußeren Gehörgang befallen sie nur den lateralen, knorpeligen Teil bis zum Isthmus, der ja von kompletter Haut mit Anhangsgebilden überzogen ist. Erreger ist grundsätzlich Staphylococcus aureus.

Klinisches Bild: Bei Sitz im äußeren Gehörgang wird die jedem Arzt geläufige Symptomatik des Furunkels dadurch akzentuiert, daß der enge Hohlraum rasch zuschwillt, was

a) Schall-Leitungsschwerhörigkeit,
b) kollaterales Ödem und Lymphknotenreaktion bis zum Bild der Pseudomastoiditis,
c) sehr starke Schmerzen

verursachen kann.

Die Trias – Tragusdruckschmerz
*   – Ohrmuschelzugschmerz*
*   – Schmerzen beim Kauen*

als typische Symptomatik des Gehörgangsfurunkels wird schon dem Medizinstudenten eingebläut.

Bis zur Reifung und Spontanentleerung des Gehörgangsfurunkels vergehen 3–5 schmerzreiche Tage.

Therapie:

Erste Regel. – Keine Wärme! Der Grundsatz der Wärmeapplikation stammt noch aus dem Mittelalter, wo man keine andere Möglichkeit der Heilung hatte, als eine Entzündung möglichst rasch zur eitrigen Einschmelzung zu treiben, um diese dann durch Spaltung entleeren zu können (pus bonum et laudabile; Abb. 1). Heute haben wir in vielen Fällen die Chance, die Entzündung ohne Einschmelzung zur Abheilung zu bringen.

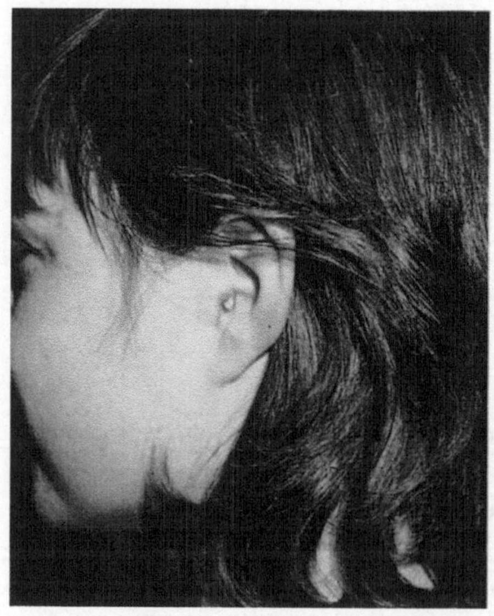

Abb. 1. Eiterentleerung aus reifem Gehörgangsfurunkel

Zudem verstärkt Wärmeapplikation die Durchblutung und damit Gewebsdruck und Schmerzen. Also: Kälte anwenden, nicht Wärme!

Zweite Regel. – Abschwellen des Gehörganges durch Osmose. Am wirksamsten ist die Mullstreifeneinlage, alle vier Stunden getränkt mit absolutem Alkohol oder Volon-A-Tinktur®. Von antibiotischen Salbenstreifen habe ich beim Furunkel nicht viel Wirkung gesehen.

Dritte Regel. – Keine Inzisionen, außer bei Komplikationsgefahr! Die Narbenbildung begünstigt das Auftreten neuer Furunkel. Allenfalls ist beim reifen Furunkel die Abhebung der Kuppe und Entleerung durch vorsichtigen Druck erlaubt.

Vierte Regel. – Systemische Antibiotikatherapie ist bei starker Schwellung und Schmerzhaftigkeit ratsam.

Staphylococcus aureus bildet häufig Penizillinase und ist damit penicillin-resistent. Nach Simon u. Stille (1985) sind die sog. „Praxis-Staphylokokken" in 30–50%, die im Krankenhaus isolierten Staphylokokken dagegen in 60–80% penizillinresistent. Relativ hohe Resistenzraten sind auch für Tetracycline (35–45 ⟨–67⟩%), Chloramphenicol (10–20 ⟨–30⟩%) sowie Erythromycin (5–15 ⟨–30⟩%) nachgewiesen. Bei manchen Stämmen wirkt darüber hinaus Penizillin G nur bakteriostatisch, nicht bakterizid.

Nach diesen Erfahrungen sind das Oxacillin sowie die Cephalosporine Mittel der Wahl. Bleibt promptes Ansprechen der Erkrankung auf Penizillin V Kalium (3–5 Millionen Einheiten per os und Tag) aus, muß auf diese Antibiotika umgesetzt werden.

Differentialdiagnose: Gehörgangsphlegmone (auch im knöchernen Gehörgang) mit der Sonderform Otitis externa maligna, Perichondritis, infizierter Insektenstich.

Die infizierte Epidermoidzyste ist vom Furunkel oft schwer zu unterscheiden. Eine Hilfe ist ihre Lage meist im unteren Teil der Ohrmuschelumschlagfalte und im Ohrläppchen. Bei Inzision entleert sich neben Eiter der bekannte „Grützbrei". Die Zysten sollten im entzündungsfreien Intervall ausgeschält werden.

Bei Aknepatienten können sich im Cavum conchae und im Gehörgangseingang pseudozystenartige Vertiefungen mit oberflächlicher Vernarbung bilden, die Zerumen enthalten (**Zeruminal-Pseudozysten**, eigene Erkrankung?, Abb. 2). In diesen Retentionshöhlen sind umschriebene Abszesse möglich, die einem Furunkel ähnlich sehen. **Infektionen von Ohrringlöchern** können primär bei unsteriler Anlage der Perforation und sekundär bei forçiertem Wiedereinsetzen des Schmuckes entstehen. Trifft die Perforation eine Talgdrüse, kommt es zu hartnäckiger Absonderung (auch an Ekzem denken).

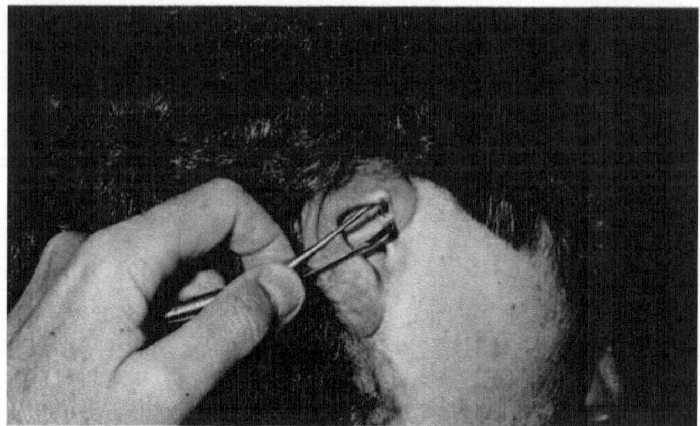

Abb. 2. Akneläsionen der Ohrmuschel in Form von Zeruminal-Pseudozysten, Ausgangspunkt für furunkelähnliche Eiterungen

Die bakterielle **Infektion angeborener Ohrfisteln** ist kaum zu verkennen angesichts des typischen Sitzes der Fistelöffnung am aufsteigenden Helixschenkel. Auch hier ist die Exzision der Fistel – im entzündungsfreien Intervall – zu empfehlen, was aber wegen Verzweigung des Ganges schwierig sein kann.

3.1 Chondrodermatitis chronica nodularis helicis

Obwohl sich bisher keine Anhaltspunkte für eine infektiöse Genese dieser Erkrankung ergeben haben, sei sie dennoch kurz besprochen. Das Geschehen ist klinisch als „schmerzhaftes Ohrknötchen" recht treffend charakterisiert, während der vom Erstbeschreiber Winkler (1916) eingeführte wissenschaftliche Name das pathologisch-anatomische Substrat umschreibt.

Klinisches Bild: Wer auf die reiskorngroßen, stark druckschmerzhaften Knötchen achtet, wird sie gar nicht so selten finden. Ältere Männer sind bevorzugt betroffen. Die Knötchen sind fast immer einseitig und solitär (s. aber Ganz 1962). Sie sitzen meist im oberen Helixdrittel, selten auf dem Anthelixwulst (Abb. 3).

Pathogenese: Physikalische und aktinische Reize werden angeschuldigt (Hutkrempendruck, UV-Belastung). Oltersdorf (1956) hat darauf hingewiesen, daß der obere Helixrand eine embryonale Verschmelzungsfläche darstellt (zwischen Mandibular- und Hyoidbogen), womit die bevorzugte Lokalisation der Chondrodermatitis an dieser Stelle entwicklungsgeschichtlich mitbegründet wäre.

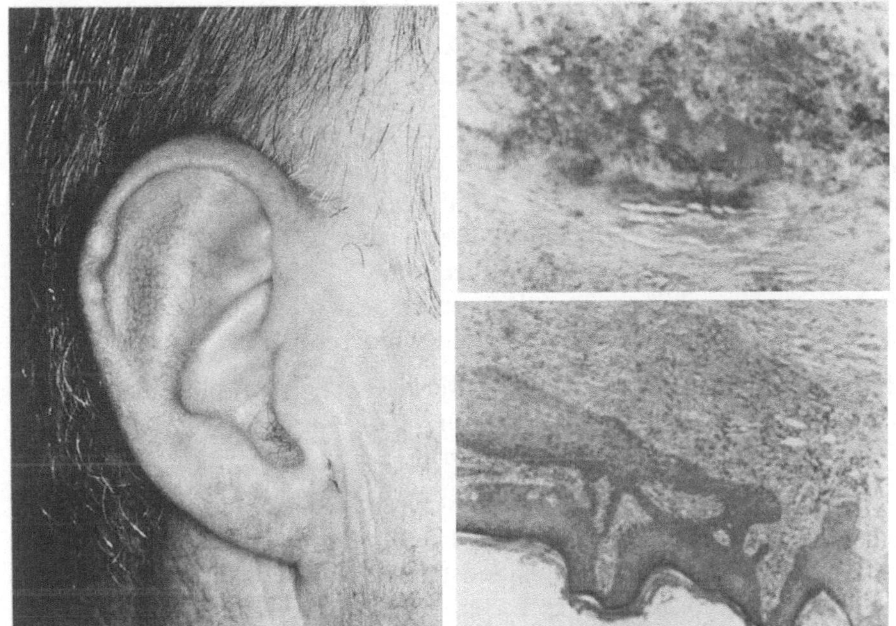

3   4

Abb. 3. Chondrodermatitis chronica nodularis helicis, multiple Knötchenbildung.
(Aus Ganz 1962)

Abb. 4. Histologischer Befund zu Abb. 3, mit entzündlichen Veränderungen an
Epidermis, Subkutis und Knorpel

Histologisch sind Veränderungen an Epithel, Bindegewebe *und* Knorpel zu fordern (Abb. 4).

Differentialdiagnose: beginnender Hautkrebs, Glomustumor Masson,
Gichtknoten, echte Druckulcera, Tuberkulose.

Therapie: Schon wegen der Notwendigkeit einer histologischen Untersuchung kommt nur die Exzision mitsamt der erkrankten Knorpelpartie in
Frage. Bei zu sparsamem Vorgehen besteht eine große Rezidivneigung.

4 Otitis externa diffusa

4.1 Das Ohrekzem

Als Ekzem bezeichnen wir eine sehr häufige, nicht infektiöse Dermatose
mit dem Leitsymptom Juckreiz.

Am Ohr hat Krumpholz (1979, 1985) vier Formen unterschieden:

1. das Kontaktekzem. Es tritt in 80% als sog. toxisches Ekzem auf, eine Reaktion besonders auf Metalle, Chemikalien und Medikamente, in 20% als echtes allergisches Ekzem.

Das **toxische Ekzem**, besser als toxische Dermatitis bezeichnet, entsteht auch beim sonst Gesunden als Reaktion auf hohe Konzentrationen eines schädigenden Agens (z. B. konzentrierte saure Chromsalzlösung, 5%ige Dinitrochlorbenzollösung). Das **allergische Ekzem** dagegen entsteht als Folge einer Sensibilisierung schon durch sehr niedrige Konzentrationen des gleichen Stoffes (z. B. 0,1% Dinitrochlorbenzol);

2. das mikrobielle Ekzem, als allergische Reaktion auf die Eiweißkörper von saprophytierenden Bakterien der Haut. Vielleicht gehört auch das Gehörgangsekzem bei chronischer Otitis media hierher;

3. das seborrhoische Ekzem. Dieser Ekzemtyp ist nicht lokalisiert, da auf einer allgemeinen übermäßigen Talgdrüsensekretion mit Hautüberfettung beruhend, und bereitet keine diagnostischen Schwierigkeiten. Am Ohr ist besonders die retroaurikuläre Falte betroffen;

4. das endogene Ekzem (Neurodermitis, atopische Dermatitis). Die Veränderungen sind schon im Säuglingsalter nachweisbar. Die Pubertät bringt einen neuen Schub, das höhere Alter eine Besserung des Zustandes.

Ätiologie des allergischen Kontaktekzems

Kontaktekzeme resultieren aus einer allergischen Reaktion vom sog. Spättyp (Typ IV, zelluläre Reaktion), das heißt, es dauert nach dem Allergenkontakt 1–2 Tage, bis die Reaktion manifest wird. 30% aller allergischen Kontaktekzeme gehen auf Medikamente zurück. Bei ungünstigen Kontaktbedingungen (z. B. durch Waschmittelschäden, bei vorbestehendem toxischem Ekzem sowie bei Mykosen) kann es auch zu einer Sensibilisierung gegenüber bis dahin gut vertragenen Substanzen kommen. Das ist besonders bei der Berufsallergie von Bedeutung (Raab 1987).

Folgende **Medikamentengruppen** kommen als Ursachen von Kontaktekzemen besonders in Frage:

– **Antibiotika und Chemotherapeutika.** Penizillin, Streptomycin und Sulfonamide sind so starke Kontaktallergene, daß sie heute in der Lokalbehandlung nicht mehr eingesetzt werden sollten. Wenig bekannt ist, daß auch das **Neomycin** sehr häufig Kontaktallergien auslöst. Auch ältere Antimykotika haben häufig Kontaktallergien hervorgerufen.
– **Phenothiazine mit Antihistaminwirkung.** Sie dürfen systemisch, nicht aber lokal eingesetzt werden. Obwohl sogar als Antiallergika benutzt,

können sie bei örtlicher Anwendung Kontaktreaktionen bewirken. Sogar das moderne Bufexamac (WZ Parfenac) ist nicht ganz frei von dieser Gefahr.
– **Desinfektionsmittel**, besonders wenn Quecksilber und Jod enthaltend (PVP-Jod!).
– **Procain**. Noch immer ist das Pantocain im Handel, wogegen Novocain kürzlich zurückgezogen wurde. Wichtig ist die Eigenschaft des Procains als sog. Parastoff. Das bedeutet, bei Procainallergie muß eine große Anzahl anderer Substanzen ebenfalls gemieden werden.

Bei Salben und Cremes führen oft nicht die Wirkstoffe selbst, sondern **Hilfs- oder Konservierungsstoffe** zur Kontaktallergie. Bei überlanger Lagerung von Medikamenten können durch Umsetzungen der Wirkstoffe u. U. stark sensibilisierende Verbindungen entstehen (Verfalldaten beachten!).

Neben den Medikamenten kommen für das Ohr noch folgende Substanzen als Kontaktallergene in Frage:
– **Metalle** (Chrom, Nickel) in Modeschmuck-Ohrgehängen
– **Kunststoffe und Farben** in Ohrhörern, Hörgeräten, Telephonhörern, Brillengestellen
– **Kosmetika** beim Friseurbesuch. Hierzu gehören Haarfarben, reduzierende Substanzen in Dauerwellpräparaten, ätherische Öle in Parfümen. Die sog. „Seifenallergien" sind dagegen toxisch-entzündliche Reaktionen infolge zu hoher Konzentrationen oder vorgeschädigter Haut (Raab 1987).

Klinisches Bild des Kontaktekzems

An der Stelle des Allergenkontaktes kommt es zu: Rötung, Knötchen- und Bläschenbildung, Austritt von Gewebsflüssigkeit, die zu Krusten eintrocknet. „Nässendes Ekzem". Typisch ist der starke Juckreiz. Dieser führt zu Kratzverletzungen mit Blutkrustenbildung und der Gefahr der bakteriellen Mischinfektion (s. Gehörgangsphlegmone).

Bei längerem Bestehen wird das betroffene Areal derb-trocken und schuppt. „Schuppendes Ekzem". Die Haut verliert an Elastizität und bekommt Einrisse. Durch starke Epithelabschilferung entstehen feste Membranen, auch Epidermispfröpfe, die den Patienten dann mit einer Symptomatik wie bei Cerumen obturans zum Arzt treiben.

Toxisches und allergisches Ekzem sind am klinischen Bild nicht zu unterscheiden. Aufklärung bringt die Hauttestung.

Differentialdiagnose: Psoriasis (generalisierte Effloreszenzen, die Erkrankung ist dem Patienten in der Regel schon bekannt), symptomatische

Ekzeme bei chronischer Otitis media (häufiger einseitig, fötides Sekret, Hörstörung).

Diagnose: Hier kann nicht die ganze Allergologie rekapituliert werden. Sehr wichtig ist eine eingehende allergologische Anamnese, die vom Arzt u. U. detektivistischen Spürsinn fordert. Von der Anamnese ist auch das Ergebnis der Hauttestung abhängig. Man kann damit nur dann zur richtigen Diagnose kommen, wenn man auch das „richtige" Allergen erwischt hat. Eine Testung mit Routinesortimenten hat deshalb also nur bedingten Wert.

Therapie: wie immer bei allergischen Erkrankungen steht die Behandlung auf den drei Säulen

- *Allergenkarenz*
- *Hyposensibilisierung*
- *Symptomatische Maßnahmen.*

Allergenkarenz ist, sofern möglich, immer die effektivste Behandlungsform. Die Hyposensibilisierung dagegen hat am Ohr wenn überhaupt nur sehr bescheidene Erfolge. Das warum kann ich nicht beantworten.

Die symptomatische Behandlung richtet sich vor allem gegen die drei Symptome *Nässen, Juckreiz, Schuppung.* Demzufolge ist das erste Ziel, das Ohr trocken zu bekommen, womit auch die Gefahr der bakteriellen Superinfektion stark reduziert wird.

Die Dermatologen behandeln das nässende Ekzem nach dem Prinzip „feucht auf feucht" mit feuchten Umschlägen, z. B. mit 1% Resorcin. Allgemein gilt, daß allergische Kontaktekzeme genauso behandelt werden wie jedes andere Ekzem auch.

Gegen den Juckreiz helfen Salben oder Cremes mit Glucocorticoidgehalt. Da die absoluten Mengen an Wirkstoff bei lokaler Behandlung sehr gering sind, bestehen keine Bedenken gegen diese Therapieform. Dennoch sollte man Corticoidcremes nicht zur Dauertherapie verwenden. Sie sollen ja auf die Dauer eine Atrophie der Haut bedingen. Ich pflege nach dem Abklingen des akuten Stadiums auf Parfenac®-Creme umzustellen, trotz eines Falles von Allergie auch auf dieses Präparat. Bei allergischer Dermatitis auch in der Tiefe des Gehörganges helfen corticoidhaltige Ohrentropfen, z. B. Combisonum®. Wegen des alkoholischen Lösungsmittels verursachen sie anfangs ein unangenehmes Brennen. Weitere Vorschläge zur medikamentösen Therapie siehe bei Krumpholz (1979). Bei therapeutischen Schwierigkeiten empfiehlt sich die Kontaktnahme mit dem Dermatologen.

4.2 Die Gehörgangsphlegmone

Diese schwere, hochakut verlaufende Form der Otitis externa diffusa ergreift im Gegensatz zum Furunkel auch den knöchernen Teil des äußeren Gehörganges. Sie kann sogar in diesem Teil beginnen bzw. bevorzugt dort ablaufen. Auch das Trommelfell ist nicht selten in Form einer granulierenden Myringitis mitbefallen.

Ätiologie: Grundsätzlich handelt es sich um eine bakterielle Infektion, in erster Linie durch Pseudomonas aeruginosa (40–70%; s. Singer et al. 1952; Ganz 1989; Knothe et al. 1989), gefolgt von Staphylococcus aureus, Anaerobiern sowie B. proteus und E. coli. Die Keime werden u. a. im kontaminierten Swimmingpool, bei der Gartenarbeit, leider auch nicht selten im Krankenhaus acquiriert. Wegbereiter können sein: das Ohrekzem (Kratzverletzungen infolge des Juckreizes), unsachgemäße Ohrsäuberung und andere kleine Verletzungen, schließlich eine chronisch-epitympanale Mittelohreiterung.

Klinisches Bild: Unter starken Schmerzen schwillt der gerötete Gehörgang weitgehend zu, so daß das Trommelfell oft nicht zu beurteilen ist. Schwellungen der retroaurikulären Falte (Pseudomastoiditis) oder nach vorne zur Parotis können differentialdiagnostische Schwierigkeiten bereiten, regionäre Lymphknoten können anschwellen und druckschmerzhaft werden. Die Ohrreinigung wird wegen der starken Schmerzen nicht selten verweigert. Meist haben die Patienten schon mit Wärmeapplikation sowie schmerzstillenden Ohrentropfen gearbeitet, wodurch alles nur schlimmer wird.

Gewisse Hinweise auf den verursachenden Keim gibt die Beschaffenheit des Ohrsekretes. Fötider Geruch wird durch Kolibakterien, Proteus und Anaerobier bedingt. Bei Pseudomonasinfektion ist der Eiter im typischen Fall blaugrün (Ps. pyocyanea!) und hat einen nicht einmal unangenehmen Geruch nach Lindenblüten. Grüne Eiterfarbe, aber heller, findet sich auch bei dem Anaerobier Citrobacter freundii. Mischinfektionen sind nicht selten, aber nicht die Regel.

Ist die Gehörgangsschwellung zurückgegangen, sieht man bei einem Teil der Patienten Granulationen im knöchernen Gehörgang und am Trommelfell. Cave otitis externa maligna!

Therapie:

1. Schritt. – Zuallererst sollte ein Erregerabstrich entnommen werden. Es folgt vorsichtige Säuberung bzw. Spülung. Bei allen entzündlichen Affektionen des Gehörganges und der Radikalhöhle gilt der Satz „Gründliche Säuberung ist die halbe Therapie".

2. Schritt. – Man lege einen schmalen Mullstreifen ein, der alle 4 Stunden mit absolutem Alkohol oder Volon-A-Tinktur zu tränken ist. Durch osmotische Wirkung entzieht diese Einlage der Gehörgangshaut Wasser und bringt damit die Schwellung zurück. Alle 2 Tage wird der Streifen gewechselt. Salbenstreifen mit Antibiotika sind nach meiner Erfahrung sehr viel weniger effektiv. Statt dessen sollte man lieber einen Panotile®-Streifen nehmen.

3. Schritt. – Kälteapplikation mittels feuchter Auflage oder Eisbeutel. Keine lokale Wärmeapplikation, denn diese verstärkt nur Schmerzen und Schwellung (s. Gehörgangsfurunkel).

4. Schritt. – Bei allen schweren Gehörgangsphlegmonen ist systemische Antibiotikatherapie zu empfehlen. Ich beginne mit Doxycyclin. Nach Eingang der Resistenzprüfung muß gegebenenfalls umgesetzt werden.

5. Schritt (fakultativ). – Nur bei Versagen der unter 1–4 aufgelisteten Therapie – infolge Pseudomonasinfektion – kommt lokale antibiotische Behandlung mit einem pseudomonaswirksamen Antibiotikum in Frage. Geeignete Zubereitungen zur Ohrbehandlung gibt es bisher nicht.

a) Bewährt haben sich *Refobacin*-Augentropfen®. Mit Erfolg wurden weiterhin versucht:

b) das *Azlocillin,* ein für die Infusionstherapie gedachtes Azylureidopenizillin (Securopen® BAYER) (s. Elies 1987; Ganz 1983a; Luckhaupt u. Rose 1985, Knothe et al. 1989). Dieses Präparat hat eine sehr starke Pseudomonaswirkung. Seiner lokalen Anwendung steht jedoch die große Sensibilisierungsgefahr sowie die schlechte Haltbarkeit in Lösung (4 Tage nach Elies) entgegen. Man kann Tropfen daraus herstellen, Streifeneinlagen damit machen, oder wie ich selbst die Penicillinkristalle direkt ins Ohr einbringen. Diese lösen sich sofort im Ohrsekret. Sobald sie als solche liegen bleiben, ist das ein Zeichen einer Ausheilung der Infektion. – Es sei ausdrücklich darauf hingewiesen, daß der Therapeut im Falle einer gerichtlichen Auseinandersetzung wegen Nebenwirkungen nicht gedeckt ist, wenn auch solche Nebeneffekte – abgesehen von kontaktallergischen Reaktionen – bisher nicht beobachtet worden sind.

c) Gyrasehemmer, speziell das *Ciprofloxacin* (Ciprobay® BAYER) haben eine sehr starke Pseudomonaswirkung. Systemische Behandlung reicht erfahrungsgemäß für das äußere Ohr nicht aus (Ganz 1989). Auch hiervon gibt es kein Otologikum.

Ich habe an bisher etwa 100 Patienten die 0,2%ige Infusionslösung zur Streifenbehandlung am Ohr verwendet, ohne eine Nebenwirkung insbesondere einen Innenohrschaden zu sehen. In einem Viertel der Fälle wurde wegen über das Ohr hinausgehender Infektion mit Ciprobay systemisch kombiniert. Bei der Kombinationsbehandlung gab es keinen einzigen Therapieversager, bei der alleinigen Streifentherapie nur vereinzelte. Auffallend war der häufige Nachweis von Candida albicans nach der Lokaltherapie, in der Regel ohne klinische Relevanz, als Ausdruck einer Keimselektion. Obwohl das Ciprofloxacin praktisch lokal gut verträglich ist, in Lösung auch ohne Kühlung haltbar und bisher ohne nachgewiesene Innenohrtoxizität (Bagger-Sjoebaeck et al. 1989, Lenarz et al. 1990), muß auch hier darauf hingewiesen werden, daß das Medikament für die Lokaltherapie bisher nicht zugelassen ist, weshalb die Verantwortung bei Nebenwirkungen beim Therapeuten liegt. Man sollte den Gyrasehemmer wirklich nur bei nachgewiesener Pseudomonasinfektion und nach Versagen der anderen Therapiemöglichkeiten lokal einsetzen. Die kommerzielle Herstellung von Ohrentropfen wird schon deshalb nicht angestrebt, weil man einem Mißbrauch keinen Vorschub leisten will.

Differentialdiagnose: Mastoiditis, Parotitis, Furunkel, Perichondritis der Ohrmuschel, Otitis externa necroticans (maligna), Zoster oticus, durchgebrochenes Cholesteatom.

4.2.1 Otitis externa maligna (necroticans)

Der Name dieser seltenen, aber lebensbedrohlichen Sonderform der diffusen Gehörgangsentzündung stammt von Chandler (1968), doch datiert die Erstbeschreibung (von Meltzer und Kelemen) auf das Jahr 1959. Heute setzt sich statt des Terminus maligna mehr der Zusatz necroticans durch, da es sich ja nicht um einen bösartigen Tumor handelt.

Pathologische Anatomie und Pathogenese

Im Prinzip handelt es sich um das Übergreifen einer tiefen Gehörgangsphlegmone auf die Weichteile und den Schläfenbeinknochen, was schließlich zu neurologischen und Allgemeinkomplikationen führt und nicht selten tödlich endet.

Man hat die Trias:

- *älterer, meist männlicher Patient,*
- *Stoffwechselstörung, in der Regel Diabetes mellitus,*
- *Pseudomonasinfektion*

als typisch für die Otitis externa necroticans herausgestellt. Hiervon ist aber lediglich die Pseudomonasinfektion eine conditio sine qua non. Die beiden anderen Voraussetzungen treffen zwar für die Mehrzahl der Fälle zu, sind jedoch nicht zwingend. Es besteht keine feste Beziehung zur

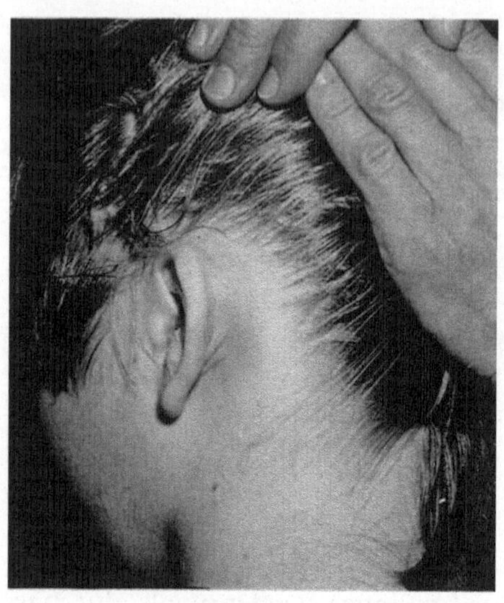

Abb. 5. Otitis externa maligna bei 11jährigem Mädchen mit insulinpflichtigem jugendlichem Diabetes. Klinischer Befund wie Mastoiditis. Heilung durch Azlocillinfusionen 2 × täglich. (Aus Ganz 1984)

Schwere des Diabetes, wenn man auch der diabetischen Mikroangiopathie eine pathogenetische Rolle zuschreibt. Auch im Kindesalter wurde die Erkrankung beobachtet, seltener bei Diabetikern (Ganz 1984) als vielmehr überwiegend bei stoffwechselgesunden Kindern (Rubin u. Yu 1988).

Klinisches Bild: Im Anfang findet sich die gewohnte Pseudomonas-Externa mit Schmerzen, Schwellung und tiefer Granulationsbildung. Der Verdacht auf die nekrotisierende Sonderform wird erst bei Therapieresistenz des Prozesses wach. In der Folge ergreift die Entzündung die umgebenden Weichteile (Abb. 5), dann den Gehörgangsknochen und breitet sich entlang den Gefäßkanälen und Bindegewebsspalten als Felsenbeinosteomyelitis weiter aus. Der Prozeß kann das Foramen occipitale magnum erreichen, sogar die Keilbeinhöhle (Youngs u. Bagley 1986). Tritt eine Fazialislähmung auf, ist das ein schlechtes Zeichen.

Ich habe 1984 versucht, auf Grund rein klinischer Kriterien eine Stadieneinteilung aufzustellen. Eine Zürcher Radiologengruppe (Vogt et al. 1985) kam unter Einbeziehung nuklearmedizinisch-radiologischer Kriterien zu praktisch der gleichen Einteilung (s. Tabelle 3).

Diagnostik: Der Nachweis von Diabetes und Pseudomonas macht bei entsprechendem klinischem Verlauf hellhörig. Beweisend für den Knochenbefall sind die radiologischen Befunde, nämlich CT und szintigraphische Untersuchung mit Technetiumphosphat und Gallium-Zitrat (Vogt et al. 1985).

Tabelle 3. Stadieneinteilungen der Otitis externa maligna

Stadium	Ganz (1984)	Vogt et al. (1985)
I	Therapieresistente, schmerzhafte Gehörgangsschwellung, Pseudomonaseiter	Lokalisierte Gehörgangsinfektion, nicht abheilend. Nuklearmedizinisch und neuroradiologisch negativ
II	Granulationen, auch präaurikuläre Schwellung (DD Parotitis)	Weichteilinfiltration und/oder positive Szintigraphie und/oder Mittelohrbefall im CT
III	Schläfenbeinosteomyelitis	Facialisparese und/oder Felsenbeinbefall im CT
IV	Hirnnervenlähmungen, Meningoencephalitis	Hirnnervenausfälle, Sequesterbildung, Komplikationen wie Sinusthrombose, Sepsis. Meningitis

Therapie: Während zunächst die operative Behandlung im Vordergrund stand (Chandler 1968; Koch 1983), bahnt sich seit der Einführung stark pseudomonaswirksamer Antibiotika ein Wandel an. Die Erfolge der Infusionsbehandlung mit Azlocillin (Helm et al. 1977; Knothe et al. 1978; Ganz 1984) sowie der Behandlung mit Gyrasehemmern (Morrison et al. 1988) lassen hoffen, daß es in Zukunft bei einigermaßen frühzeitigem Therapiebeginn (Stadien I und II) nicht mehr zu den schweren Felsenbeinosteomyelitiden kommt, die ausgedehnte Knochenresektionen ebenso bedingen wie eine zweifelhafte Prognose. Der beste Effekt ist von einer simultanen topischen und systemischen Therapie mit z. B. Ciprofloxacin® zu erwarten. Ich habe mir zur Regel gemacht, jede über den Gehörgang hinausgehende und sonst nicht beeinflußbare Otitis externa durch Pseudomonaden auf diese Weise zu behandeln und hatte bei 25 entsprechenden Fällen noch keinen Versager. Selbstverständlich ist, daß man sich auch um den Diabetes kümmert, sofern vorhanden. Die operative Therapie sollte sich bei einem solchen Vorgehen auf die Entfernung von Granulationen aus der Tiefe des Gehörganges beschränken können.

Prognose: Ursprünglich wurde die Letalität der Otitis externa necroticans über alles auf etwa ⅓ der Fälle beziffert (Chandler 1968). Dieser Wert erhöhte sich auf 80% für die Fälle mit Hirnnervenbefall (Aldous u. Shin 1973). Nach Einführung der Carbenicillin-Gentamicinkombination sank die Letalität auf ¼ (Meyerhof et al. 1977). Mit einem weiteren Rückgang ist zu rechnen, doch lassen die niedrigen Fallzahlen der einzelnen Publikationen ebenso wie eine Rückfallquote von 9–27% noch keine zuverlässige Trendeinschätzung zu. Nach Rubin u. Yu (1988) darf eine Otitis externa necroticans erst nach einem Jahr als endgültig geheilt betrachtet werden.

4.3 Erysipel des äußeren Ohres

Die treffend auch Wundrose und Streptodermia cutanea lymphatica genannte Hauterkrankung wird Stunden bis zu 3 Tage nach Eindringen beta-hämolysierender A-Streptokokken von einer kleinen Verletzung aus in die kutanen Lymphspalten manifest. Das äußere Ohr gehört zu den Prädilektionsstellen.

Klinisches Bild: Die Erkrankung beginnt akut mit Fieber und häufig auch Schüttelfrost. Es entsteht eine scharf abgegrenzte, flammende Rötung der Haut. Das betroffene Areal ist überwärmt, gespannt und berührungsschmerzhaft (Abb. 6). Es vergrößert sich in den nächsten Stunden noch. Regionale Lymphknoten können anschwellen. Die Blutsenkung ist maximal beschleunigt (sog. Sturzsenkung). Nach 3–5 Tagen geht die Rötung zurück, und die Haut beginnt zu schuppen.

An **Sonderformen und Komplikationen** kommen vor:
a) **Erysipelas vesiculosum**, durch Superinfektion zum Erysipelas pustulosum ausufernd;
b) **Erysipelas gangraenosum**, mit Entstehung von Nekrosen der Haut, besonders im hohen Lebensalter. Zusätzlich können dabei tiefe Phlegmonen entstehen (Orbitalphlegmone);
c) ein Wandern des Erysipels, sofern dieses unbehandelt bleibt;
d) Infektion auch des Mittelohres, selten Meningitis.

Differentialdiagnose: Besonders im Anfangsstadium ist das Ohrerysipel von Perichondritis und Zoster oticus schwer zu unterscheiden (s. Tabelle 4). Als folgenschwerer Irrtum erweist sich die Verwechslung mit einer allergischen bzw. toxischen Dermatitis, denn lokale Kortikosteroidtherapie bewirkt prompte Verschlimmerung des Erysipels (!). In letzter Zeit sieht man auch öfters ein Erythema migrans als Ausdruck einer Zeckenbiß-Borreliose (Stille, persönl. Mitteilung).

Therapie:

Systemisch ist Penizillin angezeigt, denn Streptokokken sind nahezu immer penizillinempfindlich. Von Dermatologen wird nicht die perorale Gabe, sondern intramuskuläre Penizillininjektion empfohlen, pro Tag 1 Million Einheiten (Hartmann 1984). Bei Penizillinallergie kommt Doxycyclin i. v. in Betracht.

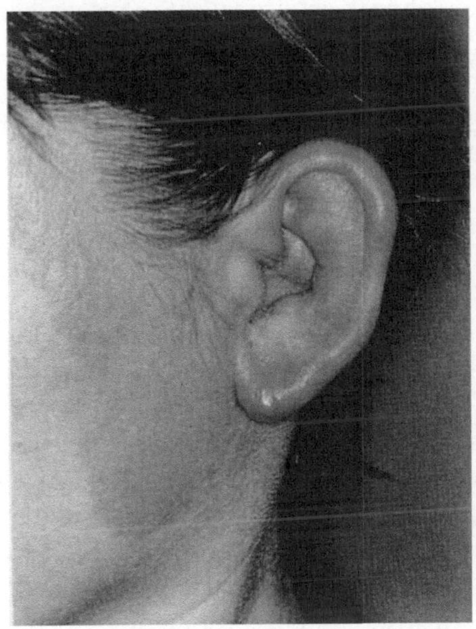 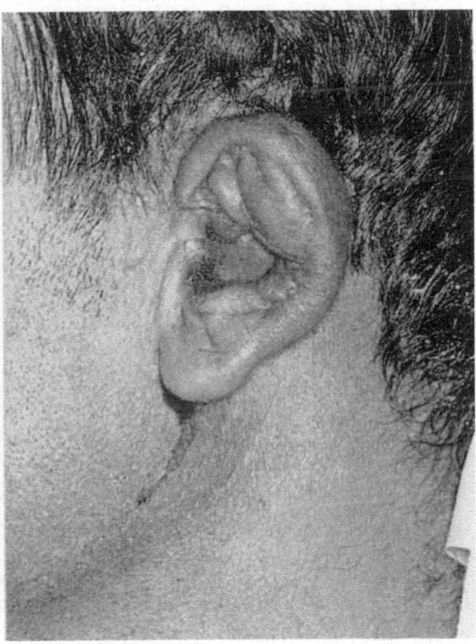

6   7

Abb. 6. Typisches Ohrerysipel. Die flammende Rötung geht weit über die Ohrmuschel hinaus

Abb. 7. Pseudomonas-Perichondritis mit Knorpeleinschmelzung

Tabelle 4. Differentialdiagnostische Kriterien bei Entzundungen der Ohrmuschel (Mod. nach Ganz 1981)

	Erysipel	Perichondritis	Zoster oticus
Erreger	Streptokokken	Pseudomonas (Staph. aureus)	Varizellenvirus
Beschwerden	Fieber, Druckschmerz (+)	kein Fieber starker Spontanschmerz	selten Fieber Neuralgischer Schmerz
Lokalisation	nicht auf Ohr begrenzt	auf Ohrmuschel begrenzt, Lobulus frei	nicht auf Ohr begrenzt
Befund	Rötung, Kontur erhalten	Rötung, Konturen verstreichen	Bläschenbildung, auf N. VII achten
Verlauf	hochakut, wandert(!), keine Defekte, Rezidive!	protrahiert, Defektheilung (Gummiohr)	akut, häufig Defektheilung, Post-Zoster-Neuralgie
Therapie	Penicillin, kein Kortison!	Azlocillin, Gyrasehemmer, evtl. operative Revision	symptomatisch

Lokal gibt man Antibiotikasalben ohne Kortikoidzusatz. Die früher beliebten Alkoholumschläge gelten heute als obsolet (Hartmann 1984). Beim bullösen Erysipel werden feuchte Umschläge mit 0,05%iger Chinosol-Lösung® empfohlen, bei der gangräneszierenden Form frühzeitige Nekroseabtragung und danach granulationsfördernde Externa.

4.4 Die Ohrmuschelperichondritis

Die Erkrankung ist ebenso selten wie gefürchtet. Es gibt nur wenige Berichte mit größeren Fallzahlen (Rudert u. Boette 1967).

Pathogenese: Im Prinzip handelt es sich um eine bakterielle Infektion der Knorpelhaut vom Typ der Phlegmone. Als deren Folge kommt es durch Ernährungsstörung des Knorpels zu fortschreitender Nekrose und Sequestrierung des Ohrmuschelknorpels, mit dem Endergebnis einer deformierten, zusammengesinterten Ohrmuschel (Gummiohr), teilweise auch einer Gehörgangsstenose (Abb. 7). Auslöser ist eine Verletzung, so das infizierte Othämatom (nach mehrfacher Punktion), eine Ohrmuschelplastik oder Mittelohroperation, gelegentlich sogar ein einfacher Einstich wie zur Akupunktur. Als *Erreger* werden neben Pseudomonas aeruginosa auch Staphylokokken genannt, doch dürfte es sich bei den wirklich schweren, therapieresistenten Perichondritiden immer um eine Pseudomonasinfektion gehandelt haben.

Klinisches Bild: Anfangs ist die Unterscheidung von einem Erysipel und auch vom Zoster oticus schwierig (s. Tabelle 4). Die starken spontanen und Berührungsschmerzen sowie das Freibleiben des Ohrläppchens sind ein Indiz, auch das fehlende Fieber. Erst das typische Verstreichen der Ohrmuschelkonturen bei der Perichondritis, das bei den anderen beiden Erkrankungen ausbleibt, weist in die richtige Rubrik (Abb. 7). Schreckliche Gewißheit bringt dann der Befund bei der operativen Revision mit dem Pseudomonaseiter und der Knorpelzerstörung. Der Verlauf einer nicht oder unzureichend behandelten Perichondritis zieht sich bis zum katastrophalen Endzustand über Wochen und Monate hin.

Therapie: Vor der Einführung spezieller Pseudomonasantibiotika war der Verlauf – zumindest bei Pseudomonasinfektion – stets durch Therapieresistenz charakterisiert. Das zwang zur Operation in Form ausgedehnter Knorpelresektion, möglichst mit Stehenlassen eines Rahmens zur Formerhaltung (Herrmann 1938). So war ein weiteres Fortschreiten des Prozesses meist noch aufzuhalten. Seit Azlocillin und die Gyrasehemmer zur Verfü-

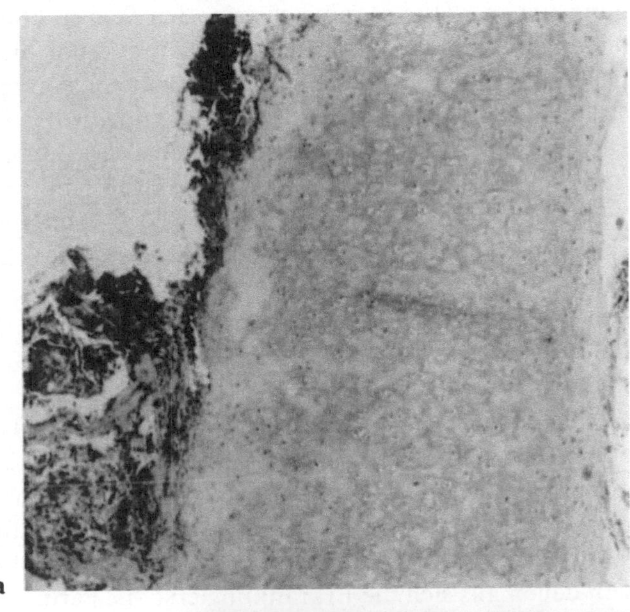

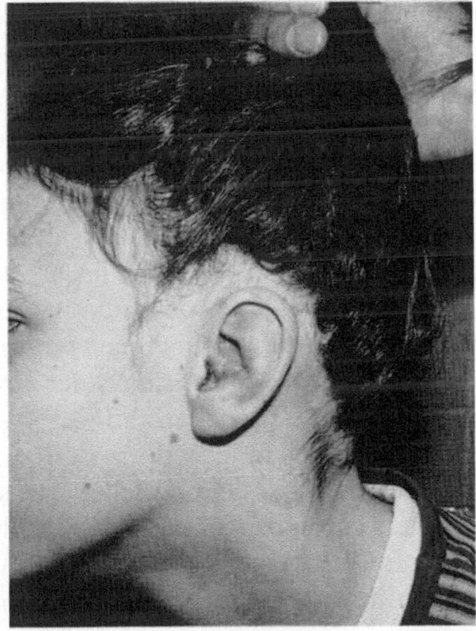

Abb. 8 a, b. Pseudomonas-Perichondritis nach Ohrmuschelplastik. **a** Histologischer Befund. **b** Folgenlose Ausheilung trotz schon 2wöchiger Krankheitsdauer durch Azlocillin-Infusionstherapie. (Aus Ganz 1982)

gung stehen, sollte es möglich sein, den Prozeß ohne Operation zur Ausheilung zu bringen, vorausgesetzt man erkennt die Schwere des Krankheitsbildes noch vor dem Eintreten gröberer Knorpelsequestrierung.

Ich habe eine Pseudomonas-Perichondritis bei einem 11jährigen Mädchen mit Ohrmuschelplastik noch nach 14tägiger Krankheitsdauer durch
kombinierte lokale und Infusionsbehandlung mit Azlocillin folgenlos zur
Abheilung bringen können (Ganz 1982; s. Abb. 8 a, b). „Gummiohren"
sollten also heute eigentlich nicht mehr vorkommen.

4.5 (Herpes) Zoster oticus

Herpes zoster (Gürtelrose) nennen wir eine Viruskrankheit mit streng
einseitigen vesikulären Hauteruptionen, einer radikulären Neuralgie sowie
eventuell Ausfall eines oder mehrerer Segmentnerven. Der Herpes zoster
oticus ist nach dem Zoster ophthalmicus die häufigste Lokalisation am
Kopf (Huizing 1980). Da primär Stamm- bzw. Kopfganglien befallen sind,
von denen aus sich die Erkrankung erst zur Peripherie ausbreitet, handelt
es sich beim Zoster oticus streng genommen nicht um eine Erkrankung des
äußeren Ohres. Überwiegend sind Patienten zwischen 40 und 60 Jahren
betroffen.

Ätiologie: Die Erkrankung wird durch Windpockenviren verursacht, die
nach einer Varizelleninfektion in der Kindheit in sensorischen Ganglien
überlebt haben und später bei herabgesetzter Immunität reaktiviert werden. Nach Wilmes u. Deinhardt (1983) „erklärt sich die nur örtliche
Manifestation beim Zoster durch die vorhandene Restimmunität des Vi-
rusträgers, so daß anzunehmen ist, daß die Intensität des Krankheitsbildes
in direkter Abhängigkeit von der Immunitätslage des Organismus steht.
Während der Zoster beim jungen Menschen, der in der Regel noch eine
stark ausgebildete Immunität besitzt, nur leicht verläuft, werden im höheren Lebensalter mit schwächer werdender Immunität zumeist schwerere
Erscheinungen beobachtet". Neben dem höheren Lebensalter sind Kache-
xie, Tumoren, Leukämie, Radiotherapie sowie die Behandlung mit Zyto-
statika und anderen Immunsuppressiva Mitursachen der Gürtelrose. Die
in einem oder mehreren Ganglien beginnende Entzündung breitet sich
entlang den Nervenfasern zur Peripherie aus und führt zur Zerstörung von
Nervenzellen. Beim Zoster oticus geht die Infektion wahrscheinlich primär
vom Ganglion geniculi aus.

Klinisches Bild: Nach einer Inkubationszeit von 7–18 Tagen beginnt die
Erkrankung akut mit segmentalen neuralgiformen Schmerzen. Danach

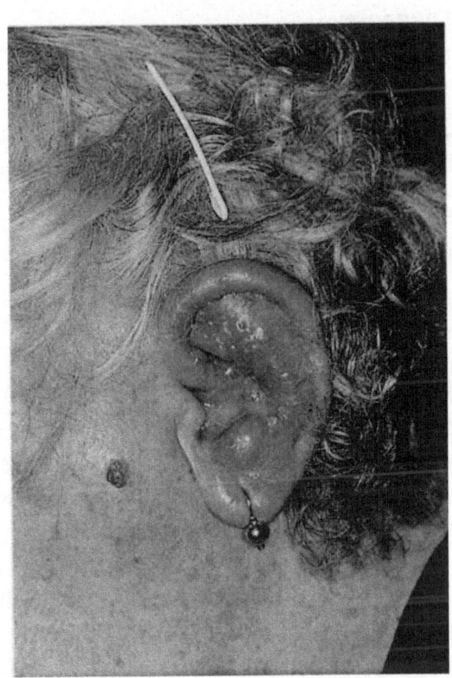

Abb. 9. Klassischer Befund bei
Zoster oticus

treten schubweise Bläscheneruptionen auf, die außer im Gehörgang und
am Trommelfell auch auf der Ohrmuschel, retroaurikulär sowie
gleichseitig in der Mundhöhle (Uvula und weicher Gaumen, Vorderzunge)
entstehen können. Die Erkrankung ist meist nach 4 Wochen abgeheilt,
doch kann sich auch eine nekrotisierende oder hämorrhagische Form
entwickeln. Regionäre Lymphknoten sind nicht selten angeschwollen
(Abb. 9). Bei einem Teil der Patienten kommt es zu *Hirnnervenausfällen*.
Der Name **Ramsey-Hunt-Syndrom** sollte nach Huizing (1980) für diese
Fälle reserviert bleiben. Angegeben werden Prozentzahlen von 60–90%
für die periphere Fazialisparese sowie 40–70% für einen Mitbefall der
cochleären und vestibulären Ganglien mit den entsprechenden Ausfällen.
Auch Geschmacks- und Tränensekretionsstörungen sind dann möglich.

Bei *Innenohrbefall* resultiert eine meist an Taubheit grenzende, cochleo-
basale und cochleäre Innenohrschwerhörigkeit. Die vestibuläre Reaktion
ist gekennzeichnet durch heftigen Schwindel mit Erbrechen, Spontan-
nystagmus zur Gegenseite und verminderte bis aufgehobene kalorische
Erregbarkeit. Gelegentlich kann es bei zentripetalem Fortschreiten des
Prozesses auch zur Meningoenzephalitis kommen.

Diagnose:

Die Symptomentrias

$$\text{Einseitige} \left\{ \begin{array}{l} -\text{ \textit{Bläschenbildung}} \\ -\text{ \textit{Segmentale Ausbreitung}} \\ -\text{ \textit{Neuralgiforme Schmerzen}} \end{array} \right.$$

macht die Diagnose schon wahrscheinlich, eine hinzukommende Fazialislähmung ist ein nahezu beweisendes Symptom.

Serologisch gelingt die Isolierung des Varizellenvirus aus dem Bläscheninhalt nur bei ganz frischem Material.

Differentialdiagnose siehe Tabelle 4. Weiterhin kommt in Frage der **Herpes simplex**, doch besteht bei diesem eine Bläscheneruption in der Regel auch außerhalb des Ohrbereiches, und die neuralgiformen Schmerzen fehlen. Den seltenen Fall trophischer Geschwüre der Ohrmuschel unter dem Bild eines Zoster oticus zeigt Abb. 10.

Therapie: Eine wirksame kausale Behandlung gibt es bisher nicht. Lokal kommen austrocknende Maßnahmen in Frage (0,5–1% Vioform), gegebenenfalls zur Verhinderung einer Mischinfektion antibiotikahaltige Salben. Gegen die Schmerzen bleiben nur Analgetika, insbesondere Vitamin-

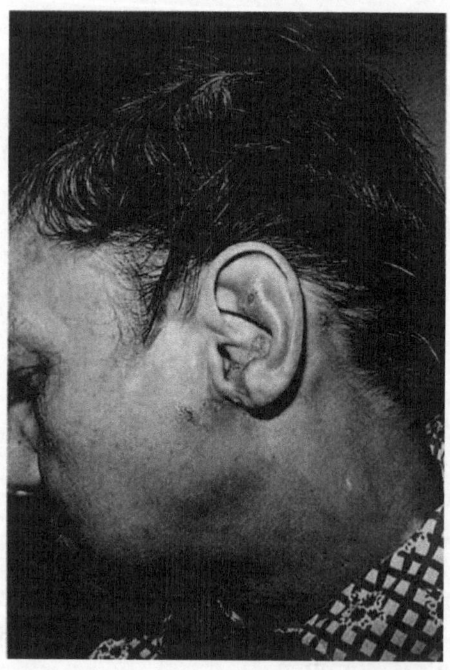

Abb. 10. Trophische Geschwüre der Ohrmuschel unter dem Bild eines Zoster oticus nach Trigeminusausschaltung

B-Präparate. Wilmes u. Deinhardt (1983) haben von Gammaglobulin bei frühzeitiger Anwendung Erfolge gesehen. Die Wirkung von Interferon und Interferoninduktoren ist noch nicht gesichert.

Prognose: Defektheilungen sind häufig. Besonders die sog. **Post-Zoster-Neuralgie** quält 18% der älteren Patienten u. U. jahrelang. Die Gesichts-nervenlähmung erholt sich in der Hälfte der Fälle wieder. Fisch (1979) hat für schwere Fälle die notfallmäßige Dekompression via mittlere Schädel-grube empfohlen. – Schwere Hörausfälle erholen sich in der Regel kaum. Das gleiche gilt für den Vestibularisausfall, der oft nur sehr verzögert zentral kompensiert wird.

5 Mykosen des Gehörganges

Etwa 20% aller Gehörgangsinfektionen werden in unseren Breiten durch Pilze verursacht. In Ländern mit hoher Luftfeuchtigkeit liegt der Anteil der Mykosen sogar noch wesentlich höher.

Pathogenese: Meist sind Schimmelpilze die Erreger, vor allem Aspergillus-arten, daneben Penicillium, Mucor, seltener Candida albicans und Tricho-phyten. In der Regel wachsen die Pilze an der Hautoberfläche. Invasive Infektionen sind am Ohr extrem selten. Begünstigend für eine Pilzinfek-tion am Ohr wirken:

– Feuchtigkeit und Wärme (Schwimmbadbesuch im Sommer);
– kleine Verletzungen (Ohrsäuberung, Kratzen beim Ekzem);
– Atypische Anatomie (Stenosen, Ohrradikalhöhlen);
– Antibiotika und Kortikosteroide, insbesondere bei lokaler Anwendung.

Nach Lokalbehandlung am Ohr mit Ciprobay® ließ sich bei meinen Pa-tienten in fast 50% Candida albicans nachweisen, Aspergillus dagegen sehr selten. Dieser Befund war fast nie mit klinischen Erscheinungen ver-bunden (Ganz 1989).

Klinisches Bild: Krumpholz (1979) unterscheidet 4 klinische Formen der Mykose im Gehörgang, bei Stammberger u. Jakse (1987) sind es drei (Abb. 11). Ich glaube, daß man mit einer Zweiteilung auskommt:

a) **Die trockene Mykose.** Diese macht wenig, u. U. gar keine Beschwerden und wird dann zufällig bei der Ohrspiegelung entdeckt. Auf Zerumen oder Epithelmembranen sieht man einen watteähnlichen Belag, der unter dem Mikroskop an ein Kornfeld erinnert. Die Farbe der Fruchtköpfe ist bei

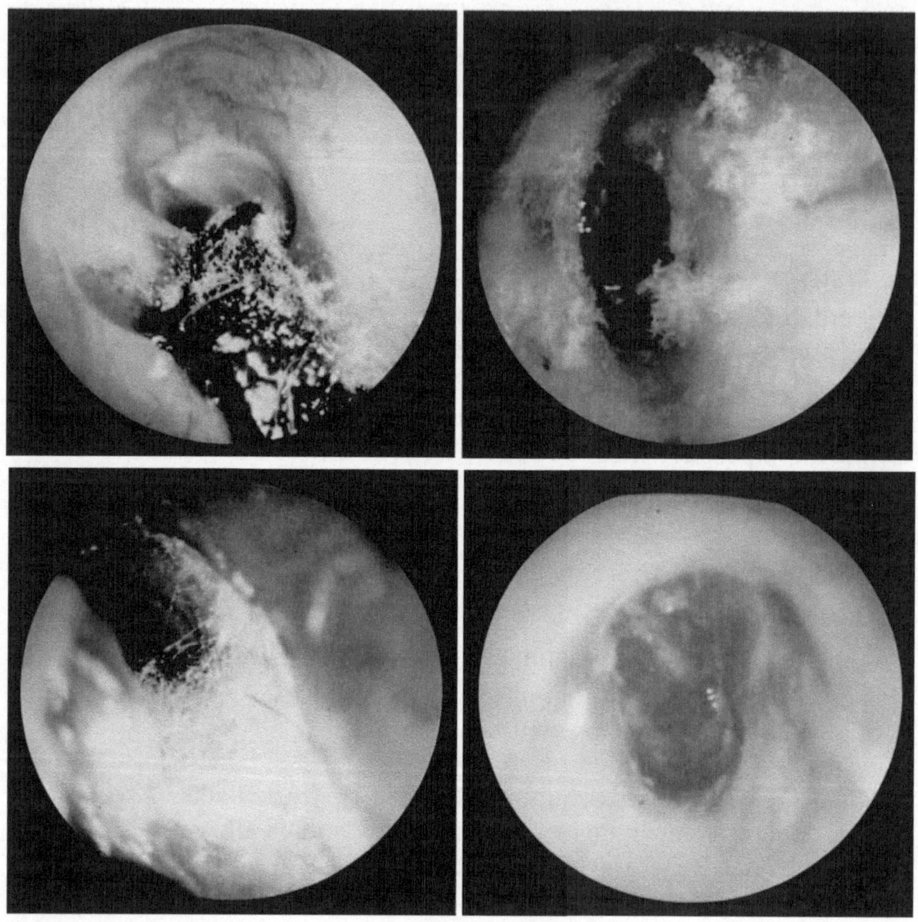

Abb. 11. Spiegelbefunde bei Ohrmykosen. (Aus Stammberger u. Jakse 1987)

Aspergillusinfektion bereits ein Diagnostikum: A. niger = schwarz, A. flavus = weißlichgelb, A. fumigatus = grünlich.
b) **Die feuchte Mykose.** Sie entwickelt sich in der Tiefe des Gehörganges, der geschwollen sein kann. Auf mazerierter Haut sitzen zähe Matten, die Ausgüsse des knöchernen Gehörganges bilden und damit das Trommelfell einbeziehen können. Pilzfäden sind nicht zu erkennen. Die erwähnten Ausgüsse sind recht typisch für eine Mykose und sollten deshalb grundsätzlich den Entschluß zu einer mykologischen Untersuchung auslösen. Symptome sind Juckreiz, nicht fötide Sekretion, manchmal mit „Brotgeruch", Druckgefühl, Tinnitus und Schall-Leitungsschwerhörigkeit, weniger Schmerzen. Farbabbildungen s. bei Stammberger u. Jakse in HNO Praxis Heute Band 7 (1987).

Diagnose: Bei der feuchten Form ist das „Daran-Denken" entscheidend. Die Bestätigung bringt dann eine Pilzkultur, die aber nur bei gut feucht gehaltenem Material angeht.

Therapie

- Am Anfang muß eine gründliche Reinigung bzw. Spülung stehen. Es hat keinen Sinn, Antimykotika auf den Gehörgangsausguß zu schmieren. Alkoholtropfen erleichtern die Ablösung und wirken als solche schon fungistatisch.
- Danach werden die oberflächlichen Epithelschichten mit Salizylspiritus (2–5%ig) mehrmals geschält, um den Pilzen den Nährboden zu entziehen.
- Die eigentliche antimykotische Behandlung kann erfolgen mit
  a) *Farbstoffen* wie Brilliantgrün (1–2%ig), Gentianaviolett. Besonders beliebt ist die rote Castellani-Lösung mit Säure-Fuchsin. Der nachhaltige Farbeffekt erschwert allerdings die Verlaufskontrollen.
  b) *Lokalantimykotika.* Diese können gezielt nach dem Ergebnis der Resistenzprüfung als Tropfen, Salben oder Cremes eingesetzt werden. Bekannt sind Clotrimazol (Canesten®), Miconazol (Daktar®) und Bifonazol (Mykospor®).

Eine kurzfristige Anwendung von *Kombinationspräparaten* mit Kortikosteroiden und Antibiotika wird von Stammberger u. Jakse (1987) für sinnvoll gehalten, solange bei vermuteter Mischinfektion noch keine endgültige Kultur vorliegt.

- Besonders wichtig ist das *Trockenlegen und -halten des Ohres.* Dieses soll nicht mit Watte zugestopft werden. Neuerdings wird die Austrocknung mit Hilfe des Föhns propagiert (Mann 1990). Ein nicht trockengelegtes Ohr ist anfällig für Mykoserezidiv oder bakterielle Infektion, was auch miteinander abwechseln kann.

Danksagung

Der Autor dankt der Firma BAYER A.G., Leverkusen, für die Ermöglichung von Farbabbildungen.

Literatur

Aldous EW, Shin JB (1973) Far advanced malignant external otitis: report of a survival. Laryngoscope 83:1810
Bagger-Sjoebaeck D, Spangberg ML (1989) Does Ciprofloxacin influence the inner ear? A preliminary report. Scand J Infect Dis [Suppl] 60:28
Chandler JR (1968) Malignant external otitis. Laryngoscope 78:1257

Elies W (1987) Lokaltherapie von bakteriellen Ohrinfektionen. FAC 6-1:61
Fisch U (1979) Surgery for Bell's palsy and Zoster oticus. Proc Symp Neurol Surg of the Ear, Sarasota
Ganz H (1962) Die Chondrodermatitis chronica nodularis helicis. Beobachtung eines Falles mit multipler bilateraler Knötchenbildung. HNO-Wegweiser 10:53
Ganz H (1981) HNO-Heilkunde in der Praxis. Edition Medizin, Weinheim Deerfield Beach Basel
Ganz H (1982) Ohrmuschelperichondritis – Vermeidung einer Defektheilung durch Azlocillin. HNO 30:428
Ganz H (1983a) Azlocillin in der HNO-Fachpraxis bei Pseudomonasinfektionen. Münchner Med Wochenschr 125 [Suppl 2]:5229
Ganz H (1983b) Pseudomonasinfektionen im HNO-Bereich. In: Ganz H, Schätzle W (Hrsg) HNO Praxis Heute 3. Springer, Berlin Heidelberg New York, S 131
Ganz H (1984) Otitis externa maligna bei jugendlichem Diabetes – erfolgreiche Azlocillinbehandlung. HNO 32:431
Ganz H (1987) Untersuchungen zur Lokalbehandlung bakterieller Infektionen im Ohr mit Cipropfloxacin. Arch Otorhinolaryngol [Suppl] II:248
Ganz H (1989) Antibiotische Lokaltherapie bakterieller Ohrinfektionen. HNO 37:386
Hartmann AA (1984) Erysipel des Gesichts beginnt für den Patienten meist als akuter Notfall. Notfallmedizin 10:1554
Helm EB, Ristow W, Shah PM, Stille W (1977) Behandlung von Pseudomonasinfektionen mit dem neuen Ureidopenicillin Azlocillin. Dtsch Med Wochenschr 102:1211
Herrmann A (1938) Eine Methode zur Behandlung der Perichondritis des Ohres. Z HNO Heilkd 44:373
Huizing EH (1980) Herpes zoster oticus. In: Berendes J, Link R, Zöllner F (Hrsg) Hals-Nasen-Ohrenheilkunde in Praxis und Klinik, 2. Aufl, Bd 6, Ohr II, Kap 45. Thieme, Stuttgart New York
Knothe H, Helm EB, Stille W (1978) Azlocillin und Mezlocillin: was bieten diese neuen Penicilline. Med Tribune (deutsch) 13:34
Knothe J, Müller R, Wichmann G, Hopfenmüller W (1989) Lokale Anwendung von Azlocillin bei der Otitis externa diffusa – Eine klinische und mikrobiologische Studie. Extracta Otorhinolaryngol 11:124
Koch U (1983) Otitis externa maligna. Laryngol Rhinol Otol 62:276
Krumpholz K (1979) Unspezifische Entzündungen des äußeren Ohres. In: Berendes J, Link R, Zöllner F (Hrsg) HNO-Heilkunde in Klinik und Praxis, 2. Aufl Bd V, Ohr 1, Kap 23. Thieme, Stuttgart
Krumpholz K (1985) Die Behandlung des Gehörgangsekzems. Laryngol Rhinol Otol 64
Lenarz T, Lutz H, Götz R, Hoth S (1990) Experimentelle Untersuchungen zur Ototoxizität des Gyrasehemmers Ciprofloxacin bei lokaler Anwendung. 74. Vers Südwestdtsch HNO-Ärzte, 28.–29. 9. 1990, Mainz
Luckhaupt H, Rose K-G (1985) Bedeutung und Problematik der Pseudomonasinfektion in der HNO-Heilkunde. HNO 33:551
Mann WJ (1990) persönl. Mitteilung
Meyerhof WL, Gates GA, Montalbo PJ (1977) Pseudomonas mastoiditis. Laryngoscope 87:483
Meltzer PE, Kelemen G (1959) Pyocyaneus osteomyelitis of the temporal bone. Laryngoscope 68:1300

Morrison GAJ, Bailey CM (1988) Relapsing malignant otitis externa successfully treated with ciprofloxacin. J Laryngol Otol 102:872

Oltersdorf U (1956) Zur Morphologie der sogenannten Chondrodermatitis chronica nodularis helicis. Arch Otorhinolaryngol 168:333

Raab W (1987) Allergiefibel, 2. Aufl. Fischer, Stuttgart New York

Rubin J, Yu VL (1988) Malignant external otitis: Insights into pathogenesis, clinical manifestations, diagnosis, and therapy. Am J Med 85:391

Rudert H, Boette G (1967) Die Therapie der Ohrmuschelperichondritis. HNO 15:245

Schäfer E, Schönfeld K (1958) Experimentelle Untersuchungen zur Frage bakteriostatischer und fungistatischer Eigenschaften des Cerumens. Arch Otorhinolaryngol 172:419

Simon C, Stille W (1985) Antibiotikatherapie in Klinik und Praxis, 6. Aufl. Schattauer, Stuttgart New York

Singer DE et al. (1952) Otitis externa, bacteriological and mykological studies. Ann Otol 61:317

Stammberger H, Jakse R (1987) Mykotische Erkrankungen im HNO-Bereich (ausschließlich der Hautmykosen und endemischer/tropischer Sonderformen). In: Ganz H, Schätzle W (Hrsg) HNO Praxis Heute 7. Springer, Berlin Heidelberg New York Paris Tokyo, S 140

Vogt M, Ott PM, Gadze A, Valavanis A, Lüthy R (1985) Neue Erkenntnisse in der Diagnostik und der Therapie der nekrotisierenden Otitis externa (Otitis maligna). Schweiz Rundsch Med Prax 74:523

Wilmes E, Deinhardt F (1983) Virale Krankheiten im HNO-Bereich. Arch Otorhinolaryngol [Suppl] I:1

Winkler M (1916) Das schmerzhafte Ohrknötchen. Arch Dermatol 121:278

Youngs R, Bagley J (1986) Sphenoidal sinusitis secondary to malignant external otitis. J Laryngol Otol 100:341

Otoakustische Emissionen –
Praktische und klinische Bedeutung

A. Koch

1 Einleitung

Das Ohr ist nicht nur in der Lage, akustische Reize zu verarbeiten, sondern auch Schall zu erzeugen. Diese „otoakustischen Emissionen" (OAE), die von großem wissenschaftlichen Interesse sind, haben bereits vielerorts Einzug gehalten in die klinische Routinediagnostik von Hörstörungen. Sie gehören zu den Entdeckungen des letzten Jahrzehnts, die das Wissen um die Innenohrfunktion revolutioniert und neue Perspektiven für die Zukunft eröffnet haben. Für das Verständnis der otoakustischen Emissionen ist es wichtig, sich die faszinierenden Entwicklungen der letzten 10 Jahre auf dem Gebiet der Innenohrbiologie zu vergegenwärtigen.

HNO Praxis Heute 11
H. Ganz, W. Schätzle (Hrsg.)
© Springer-Verlag Berlin Heidelberg 1991

2 Neue Entwicklungen der Innenohrphysiologie

Das Kochlea-Modell, für das Georg von Békésy 1961 den Nobelpreis für Physiologie und Medizin bekommen hatte, ist tot. Und dies trifft in doppelter Hinsicht zu. Békésy hat seine bahnbrechenden Untersuchungen nämlich an einer toten Kochlea durchgeführt (Békésy 1960). Das tote Modell können und müssen wir aber heute durch die lebende Kochlea ersetzen. Sind die Ausführungen Békésys im Prinzip immer noch gültig, so waren sie dennoch nicht in der Lage, die große Frequenzselektivität und die hohe Empfindlichkeit des menschlichen Ohres zu erklären (Dallos 1989). Bereits 1948 verwies Gold auf die physikalische Unmöglichkeit, das frequenzselektive Hörvermögen des Menschen mit einem rein passiven, mechanischen Modell zu erklären. Er vermutete bereits damals eine aktive biomechanische Funktion im Ohr, die bei geringsten Reizen in Aktion treten müsse, und sagte die Existenz otoakustischer Emissionen, die sich von der Kochlea zum Gehörgang propagieren müßten, bereits voraus.

Erst 1978 veröffentlichte Kemp seine 1977 gemachten Entdeckungen: es war ihm gelungen, akustische Emissionen (cochlear echoes) im Gehörgang nachzuweisen, die durch Schallreize ausgelöst werden können oder spontan auftreten und das Produkt aktiver Prozesse im Innenohr sein mußten. Daß diese Entdeckung zunächst auf große Skepsis gestoßen ist, darf nicht verwundern, zieht man eine Parallele zu der von uns allen als Illusion abgetanen Vorstellung, das menschliche Auge könne Licht erzeugen (Brownell 1990).

Brownell (1983, 1984) und Zenner (1985) gelang schließlich der Nachweis in vitro an isolierten äußeren Haarzellen, daß diese sich kontrahieren können. Ähnlich wie Muskelzellen besitzen sie entlang der Zellmembran angeordnete kontraktile Proteine (Flock et al. 1982).

Hinzu kommt, daß nur weniger als 5% der afferenten Nervenfasern von den äußeren Haarzellen ausgehen (Spoendlin 1971). Nicht diese, sondern die inneren Haarzellen, von denen die afferenten Fasern in überwiegender Mehrzahl ausgehen, müssen die eigentlichen sensorischen Rezeptorzellen sein, die das Aktionspotential (AP) auslösen.

So führten nach und nach die verschiedensten Entdeckungen zu einem völlig neuen Verständnis der Kochlea. Die neuen Erkenntnisse über aktive, nichtlineare, biomechanische Vorgänge erlauben eine Erklärung der hohen Empfindlichkeit und Frequenzselektivität des Ohres und machen so die Mobilisierung neurophysiologischer Vorgänge (Evans 1975) überflüssig, die als sog. zweiter Filter zwischen die grobe, mechanische Analyse auf der Basilarmembran (Békésy 1960) und die bereits hochgradig differenzierte Aktivität im Bereich der afferenten Fasern der Hörbahn zwischengeschaltet sein sollen. Die Vorstellung vom sog. **„cochlear amplifier"** (Davis 1983), d. h. einem kochleären Verstärker für mechanische und nicht elektrische Vorgänge, gilt mittlerweile als gesichert. Aufgrund umschriebener Kontraktionen der äußeren Haarzellen im Bereich der größten Auslenkung der Wanderwelle auf der Basilarmembran könnte diese Auslenkung insbesonders bei niedrigen Schallintensitäten (bis 40 db HL) verstärkt und so die Erregung der inneren Haarzellen in diesem Bereich erleichtert werden. Der direkte Nachweis in vivo für die Kontraktilität der äußeren Haarzellen im Verband steht allerdings noch aus.

Eine Kochlea, in der diese aktiven Mechanismen durch vorübergehenden oder definitiven Verlust der Funktion der äußeren Haarzellen fehlen, verhält sich wieder entsprechend der *passiven Kochlea von Békésy*, d. h. sie zeigt eine geringe Empfindlichkeit und niedrige Frequenzselektivität. Konnte in den letzten 10 Jahren eine Antwort auf manche Fragen gefunden werden, so tun sich natürlich immer neue Rätsel auf. So ist man z. B. zur Zeit darum bemüht, die physiologische Bedeutung der **efferenten Fasern** aufzuklären. Diese enden im wesentlichen an den äußeren Haarzellen in Form von Synapsen, in denen interessanterweise Acetylcholin als Transmitter wirkt.

3 Definition und Einteilung

Als otoakustische Emissionen bezeichnet man Schall, der in der Kochlea aufgrund aktiver Prozesse erzeugt wird und über die Gehörknöchelchenkette und das Trommelfell in den Gehörgang abgestrahlt wird (Kemp et al. 1986).

Man unterscheidet verschiedene Arten von otoakustischen Emissionen, je nachdem, ob sie spontan im Gehörgang gemessen werden können (SOAE) oder durch bestimmte akustische Reize evoziert werden müssen (EOAE).

Die **evozierten otoakustischen Emissionen** ihrerseits werden unterteilt in verschiedene Gruppen. Während die *„transitorisch evozierten otoakustischen Emissionen* (TEOAE)"* durch kurze Reize wie z. B. Clicks ausgelöst werden, geschieht dies bei den *„Stimulusfrequenz-otoakustischen Emissionen* (SFOAE)"* durch kontinuierliche Tonebursts. Und schließlich führt die simultane Beschallung mit zwei verschiedenen Tönen bestimmter Frequenzen (f1, f2) zur Aussendung eines dritten Tones, der in einer definierten mathematischen Beziehung zu den beiden ersten steht (2f1-f2) und als *„Distorsionsprodukt-otoakustische Emission* (DPOAE)"* bezeichnet wird (Tabelle 1).

Tabelle 1. Einteilung der otoakustischen Emissionen

a) Spontane otoakustische Emissionen (SOAE)

b) Evozierte otoakustische Emissionen (EOAE)
    Transitorisch evozierte otoakustische Emissionen (TEOAE)
    Stimulusfrequenz – otoakustische Emissionen (SFOAE)
    Distorsionsprodukt – otoakustische Emissionen (DPOAE)

Man findet in der Literatur eine Reihe von anderen Bezeichnungen und Abkürzungen, die jedoch im wesentlichen synonym zu gebrauchen sind. So werden die TEOAE, die von Kemp (1978) „stimulated acoustic emissions" genannt wurden, auch als verspätete, d. h. „delayed evoked otoacoustic emissions" (Zwicker 1983), oder als „Kemp echoes" (Wit et al. 1981) bezeichnet. Die hier verwendeten Ausdrücke sind jedoch international geläufig.

Daß *otoakustische Emissionen kochleärer Genese* sind, ist allgemein anerkannt. Hierfür sprechen eine Fülle von klinischen, aber auch experimentellen Befunden, die alle aufzuzählen und zu diskutieren den Rahmen dieses Übersichtsartikels sprengen würde. Es soll nur auf einige diesbezügliche Eigenschaften hingewiesen werden, die für die Anwendung in Klinik und Praxis von Bedeutung sind.

OAE sind sehr vulnerabel, ähnlich wie die bekannte Empfindlichkeit und Selektivität der Kochlea. Die OAE können unterdrückt werden *durch ototoxische Faktoren*, wie z. B. **Hypoxie** (Evans et al. 1981), **Aspirin** (McFadden et al. 1984), **Etacrynsäure** oder **Furosemid** (Anderson u. Kemp 1979), oder aber durch starke **Geräuschexposition** mit entsprechendem, temporären Schwellenschwund TTS (Norton et al. 1986). Bei reversiblen Schäden erholen sich die OAE wieder einige Zeit nach Absetzen der ototoxischen Noxe.

Sehr interessant sind weiterhin die Befunde, die bei der Messung von EOAE an Musikern mit einem *absoluten Gehör* gewonnen wurden. Musiker mit einem absoluten Gehör zeichneten sich durch eine günstigere musikalische Umgebung während der Kindheit und einen früheren Kontakt mit Instrumenten aus, was auf den Einfluß einer Schulung in diesem Zusammenhang hinweist. Bei Musikern mit einem absoluten Gehör wurden signifikant (p = 0,03) *stärkere Emissionen* abgeleitet, als bei denjenigen mit einem relativen Gehör, was vereinbar ist mit der Bedeutung der aktiven biomechanischen Prozesse der äußeren Haarzellen für die Empfindlichkeit und Frequenzspezifität des Ohres (Chouard u. Sposetti 1990).

In experimentellen Untersuchungen konnten die OAE durch elektrische Stimulation des gekreuzten medialen Bündels (efferente Fasern zu den äußeren Haarzellen) verringert werden. Wurden diese Fasern durchtrennt, nahm die Amplitude zu. Auch eine Blockade der Synapsen zwischen efferenten Neuronen und äußeren Haarzellen durch Atropin führt zu einer Verstärkung der Emissionen (Salonna et al. 1990). Puel et al. (1988) konnten zeigen, daß die Amplitude der EOAE bei Probanden während einer geistigen Tätigkeit, die höchste Konzentration verlangt, signifikant abnimmt. Es gibt offensichtlich eine gewisse *Kontrollfunktion zentralnervöser Strukturen* gegenüber den hier angesprochenen biomechanischen Vorgängen in der Kochlea. Möglicherweise ist eine gewisse Unreife der efferenten Verbindungen und die damit noch nicht voll ausgebildete Kontrollfunktion eine wesentliche Ursache für die auffallend großen Amplituden der TEOAE und das häufigere Auftreten der SOAE bei *Neugeborenen*, viel mehr als das bisher dafür u. a. verantwortlich gemachte kleinere Gehörgangsvolumen.

4 Spontane otoakustische Emissionen (SOAE)

SOAE sind schmalbandige Signale, die im Gehörgang ohne eine bestimmte externe Stimulation abgeleitet werden können. Das Signal wird über ein Mikrofon im Gehörgang registriert, verstärkt und mittels eines Spektrum-Analysers (Schnelle Fouriertransformation FFT) ausgewertet. SOAE können bei etwa 40–60% der Normalhörigen und 40% der Ohren abgeleitet werden (Martin et al. 1990), wobei die Angaben in der Literatur je nach Autor und angewandter Technik schwanken. In etwa 70% der Fälle konnten mehr als ein schmalbandiges Signal, also mehrere Emissionen aus einem Ohr gemessen werden. Beidseitige SOAE fanden sich in 66% der Fälle. Beim Erwachsenen, aber auch schon beim Kleinkind konnten SOAE *bei weiblichen Probanden öfter* festgestellt werden als bei männlichen (Strickland et al. 1985). Am häufigsten treten SOAE im Frequenzbereich zwischen 1 und 2 kHz auf. Die Amplituden schwanken zwischen 16 und 20 dB SPL. Dabei scheint es sich bei den SOAE um relativ stabile Signale zu handeln, die ohne bedeutende Veränderung der Frequenzen auch noch Jahre nach einer ersten Messung in nahezu identischer Form bei einem bestimmten Individuum abgeleitet werden können (Zurek 1981). Die Amplituden jedoch zeigen deutliche Schwankungen bei einem bestimmten Individuum (Dallmayr 1985). Man unterscheidet außerdem bei bestimmten Leuten sehr laute, sog. „*high level*" SOAE (über 20 dB SPL), die in der Vergangenheit verschiedentlich nicht korrekt als objektiver Tinnitus bezeichnet wurden.

   SOAE scheinen auf Oszillationen zwischen überaktiven Strukturen der Kochlea und dem Mittelohr zurückzuführen zu sein. Dieser interne Feedback-Mechanismus ist jedoch nicht immer vorhanden und ist wohl auch für ein normales Hörvermögen nicht unbedingt erforderlich, so daß den SOAE in Klinik und Praxis nur eine geringe Bedeutung zukommt (Kemp et al. 1990). SOAE treten lediglich bei normal hörenden oder minimal schwerhörigen (20–30 dB) Probanden auf. Aus dem Auftreten von SOAE kann somit auf ein im wesentlichen normales Innenohr geschlossen werden. Sie müssen jedoch, wie oben berichtet, nicht zwangsläufig vorhanden sein.

4.1 Tinnitus

Große Erwartungen bezüglich der Pathogenese und auch der diagnostischen Abklärung des Tinnitus haben sich leider nicht erfüllt. Die Vorstellung, daß z. B. die SOAE ein Korrelat des Tinnitus darstellen könnten, war verlockend. Als Ergebnis aus mehreren Studien zeigte sich jedoch, daß nur in etwa 6–12% aller normal hörenden Patienten mit Tinnitus ein Zusammenhang mit den bei diesen gemessenen SOAE bestand (Norton et al. 1990).

Penner (1989) berichtet über eine Patientin, bei der es unter Aspirinbehandlung zum Verschwinden der SOAE und gleichzeitig zu einer subjektiven Veränderung der Tinnitusqualitäten kam. Diese und auch andere Beobachtungen lassen den Schluß zu, daß der Tinnitus wohl etwas völlig anderes als die SOAE darstellt, daß aber zumindest in bestimmten Fällen wohl ein gemeinsam zugrundeliegender Mechanismus besteht. Hieraus ergibt sich möglicherweise ein therapeutischer Ansatzpunkt.

5 Evozierte otoakustische Emissionen (EOAE)

5.1 Transitorisch evozierte otoakustische Emissionen (TEOAE)

TEOAE werden durch Applikation kurzer akustischer Reize evoziert. Dabei kann es sich entweder um Clicks (1–5 kHz) oder aber um schmalbandige Reize (Tonebursts) handeln, die größere bzw. umschriebene Anteile der Kochlea erfassen. Es kommt jedoch in jedem Fall zu einer gewissen Frequenzdispersion, so daß die TEOAE, über die Kemp 1978 als erster berichtete, *nur begrenzt frequenzspezifische Informationen* liefern. Kemp hat sein Verfahren zur Ableitung von TEOAE in der Folge weiterentwickelt und erstmals als computergestütztes, kommerziell erhältliches System (Otodynamic Analyser Ilo88) zur Verfügung gestellt (andere Systeme sind zur Zeit in der Entwicklung bzw. kürzlich auf dem Markt erschienen).

Beim „**Otodynamic Analyser Ilo88**" wird eine Meßsonde dem Patienten in den äußeren Gehörgang gesteckt, wobei es eine größere für den Einsatz bei Kindern und Erwachsenen, sowie eine kleinere für Neugeborene und Säuglinge gibt. Dabei ist nicht unbedingt ein luftdichter Abschluß des Gehörganges erforderlich, wie dies bei der Tympanometrie der Fall sein muß. Vielmehr kommt es darauf an, eine ideale Stimulusausbreitung im Gehörgang mit entsprechendem Frequenzspektrum und genügender Amplitude zu ermöglichen und eine Abschirmung gegen störende, externe Geräusche zu erzielen. Diese Sonde, die eines der empfindlichsten Teile der Anlage darstellt, beinhaltet jeweils einen Arbeitskanal für den akustischen Reiz und einen Kanal zum Ableiten der otoakustischen Emissionen (Mikrofon). Der Reiz kann über einen externen Generator individuell konfiguriert werden (Form, Dauer, Frequenz, Amplitude). Die abgeleiteten OAE werden zunächst verstärkt (Amplifier) und anschließend durch den Rechner in zwei getrennten Speichern A und B addiert und gemittelt. Schließlich werden die Daten zum einen in Funktion der Zeit (Latenz) und der Amplitude, zum anderen in Funktion der Frequenz und der Amplitude auf dem Bildschirm in verständlicher Form übersichtlich darge-stellt. Hierbei werden sowohl das Hintergrundrauschen und die Qualität bzw. Stabilität des Stimulus, als auch die Korrelation zwischen den beiden getrennten Speichern aufgezeigt. Die ganze Anlage ist über einen Rechner (PC) zu steuern. Durch die spezielle Software ist eine große Flexibilität sowohl bei der Messung als auch bei der Verarbeitung der Daten gegeben. Die Anlage beinhaltet eine Artefakt-unterdrückung in bezug auf den Stimulus aber auch das Hintergrundgeräusch.

Eine der wichtigsten Eigenschaften der EOAE ist ihre *konstante und regel-mäßige Ableitung* bei allen normal hörenden Probanden. Kemp (1978, 1986) sowie Bonfils et al. (1988 b) fanden bei Normalhörigen in 100% der Fälle EOAE. Zwicker (1983) und Horst et al. (1983) hingegen fanden EOAE lediglich bei etwa 70% der Normalhörigen, allerdings waren die Stimuli bzw. die technischen Meßbedingungen jeweils unterschiedlich. Sel-tene Fälle von fehlenden TEOAE bei normal hörenden Probanden können durch anatomische Varianten des äußeren Gehörganges bzw. des Mittel-ohres, technische Probleme mit dem Meßgerät oder raum- bzw. personen-spezifische Geräuschprobleme erklärt werden. In einigen Fällen müssen die Meßdaten z. B. durch Filterung oder Änderung des Zeitfensters aufge-arbeitet werden. In diesen Fällen kann man auch, anstatt des üblicher-weise verwendeten Clickreizes, einen Toneburst nehmen. Auf diese Weise kann das reizspezifische Rauschen verringert werden, und es gelingt, einen relativ umschriebenen Bereich der Kochlea zu erfassen.

TEOAE können ein paar Millisekunden, aber auch bis zu mehreren hundert Millisekunden anhalten (Wit u. Ritsma 1980). Das Einsetzen der Emissionen und das Aufhören des Stimulus sind im Einzelfall oft nicht eindeutig zu unterscheiden.

Die *Latenz der TEOAE* ist abhängig von deren Frequenz. Hochfre-quente Emissionen entstehen in den basokochleären Anteilen und haben eine entsprechend kürzere Latenz im Vergleich zu den tieffrequenten Emissionen, die apikochleärer Genese sind. Die Latenz menschlicher TEOAE beträgt für 5 kHz etwa 4 ms, für 0,5 kHz etwa 20 ms (Kemp et al. 1990).

Das *Frequenzspektrum der TEOAE* umfaßt den Bereich zwischen 1 und 5 kHz. Am häufigsten und mit der größten Amplitude findet man sie zwischen 1 und 2 kHz. Es gibt verschiedene Typen von Frequenzmustern. Zum einen zeigen bestimmte Patienten ein breitbandiges Frequenzspektrum, andere besitzen zusätzlich einen oder mehrere, diesem überlagerte schmalbandige Peaks.

Die optisch erkennbare *Schwelle der TEOAE* liegt oftmals unter derjenigen des Tonaudiogrammes (Bonfils u. Uziel 1987; Kemp 1978; Probst et al. 1986). Diese Beobachtung steht in Einklang mit der vermuteten, präneuralen Genese der Emissionen.

Ein weiteres, wichtiges Charakteristikum der TEOAE ist ihr *nicht lineares Verhalten* bei Stimuluspegeln über 20 dB SL. Bis zu Stimuluspegeln von 35 dB SL tritt eine Sättigung ein, bis zu der TEOAE auftreten und ein Maximum an Amplitude erreichen, und oberhalb derer keine weiteren Veränderungen mehr auftreten (Bonfils et al. 1987).

Die TEOAE beider Ohren eines bestimmten Individuums zeigen deutliche Parallelen in bezug auf Latenz, Frequenzmuster und Schwellenverhalten (Bonfils et al. 1988a; Johnsen et al. 1988). Des weiteren zeichnen sie sich durch eine auffallende Konstanz und Reproduzierbarkeit bei einem gegebenen Individuum im Verlaufe der Zeit aus (wie der Fingerabdruck eines Menschen).

Haben gerade *Neugeborene und Kleinkinder besonders große Amplituden*, so nehmen diese ebenso wie die Inzidenz der TEOAE mit zunehmendem Alter ab, während die Schwelle zunimmt (Bonfils et al. 1988a). Dies ist am ehesten auf die beim älteren Menschen auftretende Presbyakusis bzw. Lärmschwerhörigkeit, möglicherweise aber auch auf Veränderungen der Schallübertragung im Mittelohr zurückzuführen.

5.1.1 Schalleitungsschwerhörigkeit

Bei Tubenfunktionsstörungen mit Ventilationsstörungen im Bereich des Mittelohres wird nicht nur die Übertragung des Stimulus, sondern auch die retrograde Abstrahlung der Emissionen beeinträchtigt. Dabei wird die Energie, d. h. die Amplitude unterhalb 2 kHz herabgesetzt, diejenige oberhalb 3 kHz jedoch beibehalten oder sogar leicht verstärkt (Kemp et al. 1990). *Im Falle eines* **Paukenergusses** *kann die Ableitung otoakustischer Emissionen sogar völlig aufgehoben sein.* Für den Untersuchungsablauf ist es also ganz wichtig, eine eventuelle Schalleitungsstörung zu berücksichtigen bzw. eine solche auszuschließen, um Fehlinterpretationen zu vermeiden. Eine ausgeprägte Tubenfunktionsstörung oder sogar ein Paukenerguß bieten gerade beim Neugeborenenscreening in den ersten Tagen postnatal selten Probleme.

Rossi u. Solero (1988) haben die TEOAE nach Evozierung über Luftleitung und über Knochenleitung verglichen. Sie fanden bei über die Knochenleitung evozierten OAE die gleichen Eigenschaften im Vergleich zur Luftleitung. Bei Patienten mit einseitiger **Otosklerose** konnten auf dem befallenen Ohr präoperativ keine Emissionen über Luftleitung abgeleitet werden. Nach Stapedektomie schließlich konnten erneut Emissionen gemessen werden.

5.1.2 Schallempfindungsschwerhörigkeit

Wie bereits mehrfach erwähnt, können TEOAE praktisch immer abgeleitet werden bei normalem Hörvermögen bzw. wenn dieses höchstens leicht geschädigt ist (15–20 dB HL). Man erkennt als Antwort auf einen breitbandigen Click (1–5 kHz) ein breitbandiges Spektrum von Emissionen mit in einigen Fällen überlagerten schmalbandigen Peaks und, insbesondere beim älteren Patienten, den einen oder anderen Amplitudeneinbruch im Emissionsspektrum. Bei einer Schwelle von 30 dB HL oder mehr für den Click bzw. einem mittleren Hörverlust von 35 dB HL (für Frequenzen von 0,5, 1, 2 und 4 kHz) können jedoch keine otoakustischen Emissionen mehr evoziert werden (Fallbeispiele 1, 2). Im Bereich zwischen 20 und 35 dB HL finden sich bei einigen Probanden Emissionen, bei anderen nicht (Bonfils et al. 1987). Wo das Tonaudiogramm ein normales Schwellenverhalten aufzeigt, findet man das oben beschriebene Emissionsmuster als Antwort auf den Click. Wo aber z. B. ein Hochtonabfall auftritt, zeigen sich lediglich Emissionen im normalhörigen Bereich, während diese in den oberen Frequenzen fehlen (Fallbeispiel 3).

5.1.3 Morbus Menière

Bonfils et al. (1988) berichten, daß die Emissionen beim **M. Menière** in einigen Fällen auch bei einem Hörverlust über 40 dB HL abgeleitet werden können. Im allgemeinen jedoch zeigen sie kein unterschiedliches Verhalten im Vergleich zu anderen Innenohrerkrankungen.

Veränderungen der OAE beim Glyzerin-Test (Auftauchen von OAE bzw. Absinken der Meßschwelle eine Stunde nach Einnahme von Glycerin) sind ein objektiver und nicht invasiver Hinweis für die Reversibilität des vermuteten Endolymphhydropses (Probst 1990). Die Empfindlichkeit der TEOAE ist jedoch nicht höher als die des Tonaudiogrammes beim Glyzerin-Test. Hinzu kommt, daß die Ableitung der TEOAE den mittleren Frequenzbereich (1–5 kHz) erfaßt und damit oft *keine Aussage über den* beim M. Ménière meistens betroffenen *Tieftonbereich* möglich ist. Zur

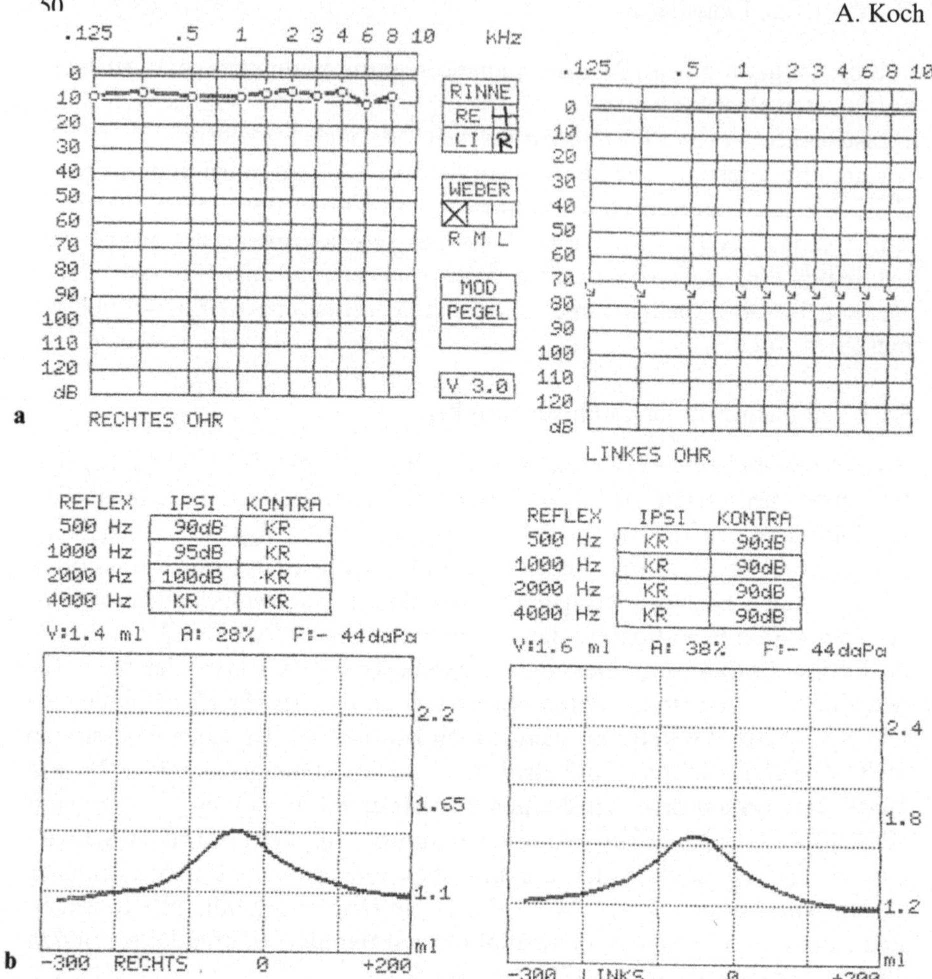

Fallbeispiel 1. Audiogramm (**a**), Tympanogramm mit Stapediusreflex (**b**) und TEOAE (**c, d**) einer 18jährigen Patientin, die 5 Jahre zuvor plötzlich (möglicherweise im Rahmen eines Infektes mit Mittelohrentzündung) linksseitig ertaubte. Während die OAE auf der rechten Seite (**c**) normal ableitbar sind (Reproduzierbarkeit 96%), fehlen sie links (**d**) völlig (Reproduzierbarkeit −1%). Die vorhandenen OAE zeigen sich auf der rechten Seite in der optimalen Überlagerung der typischen Kurvenverläufe in Speicher *A* und *B*. Die OAE (Response 18,6 dB) werden zusätzlich in Funktion von Frequenz und Amplitude (**e**) als helles Feld (*x*) dargestellt, während das Geräusch (A−B 4,6 dB) in Form der schwarzen Fläche (*y*) graphisch sichtbar wird. Gemessen wurde mit dem Otodynamic Analyser Ilo88 von Kemp und Bray. Als Stimulus wurde ein nicht linearer breitspektraler Click (1−5 kHz) mit Spitzenamplituden bis 88 dB SPL verwendet

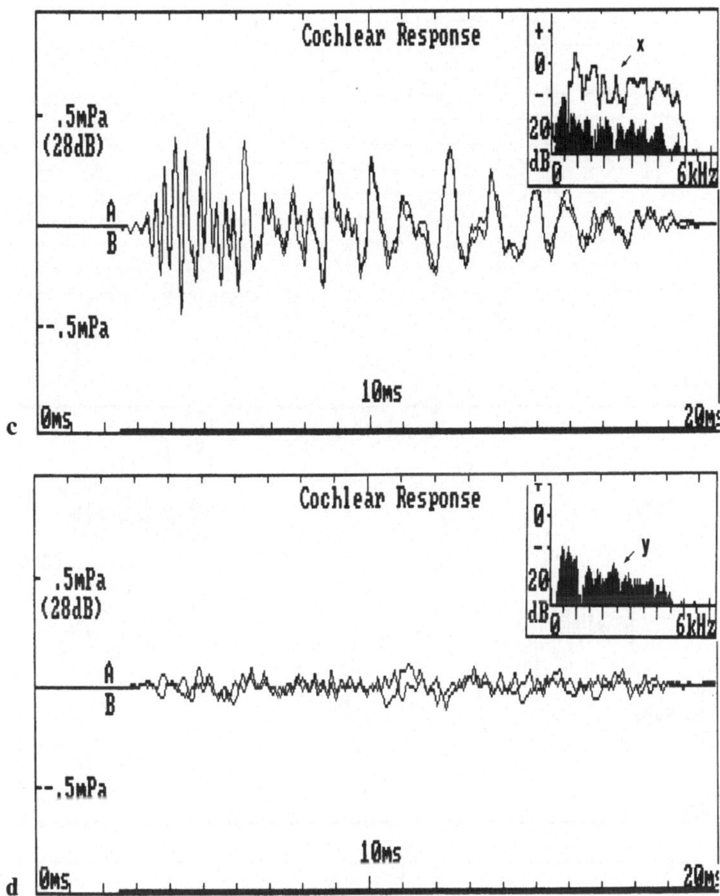

diagnostischen Abklärung des Endolymphhydropses (Glyzerin-Test) gilt nach wie vor die transtympanale Elektrokochleographie als aussagekräftigste und empfindlichste Methode.

5.1.4 Ototoxizität

Eine weitere Anwendungsmöglichkeit der EOAE ist die Überwachung und Früherkennung von Hörschäden bei Patienten, die mit ototoxischen Medikamenten (Cisplatin, Aminoglykoside) behandelt werden. Da jedoch solche Schäden als erstes die basokochleären Anteile (Federspil 1979; Koch 1986), d. h. die oberen Frequenzen (oberhalb 6–8 kHz) betreffen, ist die Bedeutung der EOAE primär limitiert.

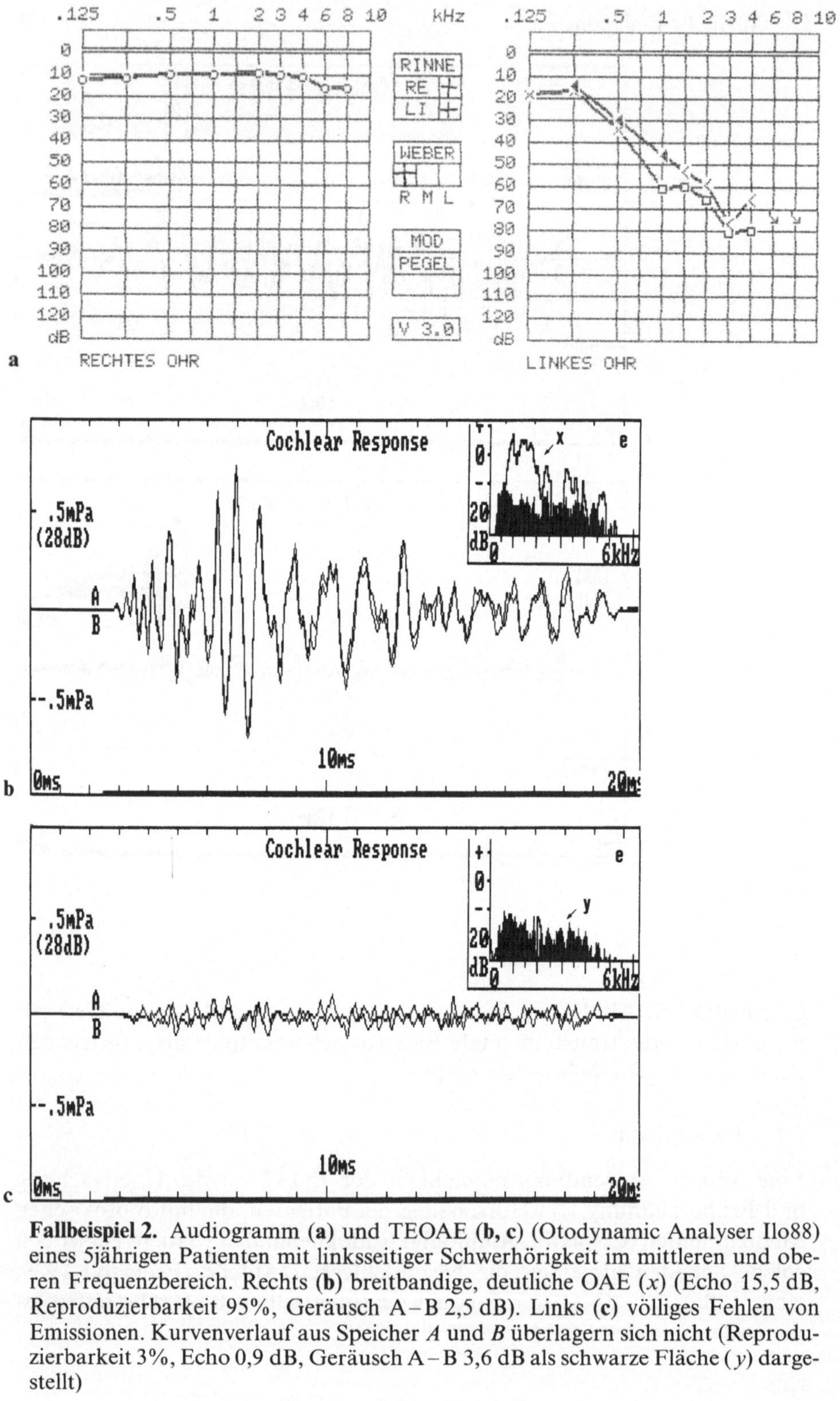

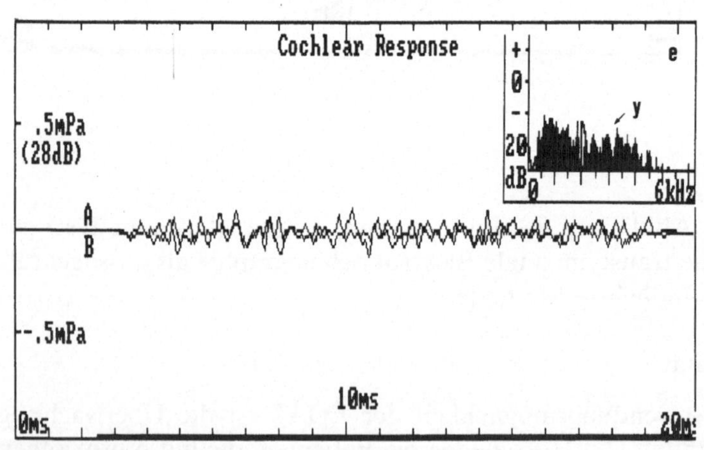

Fallbeispiel 2. Audiogramm (**a**) und TEOAE (**b, c**) (Otodynamic Analyser Ilo88) eines 5jährigen Patienten mit linksseitiger Schwerhörigkeit im mittleren und oberen Frequenzbereich. Rechts (**b**) breitbandige, deutliche OAE (*x*) (Echo 15,5 dB, Reproduzierbarkeit 95%, Geräusch A–B 2,5 dB). Links (**c**) völliges Fehlen von Emissionen. Kurvenverlauf aus Speicher *A* und *B* überlagern sich nicht (Reproduzierbarkeit 3%, Echo 0,9 dB, Geräusch A–B 3,6 dB als schwarze Fläche (*y*) dargestellt)

Fallbeispiel 3. Audiogramm (**a**) and TEOAE (**b**) (Otodynamic Analyser Ilo88) der linken Seite bei einem Patienten (65 Jahre) mit einer kombinierten Alters- und Lärmschwerhörigkeit. Lediglich im Tieftonbereich bis zu 1,5 kHz besteht ein Hörverlust von höchstens 30 dB HL. Entsprechend lassen sich nur um 1 kHz OAE (*x*) ableiten, während im Hochtonbereich analog zum Audiogramm keine OAE vorhanden sind

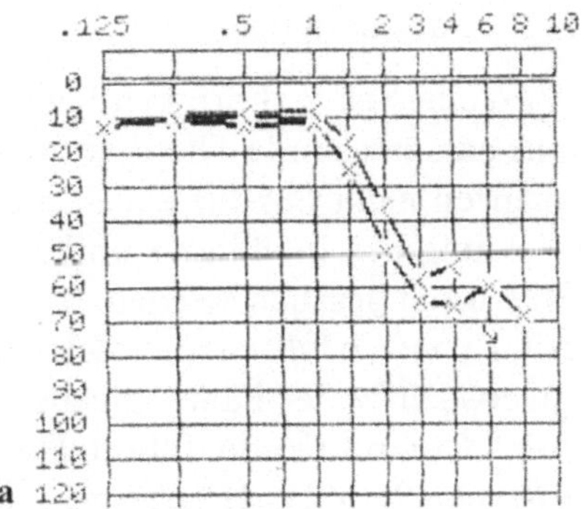

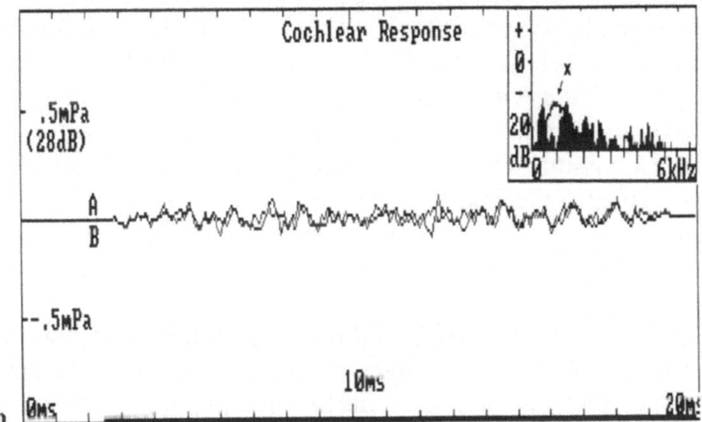

5.1.5 Retrokochleäre Hörschäden (Akustikusneurinom)

Da die Ableitung der OAE lediglich an eine normal funktionierende Biomechanik der Kochlea gebunden ist, scheint im Prinzip eine differentialdiagnostische, topographische Zuordnung (kochleäre/retrokochleäre Hörstörung) möglich. Bei isolierten neurologischen **Erkrankungen** zentralnervöser Strukturen mit Beteiligung des Hörvermögens, d. h. **der Hörbahn** (z. B. Hirnstammerkrankungen), konnten OAE abgeleitet werden (Bonfils u. Uziel 1988).

Beim Vorliegen eines **Akustikusneurinomes** jedoch, einer primär retrokochleären Erkrankung, bei der allerdings bekanntermaßen meistens die Kochlea mehr oder weniger involviert ist z. B. durch Abdrücken der A. labyrinthi mit dadurch bedingter Mangeldurchblutung, fehlen in weit über 90% der Fälle die OAE. In seltenen Fällen können sie nachgewiesen werden und sind dann auch mit abgeflachtem Kurvenverlauf bei der Hirnstammaudiometrie ein Hinweis für eine zumindest teilweise erhaltene Kochleafunktion.

5.1.6 Pädaudiologie

Wird eine Schwerhörigkeit bei Kindern nicht rechtzeitig erkannt und setzt eine entsprechende Therapie zu spät ein, so hat dies katastrophale Konsequenzen nicht nur für die Sprachentwicklung, sondern auch für die Entwicklung der Intelligenz und sozialen Verhaltensweisen der Betroffenen. Statistisch gesehen werden schwerhörige Kinder durchschnittlich erst im Alter von 2,3 Jahren als solche erkannt. Dabei sind es meistens die Eltern (in etwa 70% der Fälle), die als erste den Verdacht haben. Das „American Joint Committee on Infant Hearing" hat 1982 vorgeschlagen, bei allen **Risikokindern** das Hörvermögen früh zu untersuchen (Tabelle 2). Immerhin findet man bei Risikokindern in mindestens einem von 250 Fällen eine bedeutende Schwerhörigkeit. Um solche Kinder zu untersuchen, braucht man zunächst ein zuverlässiges Screeningverfahren, das möglicherweise sogar auf alle Kinder ausgeweitet werden kann. Dabei sollte ein solches Screeningverfahren möglichst früh eingesetzt werden (am besten noch vor der Entlassung von der Neugeborenenstation), damit alle Kinder erfaßt werden und die Diagnose nicht verschleppt wird. Denn bei gesicherter Diagnose, jedoch spätestens im Alter von 6 Monaten, sollte die Therapie (z. B. Hörgeräteversorgung sowie Betreuung von Kind und Eltern) einsetzen.

Als zuverlässigstes Verfahren und Referenzmethode zur Diagnostik von kindlichen Hörstörungen gilt die **Hirnstammaudiometrie**, die aber sehr zeitaufwendig ist und somit als Screeningverfahren nicht in Frage kommt. Hinzu kommt, daß die Hirnstammaudiometrie nur den mittleren Frequenzbereich erfaßt und somit keine Aussage bezüglich der gerade für die Anpassung von Hörgeräten wichtigen tiefen Frequenzen möglich ist.

Tabelle 2. Risikokinder für das Vorliegen eines Hörschadens

Familiäre Schwerhörigkeit
Infektionen der Mutter während der Schwangerschaft (Röteln, Toxoplasmose, Lues, Herpes zoster, Zytomegalie)
Komplikationen während der Schwangerschaft (Diabetes mellitus, Eklampsie)
Behandlung der Mutter in der Gravidität mit Chinin, Aminoglykosiden oder Thalidomid
Frühgeburt
Geburtsgewicht unter 1500 g
Perinatale Asphyxie
Neugeborenenikterus (Kernikterus)
Krampfkinder
Meningitis
Postnatale Behandlung mit Aminoglykosiden
Kinder mit unterschiedlichen, angeborenen Mißbildungssyndromen

Mehrere Studien konnten zeigen, daß die Click-Schwelle bei der Hirnstammaudiometrie mit zunehmendem Alter bis zu 40 Wochen post conceptionem sinkt (Guerit 1985), was für die Messung bei Frühgeborenen von Bedeutung ist. Außerdem kommt es immer wieder vor, daß Neugeborene mit einem sehr schlechten Ergebnis bei der Hirnstammaudiometrie anläßlich einer später durchgeführten Kontrolle deutlich besser abschneiden, ja sogar ein unauffälliges Potentialmuster zeigen. Eine kritische Beurteilung auch der sehr wertvollen Hirnstammaudiometrie ist also angebracht.

Wie in den vorangehenden Kapiteln bereits mehrfach berichtet, können otoakustische Emissionen nur bei erhaltener biomechanischer Aktivität der äußeren Haarzellen, das heißt bei normalhörigen bzw. nur leicht schwerhörigen Probanden abgeleitet werden. **Sind OAE ableitbar, so besteht entweder ein normales Hörvermögen, oder eine mittlere Hörschwelle von maximal 35 dB HL.** Eine mittelgradige oder hochgradige Hörstörung und damit eine Beeinträchtigung des sozialen Hörvermögens kann weitgehend ausgeschlossen werden. Als **Screeningverfahren bei Neugeborenen und Säuglingen** erscheint die Ableitung der OAE auch deshalb besonders geeignet zu sein, weil in diesem Alter die OAE besonders hohe Amplituden (mehr als 10 dB im Vergleich zum Erwachsenen) besitzen und daher die Messung einfacher und sicherer ist (Fallbeispiel 4). Als Ursache für die größeren Amplituden der OAE bei Neugeborenen werden neben dem geringeren Gehörgangsvolumen und damit einem höheren Schalldruck im Gehörgang noch fehlende Reifungsprozesse im Innenohr verantwortlich gemacht. Möglicherweise spielt auch, wie oben berichtet, eine geringer ausgereifte Kontrollfunktion der efferenten Bahnen zur Kochlea eine Rolle. Bei der Neugeborenenmessung kommt dabei die oben erwähnte Baby-Sonde mit besonders kleinen Stöpseln zur Anwendung. Die OAE bei Neugeborenen erfassen in der Regel bandförmig alle Frequenzen von 1 bis zu 5 kHz. Die Messung kann ohne Sedierung, unter Ausnützung des postprandialen Schlafes, in den ersten Tagen nach der Geburt ohne Gefahr für das Kind durchgeführt werden. Eine besonders komplizierte *Schulung* für die Durchführung ist nicht erforderlich.

Aufgrund des bisher Gesagten können die *Einschränkungen* dieser Methode als Screeningverfahren abgeleitet werden (Tabelle 3). Mit einem Spektrum von 1–5 kHz erfassen die OAE natürlich nur den mittleren

Tabelle 3. Einschränkungen der Aussagekraft der OAE beim Neugeborenenscreening

---

Keine Aussage über isolierte, retrokochleäre Hörstörungen möglich
Die OAE erfassen nur den mittleren Frequenzbereich (1–5 kHz)
Die OAE werden durch Tubenfunktionsstörungen beeinflußt

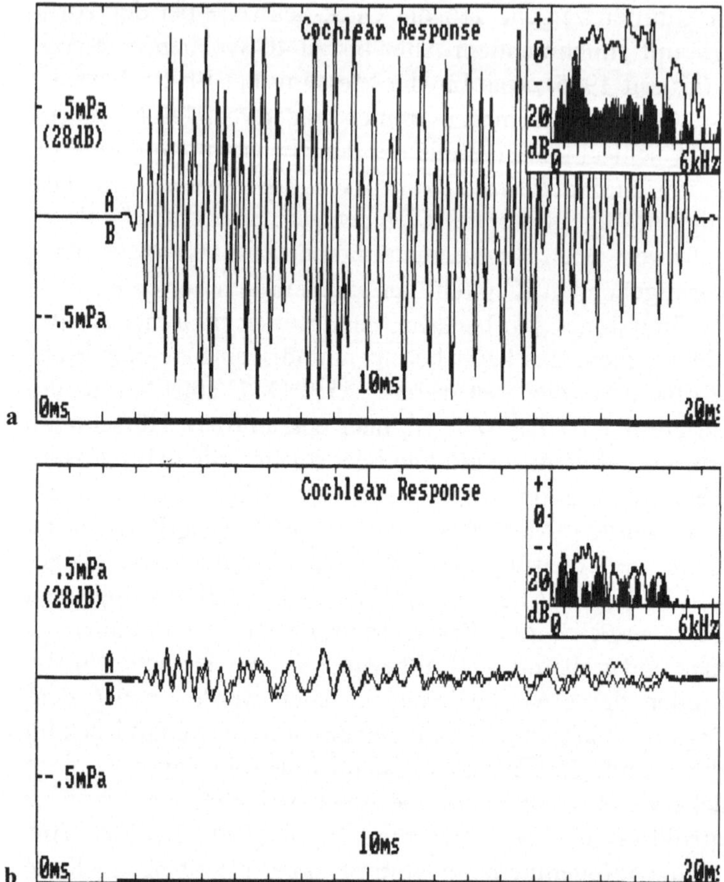

Fallbeispiel 4. Vergleich der TEOAE bei einem jeweils normalhörigen Neugeborenen (**a**) und Erwachsenen (**b**). Man erkennt deutlich die größeren Amplituden der Emissionen beim Neugeborenen

Frequenzbereich unter Aussparung sowohl der unteren als auch der oberen Frequenzen und sind somit diesbezüglich mit der Hirnstammaudiometrie vergleichbar. Liegt eine Tubenfunktionsstörung mit *Seromukotympanon* (was postnatal äußerst selten der Fall sein dürfte) oder ein **verstopfter äußerer Gehörgang** vor, so können die OAE verändert sein und sogar völlig fehlen (siehe unter Schalleitungsstörung). Die Diagnose in diesen Fällen ist nicht die einer angeborenen Schwerhörigkeit mit allen schwerwiegenden Konsequenzen für das Kind und seine Eltern, sondern einer in der Regel harmlosen, leicht therapierbaren Erkrankung. Es ist für ein Screeningverfahren jedoch besser, etwas häufiger falsch-positive, d. h. auffällige, als zu viele falsch-negative Ergebnisse zu liefern. Eine *Kopplung der Tympanometrie mit der Messung der OAE* als mögliche apparative Verbesserung für die Zukunft würde es ermöglichen, sofort die richtige Verdachtsdiagnose zu stellen.

Retrokochleäre Störungen können anhand der OAE nicht erkannt werden. Isolierte, retrokochleäre Hörstörungen bei Neugeborenen dürften jedoch äußerst selten sein. In diesem Zusammenhang ist eine retrokochleäre Schwerhörigkeit in der Regel bei auffälliger Anamnese (Risikoschwangerschaft bzw. Risikokind) oder klinisch-neuropädiatrischer Befundkonstellation mit einer erhöhten Wahrscheinlichkeit zu erwarten und macht dann zur Abklärung der Hörbahn auch eine Untersuchung mittels Hirnstammaudiometrie erforderlich.

Schließlich ist jede audiometrische Untersuchung nur eine *Momentaufnahme,* die, auch wenn sie beim Neugeborenen ein normales Ergebnis zeigt, eine hereditäre Schwerhörigkeit, die sich erst langsam progredient über Jahre entwickelt, nicht ausschließen kann. Deshalb sind Kontrolluntersuchungen (Vorsorgeuntersuchungen, Hörtest in der Schule) wichtig.

In der Homburger HNO-Klinik werden die Click-evozierten OAE (Otodynamic Analyser Ilo88 von Kemp u. Bray 1987) bei allen Kindern mit einer otologischen Fragestellung abgeleitet. Seit 1989 wurden bei allen Risikokindern sowohl eine BERA als auch die TEOAE abgeleitet und die üblichen verhaltensaudiometrischen Tests durchgeführt. Bei allen unauffälligen Neugeborenen (n = 280), die in einem bestimmten Zeitraum in der Homburger Frauenklinik zur Welt kamen, wurden die otoakustischen Emissionen in den Tagen nach der Geburt vor der Entlassung gemessen, um die Praktikabilität als Screeningverfahren zu überprüfen. Hierbei zeigte sich, daß die Messung mit der Baby-Sonde innerhalb 5–10 min in der Regel ohne Probleme durchgeführt werden kann unter Ausnützung des postprandialen Schlafes. Bei 10% der Neugeborenen fehlten die otoakustischen Emissionen oder waren in der Amplitude sehr stark reduziert. Bei allen, die deshalb ein zweites Mal im Abstand von ein paar Wochen gemessen wurden, waren die Emissionen dann normal mit Ausnahme von zwei Kindern, die einen Paukenerguß bzw. eine Mittelohrentzündung hatten. Sechs auffällige Kinder wurden nicht mehr zur Kontrolle vorgestellt. Die Eltern mußten nochmals angeschrieben werden, wobei das Ergebnis zur Zeit noch aussteht. Bei den **Risikokindern** konnten bei allen, die verhaltensaudiometrisch sicher unauffällig waren, Emissionen abgeleitet werden. In keinem der Fälle, in denen bei der BERA eine Click-Schwelle von 40 dB HL oder mehr bestand, wurden Emissionen festgestellt. Die Ableitung der Click-evozierten OAE scheint demnach das erste brauchbare Screeningverfahren zur Früherkennung kindlicher Hörschäden zu sein.

In früheren Untersuchungen (Downs 1978; Gerber et al. 1977) konnte gezeigt werden, daß die übliche **Verhaltensaudiometrie** nur die hochgradig hörgeschädigten Kinder erfaßt, während viele leicht bzw. mittelgradig schwerhörige Kinder nicht auffällig sind (mittlerer Hörverlust geringer als 60 dB HL). Bonfils et al. (1990b) haben die OAE bei 100 Ohren von normal hörenden Neugeborenen untersucht. In 98% der Fälle waren die OAE ableitbar. Es konnten keine signifikanten Unterschiede bezüglich des Schwellenverhaltens der OAE für ein jeweiliges Alter von 1 bzw. 4 Tagen festgestellt werden. Es bestanden keine Unterschiede zwischen männlichen und weiblichen Probanden. Neugeborene, die eine eindeutige Reaktion bei der Verhaltensaudiometrie zeigten, hatten immer OAE. In den Fällen, in denen bei der Verhaltensaudiometrie unsichere Reaktionen beobachtet wurden (22%), konnten OAE abgeleitet und damit die Unsicherheit beseitigt werden.

In einem Vergleich zwischen TEOAE und subjektiver Audiometrie bei 310 Kindern im Alter zwischen einem Tag und fünf Jahren fanden Hauser et al. (1989) bei 95% der 3- bis 5jährigen Kinder mit einer mittleren Hörschwelle von 20 dB oder besser Emissionen.

Untersuchungen an Risikokindern (Plinkert et al. 1990) haben in mehr als 90% der Fälle, in denen die Hörschwelle bei der Hirnstammaudiometrie unterhalb 30 dB lag, Click-evozierte otoakustische Emissionen ergeben. EOAE wurden nie gefunden, wenn die Hörschwelle bei der BERA oberhalb 40 dB lag.

Johnson et al. (1989) haben 20 Kinder mit normalen OAE bei der Geburt im Alter von 4 Jahren nachuntersucht. Keines der Kinder hatte eine Schallempfindungsschwerhörigkeit. Die erneut abgeleiteten OAE zeigten bei den Kindern, die ein normales Tympanogramm und einen unauffälligen otoskopischen Befund aufwiesen, unveränderte Amplituden und Latenzen im Vergleich zur ersten Untersuchung. Bei einigen Kindern allerdings hatte sich der dominierende Frequenzanteil in den tieferen Frequenzbereich verlagert.

5.2 Stimulusfrequenz-otoakustische Emissionen (SFOAE)

Diese stellen eine weitere Untergruppe evozierter otoakustischer Emissionen dar und werden durch einen kontinuierlichen Ton geringer Amplitude ausgelöst (Kemp u. Chum 1980). Sie repräsentieren einen gewissen Gleichgewichtszustand. Um eine Aussage über die gesamte Kochlea machen zu können, muß die Messung mehrfach mit unterschiedlichen Frequenzen durchgeführt werden. Die SFOAE besitzen ähnliche Eigenschaften wie die TEOAE und wurden bisher weniger untersucht. Eine klinische oder praktische Bedeutung besteht im Moment noch nicht.

5.3 Distorsionsprodukt-otoakustische Emissionen (DPOAE)

Daß es im menschlichen Ohr Distorsionsphänome gibt, war schon lange vor der Entdeckung der otoakustischen Emissionen bekannt (Helmholtz 1870). Werden zwei Töne (f1, f2), die in einem bestimmten Verhältnis zueinander stehen, als Stimuli simultan erzeugt und wird die Kochlea dabei an zwei unterschiedlichen Stellen gleichzeitig erregt, so entsteht aufgrund nichtlinearer Elemente durch Distorsion ein dritter Ton (2f1-f2), der als Distorsionsproduktemission bezeichnet wird (DPOAE) und im Gehörgang abgeleitet werden kann.

Beim menschlichen Ohr haben die DPOAE eine relativ *kleine Amplitude*, so daß sie zunächst weniger Interesse gefunden haben. Die beiden primären Stimuli müssen gezielt ausgewählt werden (Frequenz, Amplitude, Verhältnis zueinander) um Distorsionsprodukte gewünschter Frequenz und brauchbarer Amplitude zu erzielen. Auch die DPOAE können nach den bisherigen Erfahrungen wohl *bei allen normal hörenden Probanden abgeleitet* werden und dies im gleichen Frequenzbereich, wie die anderen Gruppen oben angegebener OAE. Die Beziehung der DPOAE zur Hörschwelle jedoch scheint zur Zeit noch nicht so klar definierbar zu sein, wie dies für die TEOAE der Fall ist (Probst 1990).

Im Vergleich zu den TEOAE haben die DPOAE den *Vorteil*, daß sie noch frequenzspezifischer sind, da sie es ermöglichen, nur eine *umschriebene Region der Kochlea zu untersuchen*. Will man aber mehrere Frequenzbereiche untersuchen, so muß man für die einzelnen Frequenzen die Messung jeweils wiederholen, wodurch die Ableitung der DPOAE wesentlich zeitaufwendiger wird im Vergleich zu den Click-evozierten TEOAE, für die ein großer Abschnitt der Kochlea durch den breitspektralen Reiz simultan erregt wird.

Im tierexperimentellen Bereich kommt es durch eine kürzere Latenz sowie eine geringere Amplitude der TEOAE zu einer Überlagerung mit dem Stimulusartefakt, so daß man hier aus technischen Gründen auf die Ableitung der DPOAE angewiesen ist.

6 Zusammenfassung und Ausblick

Die wichtigste Aussage, die aus dem Vorliegen der OAE abgeleitet werden kann, ist die, daß der präneurale Anteil der Kochlea (und notwendigerweise auch die zwischen Kochlea und Gehörgang zwischengeschalteten Mittelohrstrukturen) normal funktionieren. Die OAE sind *frequenzspezifisch* und erlauben so eine selektive Aussage über relativ umschriebene Anteile der Kochlea. Kein anderer Test untersucht derart spezifisch die biomechanischen Vorgänge in der Kochlea und verbindet Schnelligkeit der

Methode, Objektivität, Empfindlichkeit, fehlende Invasivität und relative Frequenzselektivität so weitgehend miteinander (Kemp et al. 1990). Eine Schwellenbestimmung im Sinne des Tonaudiogrammes, welches unersetzlich bleibt, ist nicht möglich. Das fast ertaubte Ohr mit einer Hörschwelle von 100 dB HL zeigt ebenso keine OAE, wie das nur um 40 dB HL schwerhörige Ohr. *Nur Normalhörige oder minimal Schwerhörige haben OAE*. Otoakustische Emissionen stellen ein offensichtlich physiologisches Begleitphänomen eines völlig normalen Hörvermögens dar und besitzen keinerlei Krankheitswert, wenn man von den seltenen Fällen, in denen eine gewisse Korrelation zwischen SOAE und Tinnitus besteht, einmal absieht.

Als wichtigste **praktische Anwendung** stellt die Ableitung der evozierten otoakustischen Emissionen in Zukunft möglicherweise ein akzeptables **Screeningverfahren zur Früherkennung kindlicher Hörstörungen** dar. Es handelt sich hierbei um eine objektive, nicht invasive Methode, die ohne Sedierung unter Ausnützung des natürlichen, postprandialen Schlafes des Neugeborenen schon in den ersten Tagen postnatal zur Anwendung gelangen kann und nur wenige Minuten in Anspruch nimmt. Sie ist einfach in der Durchführung und bietet auch von der Apparatur her die Voraussetzungen für ein kostengünstiges Verfahren, so daß alle Neugeborenen ohne weiteres erfaßt werden könnten.

Weitere Indikationen zur Untersuchung der otoakustischen Emissionen ergeben sich möglicherweise in der Zukunft. Entsprechende klinische Studien haben erst begonnen. Genügende Erfahrungen, ebenso wie die technische Weiterentwicklung der Geräte sind die Voraussetzung dafür, daß die Messung der OAE möglicherweise in Zukunft in der Hand des Klinikers und Praktikers ein unverzichtbares Instrument zur Diagnostik von Innenohrerkrankungen (M. Menière, Ototoxizität, Hörsturz, Tinnitus) und deren genauerem Verständnis wird.

Literatur

Anderson SD, Kemp DT (1979) The evoked cochlear mechanical response in laboratory primates. Arch Otorhinolaryngol 224:47–54

Békésy G von (1960) Experiments in hearing. McGraw-Hill, New York

Bonfils P, Uziel A (1987) Recrutement et diplacousie – Conception physiopathologique actuelle. Ann Otolaryngol Chir Cervicofac 104:213–217

Bonfils P, Uziel A (1988) Evoked otoacoustic emissions in patients with acoustic neuromas. Am J Otol 9:412–417

Bonfils P, Uziel A, Pujol R (1987) Les Oto-Émissions Acoustiques I. Les oto-émissions provoquées: une nouvelle technique d'exploration fonctionnelle de la cochlée. Ann Otolaryngol Chir Cervicofac 104:353–360

Bonfils P, Bertrand Y, Uziel A (1988 a) Evoked otoacoustic emissions: Normative data and presbyacusis. Audiology 27:27–35

Bonfils P, Uziel A, Pujol R (1988 b) Evoked oto-acoustic emissions from adults and infants: Clinical applications. Acta Otolaryngol (Stockh) 105:445–449

Bonfils P, Avan P, François M, Marie P, Trotoux J, Narcy P (1990 a) Clinical significance of otoacoustic emissions: a perspective. Ear Hear 11 (No. 2):155–158

Bonfils P, Dumont A, Marie P, François M, Marcy P (1990 b) Evoked otoacoustic emissions in newborn hearing screening. Laryngoscope 100:186–189

Bray P, Kemp DT (1987) An advanced cochlear echo technique suitable for infant screening. Br J Audiol 21:191–204

Brownell WE (1983) Observations on a motile response in isolated outer hair cells. In: Webster WR, Aitken LM (eds) Mechanisms of hearing. Monash University Press, pp 5–10

Brownell WE (1984) Microscopic observation of cochlear hair cell motility. Scan Electron Microsc III:1401–1406

Brownell WE (1990) Outer hair cell electromotility and otoacoustic emissions. Ear Hear 11 (No. 2):82–92

Chouard CH, Sposetti R (1990) Contribution à l'Étude de l'Oreille Absolue. Ann Otolaryngol Chir Craniofac 107:371–376

Dallmayr C (1985) Spontane oto-akustische Emissionen: Statistik und Reaktion auf akustische Störtöne. Acustica 59:67–75

Dallos P (1989) Discussion session of cochlear mechanisms. In: Wilson JP, Kemp DT (eds) Cochlear mechanisms; structure, function and models. NATO ASI Series A. Plenum, New York, pp 269–298

Davis H (1983) An active process in cochlear mechanics. Hear Res 9:79–90

Downs MA (1978) Auditory screening. Otolaryngol Clin North Am 11:611–629

Evans EF (1975) Normal and abnormal functioning of the cochlear nerve. In: Bench RJ, Pye A, Pye JD (eds) Sound reception in mammals. Academic Press, London, pp 133–165

Evans EF, Wilson JP, Borerwe TA (1981) Animal models of tinnitus. Evered, Lawrenson (eds) Tinnitus. Ciba Fdn Sympos. Pitman, London, pp 108–138

Federspil P (1979) Antibiotikaschäden des Ohres. In: Herrmann A, Jakobi H (Hrsg) Hals-Nasen-Ohrenheilkunde, Bd 28. Barth, Leipzig, S 1–126

Flock A, Brestcher A, Weber K (1982) Immunohistochemical localization of several cytoskeletal proteins in inner ear sensory and supporting cells. Hear Res 7:75–89

Gerber SE, Jones BL, Costello JM (1977) Behavioral measures. In: Gerber S (ed) Audiometry in infancy. Grune & Stratton, New York, pp 85–97

Gold T (1948) Hearing II. The physical basis of the action of the cochlea. Proc R Soc Lond [Biol] 135:492–498

Guerit JM (1985) Applications of surface recorded potentials for the early diagnosis of hearing loss in neonates and premature infants. Acta Otolaryngol [Suppl] (Stockh) 421:68–76

Hauser R, Löhle E, Pedersen P (1989) Zur klinischen Anwendung Click-Evozierter Otoakustischer Emissionen an der Freiburger HNO-Klinik (1, 2, 3). Laryngol Rhinol Otol (Stuttg) 68:661–666

Helmholtz H (1870) Die Lehre von den Tonempfindungen, als physiologische Grundlage für die Theorie der Musik, 3. Ausg. Vieweg, Braunschweig

Horst JW, Wit HP, Ristma RJ (1983) Psychophysiological aspects of cochlear acoustic emissions. In: Klinke R, Hartman R (eds) Hearing – physiological bases and psychophysics. Springer, Berlin Heidelberg New York, pp 89–96

Johnsen NJ, Bagi P, Parbo J, Elberling C (1988) Evoked acoustic emissions from the human ear. IV. Final results in 100 neonates. Scand Audiol 17:27–34

Johnson NJ, Parbo J, Elberling C (1989) Evoked acoustic emissions from the human ear. Scand Audiol 18:59–62

Kemp DT (1978) Stimulated acoustic emissions from the human auditory system. J Acoust Soc Am 64:1386–1391

Kemp DT, Chum RA (1980) Observations on the generator-mechanism of stimulus frequency acoustic emissions – two-tone suppression. In: van den Brink G, Bilsen FA (eds) Psychophysical, physiological, and behavioral studies in hearing. Delft University Press, Delft, pp 34–42

Kemp DT, Bray P, Alexander L, Brown AM (1986) Acoustic emission cochleography – practical aspects. Scand Audiol [Suppl] 25:71–82

Kemp DT, Ryan S, Bray P (1990) A guide to the effective use of otoacoustic emissions. Ear Hear 11 (No. 2):93–105

Koch A (1986) Histocochleographische Untersuchungen zur Spätototoxizität neuerer Aminoglykosid-Antibiotika. Dissertation

Martin GK, Probst R, Lonsbury-Martin BL (1990) Otoacoustic emissions in human ears: Normative findings. Ear Hear 11 (No. 2):106–120

McFadden D, Plattsmier HS (1984) Aspirin abolishes spontaneous oto-acoustic emissions. J Acoust Soc Am 76:443–448

McFadden D, Plattsmier HS, Pasanen EG (1984) Aspirin-induced hearing loss as a model of sensorineural hearing loss. Hear Res 16:251–260

Norton SJ, Champlin CA, Mott JB (1986) Effect of intense sound exposure on spontaneous otoacoustic emissions. J Acoust Soc Am 79 [Suppl 1]:S 5

Norton SJ, Schmidt AR, Stover LJ (1990) Tinnitus and otoacoustic emissions: Is there a link? Ear Hear 11 (No. 2) 159–166

Penner MJ (1989) Aspirin abolishes tinnitus caused by spontaneous otoacoustic emissions. Arch Otolaryngol Head Surg 115:871–875

Plinkert PK, Sesterhenn G, Arold R, Zenner HP (1990) Evaluation of otoacoustic emissions in high-risk infants by using an easy and rapid objective auditory screening method. Eur Arch Otorhinolaryngol 247:356–360

Probst R (1990) Otoacoustic emissions: An overview. In: Pfaltz CR (ed) New aspects of cochlear mechanics and inner ear pathophysiology. Advances in Otorhinolaryngology, vol 44. Karger, Basel, pp 1–91

Probst R, Coats AC, Martin GK, Lonsbury-Martin BL (1986) Spontaneous, click-, and toneburst-evoked otoacoustic emissions from normal ears. Hear Res 21:261–275

Puel J-L, Bonfils P, Pujol R (1988) Selective attention modifies the active micromechanical properties of the cochlea. Brain Res 447:380–383

Rossi G, Solero P (1988) Evoked otoacoustic emissions (EOAE) and bone conduction stimulation. Acta Otolaryngol (Stockh) 105:591–594

Salonna I, Bartoli R, Longo G (1990) Evoked acoustic otoemissions: effects of atropine. Boll Soc Ital Biol Sper 66 (2):167–171

Spoendlin H (1971) Innervation densities of the cochlea. Acta Otolaryngol (Stockh) 73:235–248

Strickland AE, Burns EM, Tubis A (1985) Incidence of spontaneous otoacoustic emissions in children and infants. J Acoust Soc Am 78:931–935

Wit HP, Ritsma RJ (1980) Evoked acoustical responses from the human ear: Some experimental results. Hear Res 2:253–261
Wit HP, Langevoort JC, Ritsma RJ (1981) Frequency spectra of cochlear acoustic emissions (Kemp-echoes). J Acoust Soc Am 70:437–445
Zenner HP, Zimmermann U, Schmitt U (1985) Reversible contraction of isolated mammalian cochlear hair cells. Hearing Res 18:127–133
Zurek P (1981) Spontaneous narrowband acoustic signals emitted by human ears. J Acoust Soc Am 69:514–523
Zwicker E (1983) Delayed evoked oto-acoustic emissions and their suppression by Gaussian-shaped pressure impulses. Hear Res 11:359–371

Die vasomotorische Rhinopathie und ihre Behandlung

K. Paulsen

1 Begriffsbestimmung

Als Rhinitis vasomotorica bezeichnen wir eine Erkrankung der Nase, deren Hauptsymptom die behinderte Nasenatmung ist, hervorgerufen durch einen übermäßigen Füllungszustand der Gefäße im Schwellkörpergewebe besonders der unteren Muscheln.

Mit dem Terminus „vasomotorische Rhinopathie" ist die Erkrankung am treffendsten bezeichnet, weil es sich in jedem Fall um ein vasomotorisches Geschehen im Schwellkörpergewebe der Nase handelt, welche Ursache auch immer dazu führen mag. Entsprechend den therapeutischen Konsequenzen hat sich uns die Unterscheidung in eine allergische Form und in eine nichtallergische Form der vasomotorischen Rhinopathie bewährt.

Eine „allergische Rhinopathie" von einer „vasomotorischen Rhinopathie" abzugrenzen, also als eigenes Krankheitsbild hinzustellen, halten wir nicht für gerechtfertigt, weil es oft nicht möglich ist, eine saubere Trennung dieser Krankheitsbilder herbeizuführen.

HNO Praxis Heute 11
H. Ganz, W. Schätzle (Hrsg.)
© Springer-Verlag Berlin Heidelberg 1991

Andere Bezeichnungen der vasomotorischen Rhinopathie sind die hyperreflektorische Rhinopathie, die allergische Rhinopathie, die hyperplastische Rhinopathie, die Rhinitis hyperplastica, früher auch die Rhinitis hypertrophica, die Rhinitis oedematosa und die Rhinitis productiva.

Bezeichnungen wie hyperreflektorische Rhinopathie oder hyperplastische Rhinopathie kommt nicht mehr Wert als der einer beschreibenden Zusatzbezeichnung zu, die therapeutisch als besondere Form der vasomotorischen Rhinopathie berücksichtigt werden muß.

Reaktionsorgan der vasomotorischen Rhinopathie sind vor allem die Schwellkörper der Nase: besonders ausgeprägt an den unteren Muscheln, weniger an den mittleren Muscheln und am Tuberculum septi.

2 Klinik

2.1 Ursachen

Unter dem Bild der vasomotorischen Rhinopathie verbergen sich viele Ursachen. Eine häufige Ursache ist die **Allergie**, nach der grundsätzlich zu fahnden ist. Ursachen der nichtallergischen Form sind **unspezifische Reize:** physikalische (Kälte, Wärme), psychische, chemische (medikamentöse: etwa nach Einnahme von Rauwolfia-Präparaten, Aspirin), hormonelle, ganz besonders aber die besonderen Bedingungen der Raumluft: die trokkene Wärme. Gerade die modernen Maßnahmen zur Einsparung von Energie mit luftdichtschließenden Fenstern und Türen, der konstanten Zimmertemperatur, besonders auch die „klimatischen" Bedingungen in modernen Großraumbüros oder ähnlichen Arbeitsstätten der Industrie, zum Teil sogar mit Klimaanlage und Gebläse, haben die Häufigkeit der vasomotorischen Rhinopathie deutlich ansteigen lassen. Die einfachen Fenster, der Ofen in der Wohnzimmerecke – meist der einzige, der in einer Wohnung regelmäßig beheizt wurde – die feuchten, klammen Betten im Schlafzimmer waren der Nase sicher zuträglicher.

Die vasomotorische Rhinopathie ist eine der großen **Zivilisationskrankheiten** auf dem Gebiet der HNO-Heilkunde, wahrscheinlich sogar die verbreitetste.

2.2 Symptome

Im Vordergrund der Symptomatik steht die behinderte Nasenatmung, die sich besonders im Liegen zeigt. Typisch ist die Angabe des Patienten, daß er bei Einnahme der *Seitenlage* zunehmend behindert wird in der Atmung der gleichen Seite, während die andere Nasenseite zunehmend freier wird. Häufig wird die Nasenatmung auf dem Rücken liegend freier empfunden. Der Venendruck an der engsten Stelle der Nase, im Muschelkopfbereich, ist nämlich dann geringer als bei Seitenlage. Die Beschwerden sind wesentlich häufiger in Innenräumen als im Freien. Körperliche Bewegung und frische Luft fördern die freie Nasenatmung, *Sitzen* und *trockene warme Luft* fördern die Behinderung.

Weitere Klagen der Patienten sind *Niesanfälle* mit wäßriger Sekretion. Oft treten solche Anfälle nach dem Aufstehen auf, bei Allergikern nach Kontakt des Allergens unverhofft während des Tages. Aber auch äußere Reize oder psychische Störungen können diese Symptomatik hervorrufen.

2.3 Diagnostik

Vordere Rhinoskopie: Der Kopf der unteren Muschel ist entsprechend dem augenblicklichen Füllungsgrad des Schwellkörpers mehr oder weniger verdickt, glänzend und von unterschiedlicher livider Verfärbung. Je livider die Schleimhaut imponiert, um so eher ist mit einer allergischen Genese der vasomotorischen Rhinopathie zu rechnen. Das Nasenlumen ist eng.
Hintere Rhinoskopie: Auch die *hinteren Enden* der Muscheln können entsprechend verändert sein. Das gilt nicht nur, wie vielfach angenommen wird, für die untere Muschel. Auch die hinteren Enden der in ihrer Länge kaum kürzeren mittleren Muscheln können erheblich verdickt sein und müssen in das Therapiekonzept einbezogen werden. Die „hinteren Enden" der Muscheln sind aber sicher weniger Ursache der Nasenatmungsbehinderung im Rahmen der vasomotorischen Rhinopathie als der Kopf der unteren Muschel, der im Naseneingang die Engstelle der Nase bildet, und ihr vorderes Drittel. Hin und wieder beobachtet man glasiges, zum Teil relativ flüssiges *Sekret* in der Nase.

Der nächste diagnostische Schritt ist die **Endoskopie der Nasenhaupthöhle**, um eine sichere Beurteilung der endonasalen Strukturen, soweit sie mit dem Endoskop zugängig sind, herbeizuführen. Dazu werden abschwellende *Nasentropfen* (Olynth, Otriven, Nasivin, Farial u. a.) mit Pantocain 1%ig vermischt (1:1) in die Nase gesprüht, um die Schwellkörper abzuschwellen und die Schleimhaut für die Endoskopie hinreichend zu anästhesieren. Pro Nasenseite reichen 1–2 Tropfen der Lösung aus.

Nach 10 Minuten kann der Patient endoskopiert werden. Als Endoskope sind **starre Instrumente** mit einer Winkeloptik von 25 Grad oder 30 Grad und 70 Grad geeignet. Optiken mit 0 Grad und 120 Grad sind entbehrlich. Endoskope mit 4 mm Lumenweite bieten ein größeres und brillianteres Bild als die schmalen 2,7 mm messenden Optiken, die für die Beurteilung der Nasengänge (unterer und mittlerer Nasengang) aber oft geeigneter sind. Das **flexible Endoskop** ist wegen der schlechteren Bildauflösung weniger zu empfehlen, kommt aber immer dann zum Einsatz, wenn ein gerader Weg in der Nasenhaupthöhle für die starren Instrumente nicht gegeben ist.

Unmittelbar vor der Endoskopie ist der Patient zu befragen, ob sich die Nasenatmung verändert hat. Eine Verbesserung weist immer auf eine vasomotorische Rhinopathie hin: Nur der Schwellkörper verkleinert sich nach Gabe von abschwellenden Nasentropfen, Veränderungen etwa am Septum bleiben unberührt.

Die *Endoskopie* ist möglichst *im Liegen* vorzunehmen. Der Patient ist dabei entspannter, das „Absehen" der nasalen Strukturen leichter. Zu achten ist auf pathologische Sekrete, Gewebsveränderungen (etwa polypöse oder hyperplastische Schleimhaut), Abweichungen des Stützgerüstes am Septum (Deviationen, Leisten, Sporne) oder der Muscheln (bullöse Auftreibungen der mittleren Muschel).

Pathologische Sekrete können Ausdruck einer chronischen Sinusitis sein, die auf Dauer zu einer vasomotorischen Rhinopathie geführt hat. Erforderlich wird dann ein Computertomogramm in koronarer und transversaler Schichtung. Konventionelle Röntgenübersichtsaufnahmen der Nase und der Nasennebenhöhlen ebenso wie eine sonographische Untersuchung der Kieferhöhlen und evtl. der Stirnhöhlen haben weniger Aussagekraft.

Auf die Beschreibung seltener Ursachen, die zu einer vasomotorischen Rhinopathie führen können (nasale oder retronasale Tumoren, einseitige Choanalatresie u. a.) wird verzichtet.

2.4 Therapie

Sie sollte möglichst kausal erfolgen, wird aber meist nur symptomatisch durchführbar sein.

Ursächlich lassen sich viele allergisch bedingte vasomotorische Rhinopathien behandeln. Jedem auch nur geringen Verdacht auf eine allergisch verursachte vasomotorische Rhinopathie muß eine eingehende Allergiediagnostik folgen.

Die Elimination bzw. das Meiden der die Allergie verursachenden Stoffe führt schnell zur Heilung. Die meisten Allergene sind jedoch ubiquitär, der Allergiker kann ihnen nicht ausweichen. Diese Patienten werden hyposensibilisiert, wobei das bekannte Allergen in immer höherer Dosierung dem Organismus über Wochen und Monate zugeführt wird.

Bei der **saisonalen Allergie** (Heuschnupfen) wird damit ein hoher Erfolgsgrad erreicht. Die Allergene – Pollen von Gräsern, Blumen oder

Bäumen – sind in der Regel als auslösende Ursache leicht zu identifizieren und, da oft nur ein bestimmtes Allergen zum Heuschnupfen führt, auch gut zu hyposensibilisieren.

Enttäuschend ist dagegen die Hyposensibilisierung der **perennialen Allergie.** Hier wird nicht selten über Monate oder sogar Jahre hyposensibilisiert. Eine wesentliche Besserung der Erkrankung läßt sich damit aber oft nicht erreichen, wahrscheinlich weil durch die Testung nicht alle, sondern nur einzelne Allergene erkannt wurden. Eine Hyposensibilisierung, die innerhalb eines halben Jahres nicht zum Erfolg führt, sollte abgebrochen werden.

Auch die Behandlung der **nicht allergisch bedingten vasomotorischen Rhinopathie** besteht zunächst einmal in dem Versuch, auslösende Noxen wie Alkohol, Luftverschmutzung, chemische Stoffe (Medikamente wie Rauwolfia-Präparate oder den Abusus von abschwellenden Nasentropfen – Privinismus) zu meiden.

Die **symptomatische Behandlung** ist die weitaus häufigere Therapie. Im Vordergrund stehen bei den allergisch verursachten Rhinopathien die Antihistaminika (Teldane, Tavegil, Fenestil u. a.) auch in Kombination mit Kortikosteroiden (Celestamine). Ohne die bekannten Nebenwirkungen wie Müdigkeit (Verkehrssicherheit!), Mundtrockenheit sind lokal wirksame Medikamente wie Beconase, Pulmicort (Kortikoide) oder Lomupren und Intal (Cromoglicinsäure).

Bewährt hat sich uns Beconase Dosierspray, das auch in niedriger Dosierung einmal täglich oder jeden 2. Tag über mehrere Monate genommen werden kann. Der Patient beginnt mit täglich 4 Sprühstößen in jedes Nasenloch 10 Tage lang, dann Woche um Woche um je einen Sprühstoß täglich weniger und kann oft zeitweise ohne das Medikament schließlich auskommen. Besonders geeignet erwies sich Beconase beim Privinismus, der auf diese Weise behoben werden kann. Läßt sich eine wesentliche Besserung der Beschwerden unter einer Medikation von 3 Sprühstößen pro Tag nicht erreichen, so ist die Medikation abzusetzen und ein operativer Eingriff zu empfehlen.

Für die kurzdauernde (höchstens 4–6 Wochen) saisonale allergisch bedingte vasomotorische Rhinopathie eignen sich cromoglicinsäurehaltige Medikamente, die eine schnelle Linderung des Fließschnupfens, des Niesreizes und der verstopften Nasenatmung herbeiführen. Auf die Dauer sind diese Medikamente jedoch zu teuer.

Milde, nur temporär für wenige Stunden auftretende Nasenatmungsbehinderungen werden vom Patienten häufig selbst mit den verschiedensten Therapien angegangen: So sollen regelmäßige Nasenduschen oder -spülungen mit Salzwasser ausreichende Erleichterung bringen. Andere

Patienten verwenden homöopathische Mittel oder bestimmte Öle für die Nase. Wir haben damit keine Erfahrung. Mit Zunahme der Beschwerden helfen diese Verfahren oder Medikamente nicht mehr und der Patient sucht den HNO-Arzt auf.

Zusammenfassend gilt für den Einsatz der konservativen Therapie: Eine regelmäßige Behandlung mit Medikamenten sollte möglichst nach 3–4 Monaten abgeschlossen sein und nur verlängert werden, wenn die Medikamente nur unregelmäßig eingesetzt werden müssen, zumindest aber mehrwöchentliche Pausen dazwischen liegen. Bei über einen solchen Zeitraum hinaus persistierenden Beschwerden sollte eine operative Behandlung empfohlen werden.

Eine wichtige *Indikation zu einem operativen Eingriff* ist das Verlangen des Patienten, wieder eine freie Nasenatmung zu erhalten, und seine Angabe, daß er mit dem Zustand, der durch die Medikamente nur teilweise gebessert wurde, nicht zufrieden ist. Eine operative Behandlung sollte auch bei der allergisch bedingten vasomotorischen Rhinopathie erfolgen, wenn die Hyposensibilisierung die Beschwerden nicht ausreichend gebessert hat.

3 Operative Therapie

Wir unterscheiden:

1. Schleimhauttouchierung
2. Elektrokaustik der Muscheln
3. Muschelresektion
4. Submuköse Operationsmethoden

3.1 Die Schleimhauttouchierung

Die Schleimhauttouchierung mit Ätzmitteln (Chromsäureperle, Argentumnitricumperle, Trichloressigsäure) ist unter die chirurgischen Verfahren einzuordnen, da sie zu histologischen Veränderungen der Nasenschleimhaut und der darunterliegenden Gewebe führt. Früher wurde diese Methodik häufig in der Praxis durchgeführt.

Dabei wird die Schleimhaut strichweise touchiert besonders in dem Bereich, der geschwollen und damit verändert erscheint, d. h. der Kopf und die seitlichen Anteile der unteren Muschel, weniger der mittleren Muschel. Die Touchierung führte in der Regel zu mehr oder weniger starken Nekrosen der Schleimhaut und damit zur *Schädigung des* für die Funktion der Nase so wichtigen *Flimmerepithels*. Es ließ sich oft nicht vermeiden, daß die Ätzmittel auch die gegenüberliegende Septumschleimhaut erfaßten, so daß *Synechien* nach einer solchen Behandlung nicht selten waren. Nur bei längerdauernden, wiederholten Touchierungen konnte auch das Erfolgsorgan, der Schwellkörper, durch die Touchierung erreicht und behandelt werden. Aber auch dieser Bereich wurde nur oberflächlich tangiert.

Heute ist diese Behandlung *obsolet* und sollte nicht mehr durchgeführt werden, da es wesentlich bessere Behandlungsmöglichkeiten gibt, die gerade den Schleimhautbereich der Nase schonen und auf die Dauer auch zu wesentlich besseren Ergebnissen führen.

3.2 Die Elektrokaustik der Muscheln

Diese Methode ist seit Jahren in Klinik und Praxis bekannt und wird auch heute noch häufig durchgeführt. Sie wird in den modernen Lehrbüchern auch immer wieder empfohlen (zuletzt von Arnold u. Ganzer 1990).

Die Methode besteht darin, mit einer über die Länge isolierten Nadel von etwa 8 cm, deren Spitze auf etwa 1 cm blank ist, die Muschel vom Kopf her bis zum Ende zu durchstechen, den Strom einzuschalten und über die Länge der Muschel langsam wieder nach vorn bis in den Schleimhautbereich zurückzuziehen. Dabei entsteht eine *Verbrennungszone* im Schwellkörper, die später zu einer narbigen Verkleinerung des Schwellkörpers führt. Die Nadel wird mindestens an 3 verschiedenen Stellen eingeführt, so daß mehrere Stichkoagulationen nebeneinanderliegen. Die Nadel ist so weit zurückzuziehen, daß die Schleimhaut im Einstichpunkt verbrannt wird, um Blutungen zu verhindern. Die Nadel sollte den Knochen gerade nicht erreichen (das Periost), ebensowenig die Schleimhaut der Muschel, muß sich aber oft beim Vorschieben am Knochen orientieren.

Die Einstichpunkte liegen vorwiegend auf der medialen Seite der unteren Muschel, da der Schwellkörper dieser Muschel lateral deutlich geringer entwickelt ist.

Während die untere Muschel mit Hilfe der Stichkoagulation relativ einfach zu behandeln ist, besteht bei der Behandlung der verdickten *mittleren Muschel* die Schwierigkeit, den Schwellkörper überhaupt ausreichend zu erfassen, da der Schwellkörper auf der mittleren Muschel unterschiedlich lokalisiert ist. Die mittlere Muschel kann zum Teil erheblich bullös verändert sein, wobei die bullösen Bereiche nicht nur im hinteren Teil, sondern ebenso im vorderen oder im mittleren liegen können. Die Behandlung der mittleren Muscheln mit der Stichkoagulation kann also sehr schwierig sein, eventuell nur ungenügend oder gar nicht gelingen.

Die Koagulationsbehandlung des *Tuberculum septi* ist praktisch unmöglich, da seine Schwellkörperanteile relativ flach sind und auf dem Knochen bzw. Knorpel liegen, der besonders stark gewölbt ist. Es gelingt mit der Nadel nicht, eine Stichkoagulation wie etwa an der unteren Muschel durchzuführen.

Die *Domäne* der Stichkoagulation ist daher die *untere Muschel*, die zweifellos auch in der Regel die größten Schwellungserscheinungen zeigt und hier besonders wiederum im Kopfbereich. Dennoch ist die Methode nicht als besonders effektiv anzusehen.

Auch wir haben diese Methode früher propagiert (Paulsen 1964). Die Komplikationsrate ist minimal, die Synechiegefahr außerordentlich gering und praktisch zu vernachlässigen. Der Effekt der Stichkoagulation in den ersten Wochen ist nicht selten als günstig bis sehr günstig anzusprechen. Er läßt aber bald und zunehmend in den nächsten Monaten nach, so daß etwa 70% aller Patienten nach 6 Monaten wieder mehr oder weniger starke Beschwerden haben und fast 90% aller Patienten nach etwa 18 Monaten nicht mehr ausreichend durch die Nase atmen können. Der Schwellungszustand der Muscheln hat sich also wieder erheblich verschlechtert. Die Methode ist daher nur sehr eingeschränkt zu empfehlen.

Die Stichkoagulation ist zu empfehlen für Patienten, deren untere Muschel nur gering geschwollen ist, die also nur geringe Nasenatmungsbehinderungen äußern. Dabei ist zu bedenken, daß diese Patienten oft ausreichend medikamentös zufriedengestellt werden können und andernfalls mit den submukösen Methoden sicher dauerhafter behandelt werden.

3.3 Die Muschelresektion

Die Muschelresektion war früher diejenige Methode, die am sichersten zur Wiederherstellung der Nasenatmung führte. Die Muschelresektion wird über die ganze Länge der Muschel ausgeführt, über Teile der Muschel oder nur im Bereich des Kopfes oder des hinteren Endes. Auch die Entfernung des hinteren Endes ist nichts anderes als eine Muschelresektion.

Eine wichtige *Indikation* für die Muschelresektion ist die Behandlung von **hyperplastischen Veränderungen** auf der Muschel. Hyperplastische Veränderungen müssen immer abgetragen werden, wenn sie die Nasenatmung behindern. Andere Behandlungskonzepte zur Entfernung dieser hyperplastischen Gewebeanteile sind nicht bekannt.

Eine lediglich durch Vergrößerung des Schwellkörpers mehr oder weniger stark verdickte untere oder mittlere Muschel sollte mit Hilfe der Muschelresektion allerdings nicht behandelt werden. Mit Entfernung des Schwellkörpers wird bei der Resektion auch immer ein großer Teil der bedeckenden Schleimhaut entfernt und ein Teil des knöchernen Gerüstes. Schultz-Coulon (1990) hat zwar festgestellt, daß nach Ausheilung der Wundbereiche nach Behandlung durch Muschelresektion eine respiratorische Schleimhaut mit Flimmerepithel die ehemaligen Wundflächen bedeckt, die Nase wird aber in vielen Fällen doch so weit, daß der Patient eine mehr oder weniger stark „trockene Nase" empfindet.

Abgesehen davon, daß es auch nicht notwendig ist, große Teile der Muschel zu entfernen, bereitet nach einer Muschelresektion die **Nachbehandlung** erhebliche Schwierigkeiten. Durch die große Wundfläche werden zahlreiche Gefäße eröffnet, weshalb zunächst tamponiert werden muß. Die Tamponade muß relativ lange – mindestens 3 Tage – liegenbleiben. Die Entfernung der Tamponade führt nicht selten zu erneuten *Blutungen*, die besonders im hinteren Anteil der Nase nur durch eine erneute Tamponade zu behandeln sind.

Immer kommt es hinterher zu erheblicher *Borkenbildung*, bis sich die Schleimhaut erneuert hat. Auch die Borkenentfernung kann wieder zu erneuten Blutungen führen. Es resultiert also eine lange Nachbehandlung mit erheblich behinderter Nasenatmung, die auch mit Hilfe von weichen Nasensalben oder Nasenspülungen nur unzureichend verkürzt werden kann.

Im Vergleich zu den heute modernen submukösen Methoden bietet die klassische Muschelresektion, ganz oder teilweise, weder hinsichtlich der Dauer des Eingriffes noch der Nachbehandlung noch hinsichtlich des Erfolges Vorteile, sondern im wesentlichen nur *Nachteile*. Diese Methode sollte daher heute nur noch denjenigen Veränderungen vorbehalten sein, die wegen einer Gewebevermehrung (hyperplastische Rhinopathie etwa), besonders auch im Bereich des hinteren Endes, auf andere Weise nicht zu behandeln sind.

Ausnahmen bestätigen die Regel! Mehrfach nach den modernen submukösen Verfahren behandelte untere Muscheln können zuweilen so schnell immer wieder in den alten Schwellzustand zurückfallen, daß in diesen Fällen eine Resektion einseitig oder beidseitig über die ganze Länge der Muschel notwendig werden kann. In den letzten 15 Jahren mußten wir in 4 solchen Fällen diesen Eingriff vornehmen, davon einmal einseitig.

3.4 Submuköse Methoden

Die submukösen Methoden sind heute die schonendsten und auf Dauer erfolgreichsten Methoden zur Behandlung der vasomotorischen Rhinopathie. Die im folgenden zu besprechenden Methoden sind zwar in ihrer Art sicher originär, es muß jedoch darauf hingewiesen werden, daß bereits Anfang dieses Jahrhunderts sehr ähnliche Methoden im deutschen und auch im englischen Schrifttum ausführlich beschrieben und natürlich auch oft geübt wurden (Vogel 1926). Erstaunlicherweise sind diese Methoden besonders in den 20er und 30er Jahren wieder in Vergessenheit geraten und erst in den 60er und 70er Jahren neuentdeckt und weiterentwickelt worden.

Einer der ersten Autoren war Legler (1970). Er beschrieb die sog. **Lateroposition,** wobei der Kopf der unteren Muschel eingeschnitten, der Knochen am Ansatz der Muschel mobilisiert und zum Teil sogar reseziert wird, so daß nach der Freilegung des Knochens dieser in eine laterale Position verbracht werden kann (Abb. 1). Bei der Präparation des Knochens kommt es zu einer mehr oder weniger starken Traumatisierung des Schwellkörpers und damit zu einer Verkleinerung des bei der vasomotorischen Rhinopathie die Nasenatmung besonders behindernden großen Kopfes der unteren Muschel.

Ein ähnliches Verfahren hatte bereits Gray (1965) angegeben, der ebenfalls entlang der Umschlagsfalte im vorderen Anteil der unteren Muschel einschneidet, den Knochen präpariert, diesen dann jedoch reseziert (Abb. 2). Auch hier steht im Vordergrund die Verkleinerung des Muschelkopfes durch die Traumatisierung des Schwellgewebes, das sich dann nicht einmal mehr an den Knochen anlehnen kann, sondern sich noch weiter zusammenzieht. Die Methode von Gray wird besonders von Lenders u. Pirsig (1990a) noch heute bevorzugt. *Nachteil* der Methode ist die Beschränkung der Operation auf den Kopf der unteren Muschel. Gerade die vasomotorische Rhinopathie ist aber in ihrer Ausprägung vielgestaltig. Ohne Behandlung der mittleren Muschel, der hinteren Enden der mittleren und unteren Muscheln und manchmal auch der unteren und mittleren Muscheln in ihrer ganzen Ausdehnung und des Schwellkörpers am Tuberculum septi lassen sich länger anhaltende Besserungen nicht erzielen.

Sicher ist in den meisten Fällen der Kopf der unteren Muschel besonders betroffen, sicher liegen die Beschwerden der vasomotorischen Rhinopathie auch besonders in diesem Engstellenbereich der Nase. Wir mußten aber auch Patienten nachoperieren, bei denen Kopf und vorderes Drittel der unteren Muschel nach dem 1. Eingriff zwar wesentlich und ausreichend verkleinert waren, die aber erst zufriedenstellend nach Abtragung der hinteren Enden oder Behandlung der mittleren Muschel oder des Tuberculum septi atmen konnten. Die von Lenders u. Pirsig (1990b) vorgestellte akustische Rhinomanometrie zeigt in keinem Fall atembehindernde Engen im hinteren Anteil der Nase. Möglicherweise waren in ihrem Krankengut solche Patienten nicht behandelt worden. Nur den Kopf der unteren Muschel zu therapieren ist aber sicher in manchen Fällen nicht ausreichend.

Etwas weitergehend ist die Methode von Tolsdorff (1981), der den gesamten knöchernen Anteil der Muschel präpariert und hier den größten Teil des Knochens entfernt (Abb. 3). Auch hier stehen die Traumatisierung

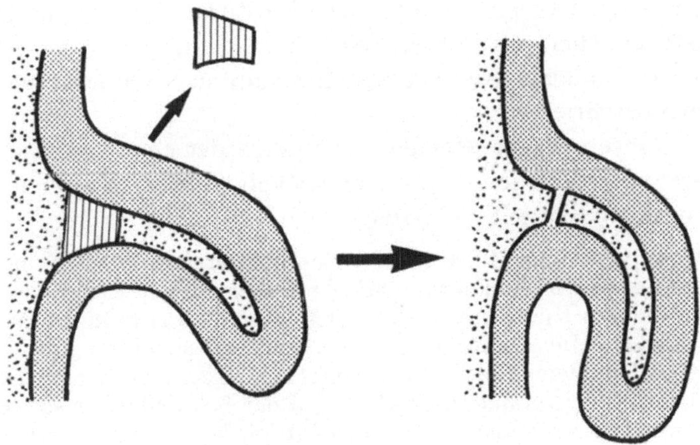

Abb. 1. Lateroposition nach Legler. (Aus Tolsdorff 1981)

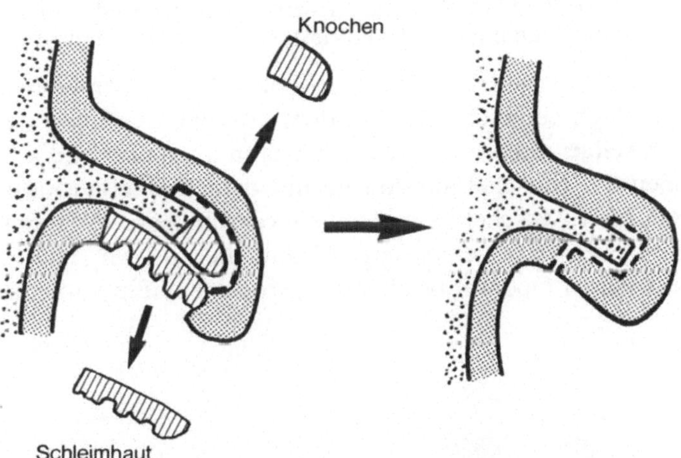

Abb. 2. Turbinoplastik nach Gray. (Aus Tolsdorff 1981)

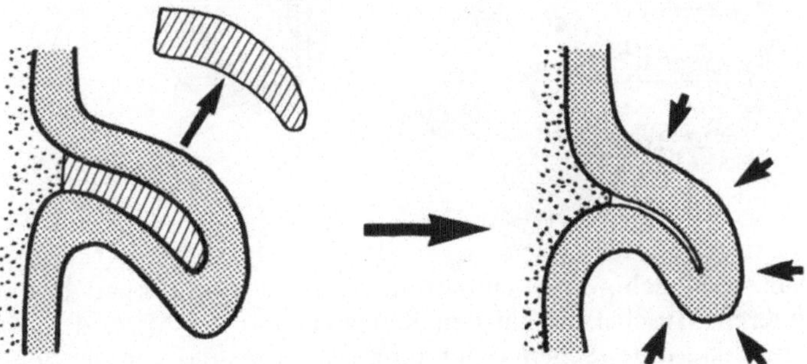

Abb. 3. Subperiostale Konchektomie nach Tolsdorff. (Aus Tolsdorff 1981)

des Schwellkörpers und die narbige Zusammenziehung nach Entfernung des Knochens im Vordergrund.

In ähnlicher Weise haben Hildmann u. Schmoldt (1985) die **Konchotomie** beschrieben.

Unsere **eigene Methode** ist ähnlich der eben beschriebenen und ohne Kenntnis der alten Autoren entwickelt worden. Wir üben unsere Methode routinemäßig seit 1975 aus.

Unser Verfahren: Mit einem 15er Neurochirurgiemesser schneiden wir vom Ansatz des Kopfes der unteren Muschel (Abb. 4) entlang der Umschlagsfalte der Muschel bis auf den Knochen ein, wobei der Schnitt bis etwa in den mittleren Anteil der Muschel geführt wird. Mit dem Messer wird stichförmig das Schwellgewebe im Kopf der unteren Muschel lateral und medial des Knochens eingeschnitten und mit einem Konchapräparator (Abb. 5, 6) der Schwellkörper so weit vom Knochen gelöst bzw. mobilisiert, wie es den Erfordernissen angemessen erscheint. In seltenen Fällen wird fast bis in das hintere Ende präpariert. In den meisten Fällen genügt es, lediglich das Schwellgewebe der vorderen Hälfte der Muschel, oft sogar nur das vordere Drittel zu mobilisieren. Anschließend wird die Muschel mit dem Killian-Spekulum lateral-frakturiert. Damit ist der Eingriff beendet.

In anderen Fällen – bei sehr großem Kopf der Muschel – muß dieser mehrfach eingeschnitten werden, um eine ausreichende Vernarbung des Schwellgewebes zu erreichen. Es kann auch notwendig werden, den Knochen der Muschel am Ansatz mit dem Meißel zu mobilisieren, um den Kopf der Muschel zusätzlich stärker zur Seite verlagern zu können. Wir verwenden dazu einen sog. Minimeißel, da wir auch die Konchotomie unter dem Operationsmikroskop routinemäßig vornehmen (Abb. 7).

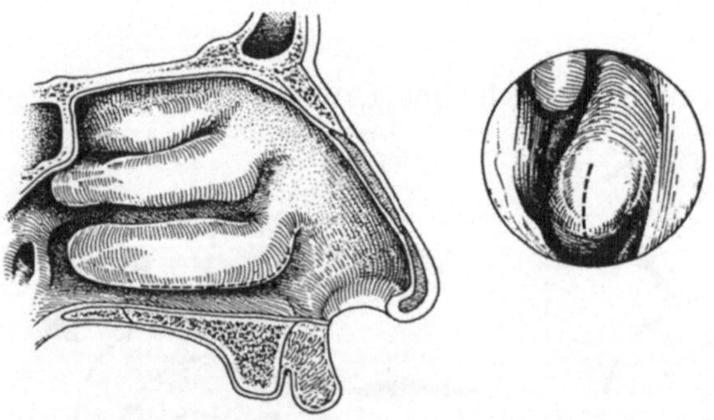

Abb. 4. Konchotomie. Durchtrennen des Schwellkörpers beginnend am Kopf der unteren Muschel bis auf den Knochen und zur Mitte der Muschel entlang der Umschlagsfalte (Schemazeichnung von vorn und von der Seite)

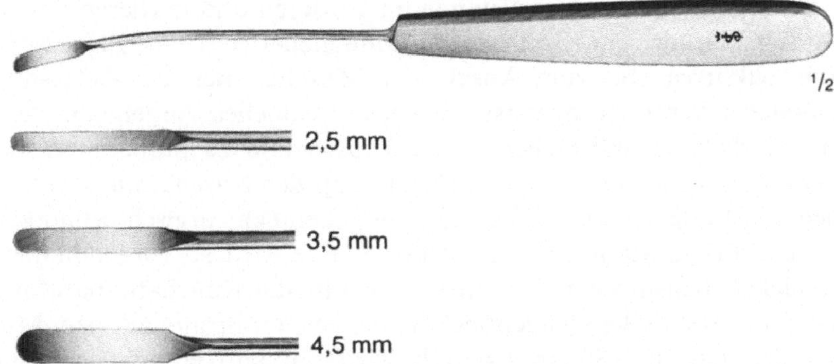

Abb. 5. Paulsen Konchapräparatoren gebogen 210 mm in 3 Größen (Aesculap)

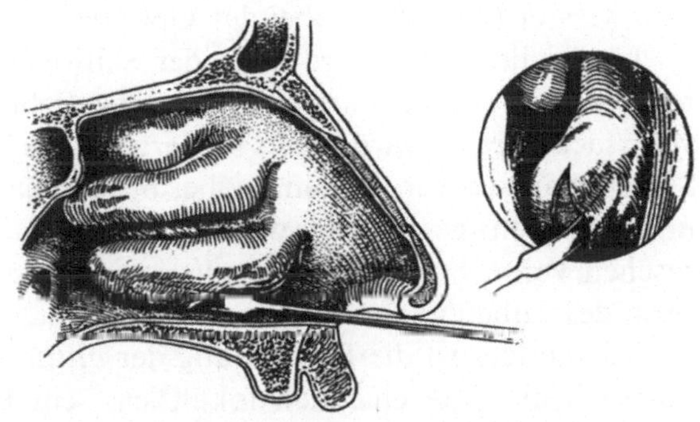

Abb. 6. Konchotomie. Einführen des Konchapräparators und Präparation des Schwellkörpers zunächst auf der medialen Muschelseite mit Mobilisation des Gewebes vom Knochen, danach in gleicher Weise lateral (Schemazeichnung von vorn und von der Seite)

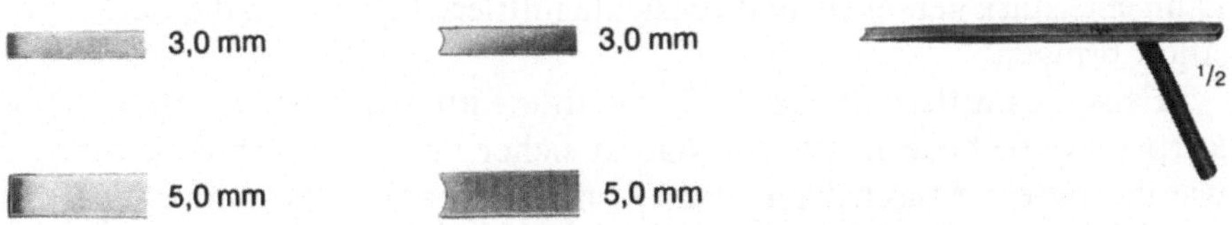

Abb. 7. Paulsen Osteotome mit Griff 80 mm (Minimeißel) hohl und gerade in 2 Größen (Aesculap)

Stärkere Schwellungszustände im vorderen und mittleren Bereich der Muschel hinter dem Kopf erfordern möglicherweise eine Präparation des Schwellkörpers bis zum Ansatz der Muschel. Bei der Vielgestaltigkeit möglicher Veränderungen ist ein sehr individuelles Vorgehen in der Regel erforderlich. Grundsätzlich ist die Muschel so zu präparieren, daß die Veränderungen, die zu einer Behinderung der Nasenatmung geführt haben, am Ende des Eingriffes auch weitgehend chirurgisch behandelt sind.

Die Präparation auf der lateralen Seite wird so vorgenommen, daß zunächst ebenso wie auf der medialen Seite der Konchapräparator eingesetzt und erst in dem Augenblick, in dem er Berührung mit dem Muschelknochen hat, um 180 Grad gedreht wird, um dann entlang dem Knochen in die Tiefe zu präparieren (Abb. 6b).

Veränderungen im letzten Drittel oder sogar im Bereich der hinteren Enden erfordern entweder eine Muschelteilresektion, um das hintere Ende zu entfernen, mit der Schlinge oder der Schere, oder eine Behandlung mit dem Messer (Abb. 8), wobei das Gewebe in Streifen eingeschnitten wird.

In gleicher Weise wird auch der Schwellkörper des *Tuberculum septi* behandelt, wenn er stark verdickt eine Behinderung der Nasenatmung verursacht. Hier wird eine Felderung des Schwellkörpers durch die Schleimhaut vorgenommen, wobei bis auf das Stützgerüst (den Knorpel und Knochen) geschnitten wird. In diesen Fällen kommt es zu einer sehr raschen Vernarbung und damit Verkleinerung des Schwellkörpers im Bereich des Tuberculum septi.

Schwieriger ist die Behandlung der *mittleren Muschel,* deren Schwellkörper sehr unterschiedlich lokalisiert sein kann. Gerade die bullösen Formen der mittleren Muschel sind schwer zu behandeln. In diesen Fällen sollte auf der lateralen Seite durch Entfernung dünner knöcherner Anteile die Muschel verschmälert werden (Abb. 9). Wir schneiden mit dem Messer vor und trennen das mobilisierte Gewebe schließlich mit der Schere ab. Der mediale Anteil der mittleren Muschel, der zum Teil mit Riechschleimhaut bedeckt ist, sollte immer erhalten bleiben. Lediglich eine mehr oder weniger ausgeprägte Lateralfrakturierung mit dem Killian-Spekulum kann eine stark gebogene und verdickte mittlere Muschel in die Lateralposition bringen.

Falls die mittlere Muschel wie die untere im wesentlichen mit Schwellkörpergewebe bedeckt ist, und das ist sicher nur selten der Fall, wird sie wie die untere Muschel mit dem Konchapräparator behandelt und mit dem Messer vorher entsprechend eingeschnitten.

Bei der Präparation der mittleren Muschel ist daran zu denken, daß das hintere Ende der mittleren Muschel evtl. auch ganz erheblich verdickt sein kann und entsprechend chirurgisch behandelt werden muß in derselben Weise, wie wir weiter oben mit der unteren Muschel verfahren haben.

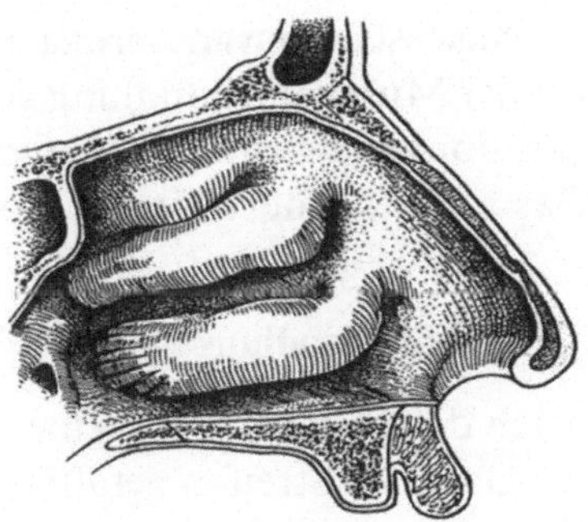

Abb. 8. Konchotomie eines vergrößerten hinteren Endes der unteren Muschel mittels parallelen Einschnitten

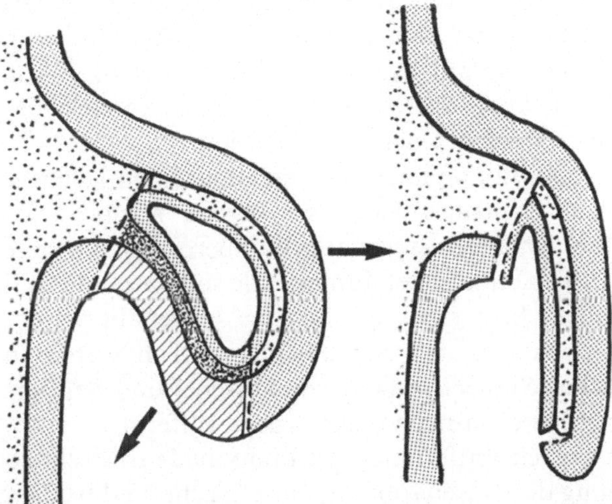

Abb. 9. Bulla-Resektion nach Masing. (Aus Tolsdorff 1981)

Während der Präparation einer Muschel blutet es meistens nicht unerheblich, so daß die Sicht nicht ausreichend ist. Bei der Präparation des hinteren Drittels muß man daher manchmal einige Minuten warten, um eine ausreichend sichere Sicht zu erhalten.

Grundsätzlich führen wir diesen Eingriff wie alle endonasalen Eingriffe unter dem *Operationsmikroskop* durch. Auf diese Weise läßt sich sehr sicher präparieren, da das Licht gut zentriert ist und auch in den hinteren Nasenabschnitten unter dem Mikroskop gute Arbeitsbedingungen gegeben sind.

Nasenscheidewandveränderungen, die der Korrektur bedürfen, werden *vor* der Muschelbehandlung gerichtet, um später einen ausreichenden Präparationsspielraum für die Operation an den Muscheln zu gewährleisten. Das gilt besonders für den hinteren Abschnitt.

3.5 Nachbehandlung

Nach dem Eingriff wird eine Tamponade im *Gummifingerling* gelegt, wobei Gaze, zu Streifen gefaltet, oder Schaumstoff verwendet werden kann. Diese Gummifingerlinge müssen selbstverständlich armiert sein, damit sie nicht in den Nasenrachen rutschen und im Aufwachraum durch Verlegung der Atemwege zu lebensgefährlichen Komplikationen führen können.

Entweder benutzen wir den Doppelfingerling, der über dem Nasensteg mit der anderen Seite gesichert ist, oder armierte Gummifingerlinge, in denen der Schaumstoff mit dem Gummifingerling vernäht ist und deren Armierung auf der Wange befestigt wird. Wenn beide Nasenseiten mit dieser Art Fingerlingen besetzt sind, können die Armierungen auch über dem Nasensteg verknotet werden.

Die Tamponade sollte maximal einen Tag liegenbleiben. Bei empfindlichen Patienten kann sie bereits nach 6 Stunden gezogen werden. *Nachblutungen* sind danach außerordentlich selten.

Vor Einlage der Tamponade sollten zunächst dann *Splints* (Kunststofffolien) beiderseits am Septum eingenäht werden, wenn auch operative Maßnahmen am Septum erforderlich waren. Auf diese Weise werden sicher *Synechien* zwischen Muschel und Septum verhindert. Die Splints werden etwa nach einer Woche entfernt.

Nach Entfernung der Tamponade tritt sehr schnell eine erneute Verlegung der Nasenatmung auf. Ursache sind weniger die Gewebsschwellung als *Fibrinausgüsse*, die sich besonders im vorderen und mittleren Anteil der Nase bilden. Von einer Entfernung ist dringend abzuraten, da solche Manipulationen zu sofortigen Blutungen führen. Das natürliche Verschwinden dieser Ausgüsse nach 2–5 Tagen muß immer abgewartet werden.

Sobald eine auch nur geringe Nasenatmung wieder möglich ist, beginnt die Behandlung mit weicher Nasensalbe. Die weiche Nasensalbe (ohne Menthol!) sollte reichlich über den Tag verteilt appliziert werden. Ausschneuzen ist für 2 Wochen verboten. Die Ausschneuztechnik eines Patienten kann sehr unterschiedlich sein. Das Abreißen größerer Borken beim Ausschneuzen aus der Nase kann erneut zu Blutungen führen, so daß eine neue Tamponade notwendig wird.

Die Krankenhaus-Verweildauer liegt zwischen 3 und 5 Tagen. Die **Arbeitsunfähigkeit** beträgt etwa 2 Wochen, ist aber auf das Befinden des Patienten abzustimmen.

3.6 Komplikationen

Diese sind in erster Linie *Nachblutungen*, die entweder unmittelbar nach dem operativen Eingriff auftreten und mit einer festeren Tamponade leicht zu beheben sind, oder die sehr seltenen Nachblutungen nach der Tamponadeentfernung am nächsten Morgen. Die Tamponadeentfernung ist daher vor dem Frühstück vorzunehmen, um eine neu erforderliche Tamponade bei besonders empfindlichen Patienten in Narkose durchführen zu können.

Eine Spätblutung kann noch nach 7–10 Tagen auftreten. Sie hat ihren Ursprung fast immer in den hinteren Anteilen der Muschel aus Ästen der Arteria sphenopalatina. Spätblutungen sind jedoch außerordentlich selten.

Andere Komplikationen sind *Synechien*, die aber praktisch nur dann entstehen können, wenn keine Splints für 5–7 Tage getragen wurden.

In der 1. postoperativen Woche können sich mehr oder weniger *borkige Ablagerungen* in der Nasenhaupthöhle bilden, die mit weicher Nasensalbe behandelt und aufgelöst werden. Die Nasensalbe sollte mindestens 10mal am Tag appliziert werden. Selten bleiben borkige Beläge über 2 Wochen bestehen. Danach behandelt der Patient sie am besten mit Nasenspülungen, die bis zu 3mal am Tage durchgeführt werden. Diese Behandlung ist jedoch nur dann anzuraten, wenn die weiche Nasensalbe nicht ausreicht. Gerade Borken, die sehr weit hinten liegen, lassen sich oft mit weicher Nasensalbe nicht hinreichend auflösen und müssen instrumentell entfernt werden. In solchen Fällen muß der Patient den Operateur täglich konsultieren, bis die Schleimhaut ausgeheilt ist.

Zurück bleibt in den ersten Wochen nicht selten ein gewisses *Trockenheitsgefühl* des Patienten in der Nase und hin und wieder ein zarter borkiger Belag, der sich erst nach und nach verliert. Es ist sehr selten, daß noch nach Monaten derartige Beschwerden geäußert werden.

Für alle Eingriffe an den Muscheln wird immer wieder die Gefahr einer **Ozäna** beschworen. Eine Ozäna haben wir nie beobachtet. Auch nach der vollständigen Entfernung der mittleren und/oder der unteren Muschel ist ein solches Krankheitsbild nie beschrieben worden. Nach Verkleinerung der Muscheln kann sich eine weite Nasenhöhle bilden, die zu vermehrter Borkenanhäufung führt, ebenso wie bei einer großen Septumperforation. Diese Borken entstehen aber lediglich dadurch, daß der Schleim nicht ausreichend nach hinten geflimmert werden kann und durch die Wirbelbildung des Atemstromes schnell austrocknet. Die Schleimhaut selbst ist nach Entfernung der Borken immer feucht und nicht atrophisch wie bei einer Ozäna. Dennoch kann ein solcher Patient durch die Borkenbildung wegen der dauernden Behinderung der Nasenatmung sehr leiden. Diese Borken können sich zersetzen und fötide riechen, wenn sie nicht durch Nasenspülung regelmäßig entfernt werden.

3.7 Prognose

Die chirurgische Behandlung des Schwellkörpers in der Nase an den unteren Muscheln, aber auch an den mittleren und am Tuberculum septi ist weniger berechenbar als andere chirurgische Verfahren wie beispielsweise zur Korrektur von Nasenscheidewandveränderungen. Die **Erfolgsquote** der submukösen Verfahren liegt sicher wesentlich höher als die der Stichkoagulation. Beide sind schonender und physiologischer als die Resektion der Muscheln. Untersuchungen über die Dauer des Erfolges sind im Gange.

Von einer bestimmten Patientengruppe wissen wir allerdings, daß der Eingriff an den Muscheln nach bestimmten Zeiträumen wiederholt werden muß, weil sich der alte Zustand wieder einzustellen beginnt. Es handelt sich dabei um solche **Allergiker**, deren Muscheln meist maximal geschwollen und dunkel livide verfärbt sind. Eine Besserung des Zustandes läßt sich mit Hilfe der beschriebenen submukösen Verfahren für einen bestimmten Zeitabschnitt herbeiführen. Nach etwa 18 – 24 Monaten stellt sich aber zunehmend das alte Bild wieder ein. Die Muscheln vergrößern sich nach und nach, so daß schließlich ein erneuter operativer Eingriff erfolgen muß, auf den man den Patienten schon von vornherein aufmerksam gemacht haben sollte.

Diese Patienten sind durchaus bereit, sich einem 2. oder sogar einem 3. oder 4. Eingriff zu unterziehen, da dieser Eingriff für sie die einzige Möglichkeit war, jedenfalls für einen gewissen Zeitabschnitt, ausreichend Luft durch die Nase atmen zu können.

Von einer *Resektion der Muscheln* haben wir in diesen Fällen abgesehen, weil neben der Muschelschwellung Niesanfälle und wäßrige Sekretion im Vordergrund standen, die nach Resektion wieder auftraten, nach der submukösen Konchotomie aber für 1 – 2 Jahre sistierten. Vielleicht liegt der Effekt der submukösen Konchotomie bei diesen Patienten nicht nur in der Traumatisierung des Schwellkörpers mit anschließender Vernarbung desselben, sondern in einer anhaltenden *Störung der nervösen Strukturen,* die sich erst nach und nach wieder erholen und Niesreiz und wäßrige Sekretion bedingen.

In zwei Fällen haben wir Patienten gesehen, deren Muscheln nach der Behandlung gut abgeschwollen waren, jedoch nur im Stehen oder im Sitzen. Im Liegen füllte sich bei dem einen der Schwellkörper innerhalb von wenigen Minuten, bei dem anderen innerhalb von etwa 40–60 Minuten. In beiden Fällen konnte diesen Patienten nur geholfen werden, indem der Schwellkörper zu einem gewissen Teil reseziert wurde. Eine vollständige Resektion haben wir aufgrund der guten Atmung im Sitzen und im Stehen nicht durchgeführt, da wir die Rhinitis sicca besonders im vorderen Anteil, die angedeutet schon nach dem ersten Eingriff wegen einer sehr ausgedehnten submukösen Konchotomie zu sehen war, nicht noch weiter provozieren wollten.

Die von uns beschriebene Methode führt nur dann zu guten Ergebnissen, wenn sie schon häufiger geübt wurde. Der Operateur gewinnt mit der Zeit aus den Veränderungen der Muschel vor dem Abschwellen (unmittelbar vor dem Eingriff wird abgeschwollen) die Erfahrung, wie weit er präparieren muß hinsichtlich der Länge der Muschel als auch der Lokalisation des Schwellkörpers und der Präparation bis an den Muschelansatz. Er sollte anfangs eher zurückhaltend sein, wird dabei aber erfahren müssen, daß er nach einigen Monaten den Eingriff wiederholen muß.

Besonders bei **Kindern**, bei denen wir häufig diesen Eingriff dann durchführen, wenn die Nasenatmung dauernd durch die Muschelschwellung behindert ist und hier sind es nicht selten gerade die Allergiker – sollte man anfangs eher zurückhaltend sein, da sich die Allergie bei den Kindern später bessern kann. Hier bringt der 2. Eingriff vielleicht erst den ausreichenden Erfolg.

Für kleine Kinder und für heranwachsende Kinder im Schulkindalter benutzen wir kleinere Größen des Konchapräparators (Abb. 5), wie auch entsprechende kleinere, für ihre Nase passende Instrumente, da die Nasenhaupthöhle wesentlich enger ist als die des Erwachsenen und Verletzungen durch Verwendung zu großer Instrumente schnell auftreten, die bald zu einer Synechiebildung führen können.

Die Behandlung der kindlichen Muscheln erfordert viel Erfahrung und sollte nur von dem ausgeübt werden, der über große Erfahrungen in der Erwachsenenchirurgie der Muscheln verfügt.

Literatur

Arnold W, Ganzer U (1990) Checkliste Hals-Nasen-Ohren-Heilkunde. Thieme, Stuttgart New York
Gray L (1965) The deviated nasal septum. II. Prevention and treatment. J Laryngol 79:806

Hildmann H, Schmoldt U (1985) Die submuköse Muschelresektion. 68. Jahresta-
gung der Nordwestdeutschen Vereinigung der HNO-Ärzte, Braunschweig
Legler U (1970) Die Lateroposition der unteren Muschel. Z Laryngol Rhinol Otol
49:386
Lenders H, Pirsig W (1990a) Wie ist die hyperreflektorische Rhinopathie chirurgisch zu beeinflussen? 1990 Teil I: Literaturübersicht. Z Laryngol Rhinol Otol
69:246
Lenders H, Pirsig W (1990b) Akustische Rhinomanometrie und anteriore Turbi-
noplastik, Teil II. Z Laryngol Rhinol Otol 69:291
Paulsen K (1964) Zur Behandlung der vasomotorischen und chronisch-hypertro-
phischen Rhinitis. HNO 12:199
Schultz-Coulon H-J (1990) Persönl. Mitteilung
Tolsdorff P (1981) Eingriffe an den Nasenmuscheln unter besonderer Berücksichti-
gung der subperiostalen Conchektomie. Z Laryngol Rhinol Otol 60:615
Vogel K (1926) Rhinitis chronica simplex und hyperplastica. In: Denker A, Kahler
O (Hrsg) Die Krankheiten der Luftwege und der Mundhöhle. II. Teil. Springer,
Berlin; Bergmann, München (Handbuch der HNO-Heilkunde, S 552–592)

Endoskopische Diagnostik und Therapie des Kehlkopfes und der unteren Luftwege

F. Roessler und R. Grossenbacher

HNO Praxis Heute 11
H. Ganz, W. Schätzle (Hrsg.)
© Springer-Verlag Berlin Heidelberg 1991

1 Einleitung

Aus der klassischen indirekten Laryngoskopie mit dem perforierten, von Helmholtz erfundenen Hohlspiegel haben sich durch die Einführung moderner Lichtquellen die heutigen Möglichkeiten der diagnostischen und therapeutischen Endoskopie von Kehlkopf und tieferen Luftwegen ergeben. Glasfasern bringen Licht hoher Intensität aus sogenannten Kaltlicht-Fontänen direkt an den Ort der Betrachtung. Operationsmikroskope oder starre Optiken mit eingebauten Prismen und Vergrößerungssystemen ermöglichen eine optimale Ausleuchtung des Untersuchungsfeldes. Flexible Endoskope bieten eine Vereinfachung der Diagnostik und lassen sich bis in die Atemwegsperipherie vorschieben.

Nach Darstellung der verschiedenen endoskopischen Techniken unter besonderer Berücksichtigung der Laserchirurgie werden im folgenden wichtige anästhesiologische Gesichtspunkte besprochen. Bei verschiedenen Erkrankungen hat der Einsatz endoskopischer Verfahren auch mit der Einführung der Lasertechnik zu einem Wandel in der Therapie geführt, indem viele früher nur unter großem Aufwand durchführbare Eingriffe heute rationeller und mit geringerem Risiko endoskopisch vorgenommen werden können.

2 TechnischeAusrüstung

2.1 Endoskopiegeräte

2.1.1 Indirekte Laryngoskopie

Die einfache Kehlkopfspiegelung bleibt trotz der vielfachen direkten Endoskopiemöglichkeiten das grundlegende Element der laryngologischen Untersuchungstechnik. Mit Ausnahme des distalen Anteils des Sinus piriformis sowie der Postkrikoidregion lassen sich Hypopharynx und Larynx gut einsehen, wobei je nach Kippwinkel des Larynxspiegels am weichen Gaumen bzw. Kopfstellung des Patienten bevorzugt die vordere oder hintere Endolarynxregion zur Darstellung kommen. Die Betrachtung des Kehlkopfspiegelbildes mit dem Untersuchungsmikroskop kann der Erkennung weiterer Details dienen. Anatomische Hindernisse oder ungenügende Kooperation (Würgreiz, Kleinkinder) verunmöglichen die indirekte Spiegeluntersuchung bei etwa 10% der Patienten.

2.1.2 Lupenlaryngoskopie

In den Mesopharynx vorgeschobene lichtstarke rechtwinklige Staboptiken (Lupenlaryngoskope) bringen bei hohem Auflösungsvermögen mit guter Tiefenschärfe strukturelle und funktionelle Detailveränderungen von Hypopharynx und Larynx sehr präzise zur Darstellung. Trotz unterschiedlicher optischer Parameter (Gesichtsfeldweite, Tiefenschärfe, Verzerrungseffekte, Fokussierbarkeit) sind die erhältlichen Endoskope in ihrer Handhabung etwa gleichwertig (Painter u. Komiyama 1987). Das Beschlagen der Optik wird durch Vorwärmung der Endoskopiespitze oder stetige Luftinsufflation verhindert. Sehr wertvoll ist die Möglichkeit der photographischen Befunddokumentation, wobei mittels Helligkeitsmessung durch das Objektiv und automatischer Steuerung der Blitzintensität qualitativ ausgezeichnete Bilder erzielt werden. Die TV-Videolaryngoskopie wird meistens gleichzeitig mit einer stroboskopischen Stimmdokumentation durchgeführt. Larynxbiopsien unter indirekter Sicht in Lokalanästhesie sollten infolge der ungenügenden Präzision nur in Ausnahmefällen vorgenommen werden, z. B. beim Vorliegen von Kontraindikationen zur Mikrolaryngoskopie in Narkose.

2.1.3 Fiberoptische Rhinolaryngoskopie

Der *Vorteil* der flexiblen transnasalen Laryngoskopie liegt in ihrer Einsatzmöglichkeit auch bei Neugeborenen, Säuglingen und Kleinkindern, bei bewußtlosen Patienten, bei wegen Mundöffnungsbehinderung oder supraglottischer Raumforderung nicht möglicher indirekter Spiegeltechnik sowie insbesondere bei Patienten mit starkem Würgreiz. Nach Vorschieben des Fiberskops durch die Glottisebene können auch der subglottische Raum und die angrenzende Trachea gut eingesehen werden. Zeitlich ausgedehntere Larynxbeobachtungen sind möglich, was vor allem bei der Schnarchdiagnostik und der genaueren Charakterisierung funktioneller Stimmstörungen sich als wertvoll erweist.

Nachteile: Die Qualität photographischer und videoendoskopischer fiberoptischer Aufnahmen ist jedoch auch bei neuzeitlichen Geräten (starke Lichtquelle, dichtes Lichtfaserbündel) immer noch geringer als bei der Anwendung starrer Optiken.

Da die Aussagekraft von *Biopsien* mit flexiblen Zangen wegen der geringen Probengröße oft beschränkt ist und allfällige Komplikationen, insbesondere Blutungen nur ungenügend beherrscht werden können, sind Gewebeentnahmen im Larynx mit der direkten starren Endoskopie zu bevorzugen.

2.1.4 Direkte Laryngoskopie

Gebogene (nach McIntosh) oder gerade (Foregger, Magill) **Larynxspatel** werden als Intubationshilfe zur Darstellung des Larynxeinganges beim Einführen von Beatmungstuben oder gegebenenfalls Beatmungsbronchoskopen in die Trachea benötigt; gelegentlich dienen sie der Entfernung laryngealer Fremdkörper.

Die besten Voraussetzungen für gezielte diagnostische und therapeutische Eingriffe an Hypopharynx und Larynx bietet die direkte Betrachtung mit einem starren **Rohrlaryngoskop** (Kleinsasser et al. 1988).

Die **direkte Laryngoskopie** in Lokalanästhesie wird vom Patienten meistens schlecht toleriert und ist auch für den Operateur belastend, so daß bei den heutzutage zur Verfügung stehenden Anästhesieverfahren der Eingriff fast ausschließlich in Narkose durchgeführt wird. Operationslaryngoskope werden in vielen Größen und verschiedensten Modifikationen angeboten. Wichtig ist die Beschränkung auf eine vernünftige Auswahl von bewährten Instrumenten. Der Laryngoskopschnabel sollte nicht zu lang und nicht zu stark aufgebogen sein, da sonst der Beatmungstubus ins Blickfeld sich vorwölbt bzw. die vordere Kommissur zu stark nach ventral gedrängt wird. Diese Eigenschaften sind in günstiger Weise vereinigt im weit verbreiteten Operationslaryngoskop nach Kleinsasser. Das spreizbare Operationslaryngoskop nach Weerda ermöglicht eine maximale Erweiterung des Operationsfeldes vor allem im Meso- und Hypopharynxbereich.

Ein *Zahnschutzlöffel* aus Stahl, nach Möglichkeit ohne Handgriff, überträgt den Druck des Laryngoskops gleichmäßig auf die obere Zahnreihe; der zahnlose Oberkiefer wird mit einer zusammengefalteten Gazekompresse geschützt.

Bei der korrekten *Lagerung des Patienten* ist zu beachten, daß der auf einer flachen Unterlage aufliegende Kopf maximal dorsalflektiert wird. Hebelnde Laryngoskopbewegungen oder eine Kopfhängelage verbessern die Einsicht in den Larynx meist nicht, gefährden aber den Patienten bezüglich direkter instrumenteller oder indirekter Verletzungen (HWS-Distorsionen, zerebrale Durchblutungsstörungen nach Kompression großer Halsgefäße).

Bei bimanuellem Arbeiten muß das Laryngoskop in seiner idealen Position fixiert werden durch eine auf dem Thorax des Patienten, einem eingeschobenen Tisch oder einem höhenverstellbaren Bügel abgestützte Halterungsvorrichtung („*Stützautoskopie*"). Die vor allem im amerikanischen Raum angewandte **Suspensionslaryngoskopie** kann durch die Anhebung des gesamten Larynx die vordere Kommissur besser zur Darstellung bringen. Eine ausreichende Sicht auf die vordere Kommissur erhält man oft erst nach manuellem Druck auf den Kehlkopf von außen durch eine Hilfsperson.

In etwa 2% der Fälle läßt sich trotz optimaler Technik der Endolarynx wegen ungünstigen anatomischen Gegebenheiten direkt laryngoskopisch nicht genügend einstellen, so daß man sich mit anderen Methoden (Fiberoptik, abgewinkelte Staboptik) behelfen muß.

Die Larynxbeurteilung durch das Stützautoskop mittels starrer Endoskopieoptiken (0°, 30°, 70°) ermöglicht die Einsicht auch in den Sinus Morgagni und den subglottischen Raum; allenfalls können mittels integrierter Instrumente (z. B. optische Zange) auch Biopsien und kleinere therapeutische Eingriffe vorgenommen werden (Loré 1987).

In klassischer Weise wird aber zur präzisen übersichtlichen Darstellung von Detailstrukturen das *Operationsmikroskop* verwendet („Mikrolaryngoskopie"). Sowohl mit dem geeigneten Instrumentarium konventioneller Art als auch mit dem CO_2-Laser lassen sich so Operationen sehr exakt ausführen („**endolaryngeale Mikrochirurgie**").

Durch schonendes Vorgehen meist vermeidbare, instrumentell bedingte *Komplikationen* sind Lippenverletzungen, Zahnschäden (Schmelzabsplitterungen, Zahnhalsfrakturen, Luxationen einzelner Zähne), Läsionen im Bereich der Gaumenbögen und Tonsillen sowie selten passagere Hypoglossusparesen. Eine unangenehme Komplikation liegt in der durch eine Blutung oder insbesondere ein postoperatives Ödem bedingten nicht möglichen Extubation bzw. in der notwendigen Reintubation. Diese Zwischenfälle treten am häufigsten auf nach Laryngoskopien und Panendoskopien mit Biopsieentnahmen bei fortgeschrittenen Larynxkarzinomen und beim postaktinischen Larynxödem (Hill et al. 1987). Da die Mehrzahl der bedrohlichen oberen Atemwegsobstruktionen innerhalb der ersten postoperativen Stunde eintritt, muß der Patient nach dem Eingriff in Intubations- und Tracheotomiebereitschaft überwacht werden.

2.1.5 Tracheobronchoskopie

Die Bronchoskopie hat sich in den letzten Jahrzehnten zu einer technisch weit fortgeschrittenen Untersuchungsmethode entwickelt, mit der unter Zuhilfenahme des geeigneten Instrumentariums nicht nur das gesamte Bronchialsystem, sondern auch das Lungenparenchym und im Bereich der zentralen Atemwege extrapulmonal gelegene Raumforderungen erreicht werden.

Zur Endoskopie der unteren Luftwege stehen grundsätzlich die zwei Instrumentensysteme des *starren Bronchoskops* mit Staboptiken und der *flexiblen Fiberglasoptik* mit entsprechendem technischem Zubehör zur Verfügung. Beide Endoskopietechniken haben hinsichtlich ihrer Anwendbarkeit und Handhabung Vorteile und Nachteile, die aber eher zur Ergänzung als zur konkurrierenden Anwendung beider Methoden beitragen.

Tracheobronchoskopie mit dem starren Rohr

Das *Instrumentarium* besteht aus dem starren Beatmungsbronchoskop mit Ansatz für Lichtleiter, Beatmungsschlauch, Injektorkanüle für die Jet-Beatmung und Verschlußkappe mit Fenster oder Gummidichtung, den Staboptiken mit unterschiedlichen Blickwinkeln und dem weiteren Zubehör wie optische Zange, Sauger und Katheter zur Sekretgewinnung.

Vorteile: Über das starre Rohr besteht insbesondere bei operativen Eingriffen immer ein sicherer Zugang zur Freihaltung der Atemwege mit der Möglichkeit, auch Komplikationen wie stärkere Blutungen kontrolliert zu behandeln. Mit starren Zangen gewonnene Biopsien sind genügend groß, so daß z. B. bei oberflächlichen Tumornekrosen auch tiefergelegenes vitales Gewebe miterfaßt wird oder ein submuköses Tumorwachstum bei intakter Schleimhaut eher gefunden werden kann.

Neben dem im Vergleich zur Fiberendoskopie höheren personellen und apparativ-technischen Aufwand gilt als *Nachteil* der starren Endoskopie, daß trotz lenkbarer Instrumentenführung die Peripherie des Bronchialbaumes nicht genügend eingesehen werden kann (Tabelle 1).

Flexible fiberoptische Tracheobronchoskopie

Durch den Instrumentationskanal des flexiblen Endoskops können verschiedene Instrumente wie Katheter, Fremdkörperzangen, Biopsiezangen, Punktionskanülen, Zytologiebürsten, Lasersonden und mit Vorbehalten bipolare Koagulationspinzetten eingeführt werden. Dank des weiten Einblicks in die peripheren Bronchien und der Möglichkeit der gezielten Instrumentenführung hat sich das Fiberbronchoskop in der Diagnostik peripherer bronchopulmonaler Erkrankungen bewährt. Die *Nachteile* liegen wie erwähnt in der oft unbefriedigenden Biopsiequalität und der unsicheren Beherrschung von Komplikationen. Kinder sind in örtlicher Betäubung nicht zu untersuchen, zudem ist bei den kleinen Atemwegsdurchmes-

Tabelle 1. Vorzüge und Nachteile der starren Tracheobronchoskopie

Vorteile:	Optimale Übersicht; sichere Freihaltung der Atemwege bei Eingriffen und Komplikationen; großzügiges Biopsiematerial; Befunddokumentation
Nachteile:	bei Narkose größerer Aufwand; fehlender Blick in die Peripherie

Tabelle 2. Vorzüge und Nachteile der flexiblen Tracheobronchoskopie

Vorteile:	Bei Lokalanästhesie geringere Belastung und Aufwand; weiter Blick in die Peripherie
Nachteile:	schlechtere Sicht; problematische Beherrschung von Komplikationen; kleines Biopsiematerial

sern eine gleichzeitige Spontanatmung nicht immer gewährleistet. Die Endoskopie von Neugeborenen und Säuglingen ist über einen liegenden Intubationstubus mit einem flexiblen ultradünnen Minibronchoskop möglich (Ward et al. 1987) (Tabelle 2).

Kombinierte Instrumentenanwendung

Nach Abschluß der Befunderhebung im Bereich der Trachea und des zentralen Bronchialsystems mit dem starren Instrumentarium wird die *flexible Optik über das Bronchoskoprohr eingeführt* und die Fiberendoskopie in üblicher Weise vorgenommen. Die Atemwege sind somit sicher frei und der Patient kann genügend ventiliert werden; zudem bietet das wiederholte Reinigen und Wiedereinführen der Optik keine Probleme.

2.2 Diagnostische und chirurgische Zusatzgeräte

2.2.1 Laserchirurgie

Als chirurgische Instrumente für Eingriffe im Bereich des Kehlkopfes und des Tracheobronchialbaumes stehen verschiedene Lasertypen zur Verfügung, deren biophysikalische Effekte im Gewebe zur Hauptsache durch die Wellenlänge des emittierten Laserstrahls bestimmt werden (Berlien u. Müller 1989) (Tabelle 3).

Im klinischen Routinebetrieb etabliert haben sich zur Zeit der **CO_2-** und der **Nd:YAG-Laser** (Grossenbacher 1985). Die Indikationen zur Anwendung des Argon-Lasers sind begrenzt. Der Stellenwert des KTP-532-Lasers ist noch nicht genau definiert.

CO_2-Laser

Der CO_2-Laserstrahl mit einer emittierten Wellenlänge von 10,6 µm zeigt eine hohe Absorption in Wasser, so daß er praktisch seine gesamte Energie bereits an der *Gewebeoberfläche* unter Verdampfung ($=$ Vaporisation) des Zellmaterials abgibt. Der CO_2-Laser ist somit hervorragend geeignet zum

Tabelle 3. Charakteristika verschiedener Laserarten

Laser-typ	Betriebs-art	Wellen-länge (μm)	Eigen-schaft	Effekt	Zubehör
CO_2	cw oder gepulst	10,6	Hohe Wasser-absorption	Schneiden	Gelenkarm Handapplikator oder Operationsmikroskop mit Mikromanipulator Starres Endoskop
Nd:YAG	cw	1,06	Volumen-absorption	Koagula-tion	Faser Handapplikator oder Operationsmikroskop mit Mikromanipulator Starres oder flexibles Endoskop
Argon	cw	0,488 0,514	Spezifische Absorption in Hämoglobin und Melanin	Koagula-tion	Faser Handapplikator oder Operationsmikroskop mit Mikromanipulator Starres oder flexibles Endoskop
KTP-532	cw	0,532	Pigment-absorption	Schneiden	Faser Handapplikator oder Operationsmikroskop mit Mikromanipulator Starres oder flexibles Endoskop

Schneiden von Gewebe, wobei die thermische Schädigung der Umgebung bei gleichmäßig schmalem Koagulationssaum nur gering ist.

Zur präzisen **Gewebeabtragung** in Larynx und proximaler Trachea wird der CO_2-Laser in Kombination mit einem Operationsmikroskop verwendet und mittels eines koaxialen Helium-Neon-Rotlicht-Pilotlasers über einen Mikromanipulator präzise gesteuert. Spezielle starre Endoskoprohre (z.B. Laser-Tracheoskop, Subglottiskop) ermöglichen eine günstigere Einstellung des Operationsfeldes.

Infolge der Übertragungsmöglichkeit nur über ein starres Strahlführungssystem muß bei Eingriffen an den zentralen Bronchusabschnitten der Laserstrahl über einen optischen Adapter ins CO_2-Laser-Bronchoskop eingekoppelt werden. Bis anhin ist es noch nicht möglich, den CO_2-Laserstrahl über ein im klinischen Alltag brauchbares fiberoptisches System zu lenken.

Der Nachteil des bisher relativ großen Fokusdurchmessers von minimal 800 µm konnte durch die Entwicklung des Microspots weitgehend beseitigt werden (Fried et al. 1985). Der **Microspot** weist in Abhängigkeit von der Arbeitsdistanz und der eingestellten Wattzahl bei Anwendungen am Larynx einen Durchmesser von ca. 200 µm auf und ermöglicht somit ein sehr schonendes und präzises Schneiden.

Gemäß Untersuchungen am menschlichen Tonsillen- und Skelettmuskelgewebe weist der gepulste CO_2-Laserbetrieb gegenüber dem kontinuierlichen Modus in der Otorhinolaryngologie keine Vorteile auf (Grossenbacher u. Sutter 1988).

Nd:YAG (Neodym:Yttrium-Aluminium-Garnet)-Laser

Die Nd:YAG-Laserstrahlung ($\lambda = 1{,}06$ µm) dringt infolge ihrer Absorption in Hämoglobin und anderen dunklen Pigmenten tief ins Gewebe ein und zeigt eine *hohe Koagulationswirkung*. Der durch biegsame Glasfasern leitbare Laserstrahl kann neben dem berührungslosen Einsatz auch instrumentell über Saphir- oder Quarzglasspitzen unterschiedlichster Geometrie direkt mit dem Gewebe in Kontakt gebracht werden. Bei der Nonkontaktmethode entsteht eine homogene Gewebekoagulation, während bei der Kontakttechnik Schneiden in begrenztem Maße möglich ist.

Argon-Laser

Der Argon-Laser ($\lambda = 0{,}488/0{,}514$ µm) bewirkt wie der Nd:YAG-Laser infolge der pigmentselektiven Absorption in Hämoglobin und Melanin vorwiegend eine *Gewebekoagulation*, dringt aber deutlich weniger tief ins Gewebe ein.

Mögliche **Indikationen** liegen in der Abtragung gefäßreicher Veränderungen wie großer teleangiektatischer Polypen, Hämangiome oder vaskulärer Granulome (Parkin u. Dixon 1985). Im Gegensatz zum CO_2-Laser ist aber die Tiefenwirkung im Gewebe schlecht abschätzbar.

KTP (Kalium-Titanyl-Phosphat)-532-Laser

Der KTP-532-Laser produziert sichtbares Licht mit einer Wellenlänge von 0,532 µm und kann über ein fiberoptisches System geleitet werden (Fried 1988). Er vaporisiert nicht so exakt wie der CO_2-Laser, ist aber infolge der *kleineren Spotgröße* von ca. 200 µm ebenfalls für präzise Abtragungen recht gut geeignet.

2.2.2 Chirurgisches Instrumentarium

Das für die endolaryngeale Mikrochirurgie und für Eingriffe am Tracheobronchialbaum zur Verfügung stehende Sortiment an konventionel-

len chirurgischen Instrumenten ist sehr vielfältig. Durch den häufiger
werdenden Einsatz des Laserstrahls verlieren diverse Instrumente wie
Messer, Saugraspatorium, Watte- und Tupferträger, Nadelhalter, Um-
stechungsnadeln, Knotenführer oder Häkchen an Bedeutung. Unentbehrlich sind Saugrohre in verschiedenen Größen, Faßinstrumente (Zängchen
mit Löffel, geriefte Faßzängchen, Zangen für Probeexzisionen) und mikrochirurgische Scheren mit verschiedenen Abwinkelungen (gerade, aufgebogen, nach rechts oder links gebogen). Für pädiatrische Anwendungen
steht ein entsprechend kleiner dimensioniertes Instrumentarium zur Verfügung. Kleinere Gefäße bis zu einem Durchmesser von ca. 0,5 mm können
mit dem defokussierten Laserstrahl verschlossen werden; bei stärkeren
Blutungen ist die Anwendung einer uni- oder bipolaren Koagulationselek-
trode mit Saugrohr unerläßlich.

2.2.3 Stroboskopie

Das **stroboskopische Prinzip** beruht auf der Sichtbarmachung schneller
periodischer Stimmlippenschwingungen durch phasensynchrone Blitzbeleuchtung. Bei exakter frequenzsynchroner Beleuchtung, getriggert über
ein seitlich am Hals des Patienten angedrücktes Mikrophon, entsteht während der Phonation ein stehendes Bild. Die um die Schwebefrequenz (bis
3 Hz) phasenverschobene Blitzbeleuchtung ermöglicht die Betrachtung
der Stimmlippenschwinungen quasi in „Zeitlupe", d. h. das menschliche
Auge verschmilzt die Einzelbilder zu einer kontinuierlich ablaufenden
Bewegung.

Im Gegensatz zur Stroboskopie mit dem normalen Kehlkopfspiegel
und zur Stroboskopie mit dem Operationsmikroskop gelingt mit dem
Lupenlaryngoskop fast immer eine problemlose Ausleuchtung des Kehlkopfes mit vergrößerter Betrachtung der Stimmbänder in ganzer Länge
auch bei schwierigen anatomischen Verhältnissen (Barth 1982). Mit einem
Pedal kann direkt von der normalen Kehlkopfbetrachtung mit Dauerlicht
auf die Stroboskopie mit Blitzlicht umgeschaltet werden. Ein angeschlos-
senes **Video**system sowie eine **Tonbandaufnahme** dokumentieren die erho-
benen Befunde vor und nach Stimmtherapie, insbesondere vor und nach
stimmverbessernden Operationen.

Die *Videostroboskopie mit einem flexiblen Endoskop* ermöglicht zwar
eine Phonation ohne vorgehaltene Zunge und ist auch bei Kindern anwendbar, geht aber mit einer schlechteren Bildqualität einher.

Die Stroboskopie wird zunächst in der Tonhöhe durchgeführt, die der
mittleren Sprechstimmlage entspricht.

Die wesentlichen stroboskopischen *Beurteilungskriterien* sind die Seit-
wärtsauslenkung der Stimmlippen (Schwingungsamplituden) und die

überlagerte Feinbewegung des Stimmlippenepithels (Randkantenverschiebung). Die Weite der Amplitudenbewegung und die Stärke der Randkantenverschiebung sind abhängig von Frequenz und Lautstärke der abgegebenen Stimme.

Die **Domäne der Stroboskopie** liegt in der Beurteilung von funktionellen Stimmstörungen, d. h. Heiserkeiten, die sich primär ohne faßbare organische oder neuromuskuläre Veränderungen nur im pathologischen Schwingungsbild der Stimmlippen zeigen. Die wichtigsten Beispiele sind die *hypo- und hyperfunktionelle Dysphonie.*

Änderungen des Schwingungsverhaltens zeigen sich aber auch bei entzündlichen oder tumorösen infiltrativen Prozessen, je nach Tiefenausdehnung von der alleinigen Verminderung der Randkantenverschiebung bis zum phonatorischen Stillstand. Wichtige stroboskopische Anwendungsbereiche sind somit *Verlaufskontrollen bei Laryngitiden und Früherkennung bzw. Therapiekontrolle von Stimmbandkarzinomen.* Unter keinen Umständen darf aber bei unklaren Fällen auf eine Probebiopsie verzichtet werden.

2.2.4 Elektromyographie

Die Elektromyographie der inneren Kehlkopfmuskulatur findet trotz erheblicher Verbesserung von Methodik und Instrumentarium nur beschränkte Anwendung in der laryngologischen Routinediagnostik. In Ergänzung zur perkutanen Elektrodenapplikation hat die lupenendoskopische Elektromyographie in Lokalanästhesie mit gezielten Ableitungen insbesondere aus dem M. cricoarytaenoideus posterior zunehmende Bedeutung erlangt. Neben der Überprüfung der elektromyographischen Befunde (Willkür- oder pathologische Spontanaktivität mit Denervierungspotentialen) ist es möglich, durch transkutane Reizung des N. laryngeus superior über einen Reflexbogen zum Kerngebiet des N. vagus via N. laryngeus recurrens die Reflexpotentiale aus den Kehlkopfmuskeln elektroneuronographisch abzuleiten und somit die Nervenleitgeschwindigkeit zu bestimmen (Thumfart u. Gschwandter 1980). Die Elektromyographie und -neuronographie des Kehlkopfes ermöglichen eine frühzeitige auch prognostisch verwertbare Aussage über die Art und den Grad von **Recurrensparesen** (Neurapraxie, Neurotmesis, Axonotmesis). Infolge ungenügend definierter therapeutischer Konsequenzen bleibt die Untersuchung aber zunächst vorwiegend wissenschaftlichen Fragestellungen vorbehalten.

3 Anästhesiologisches Management

3.1 Endoskopie in Lokalanästhesie

Flexible Endoskopien in Larynx, Trachea und Bronchien werden in **Lokalanästhesie** durchgeführt, außer der Patient sei aus therapeutischen Gründen bereits intubiert. Nach allfälliger vorgängiger *Prämedikation*, beinhaltend ein Antitussivum (z. B. Codein 50 mg) bzw. ein Parasympathikolytikum (z. B. Atropin 0,5–1 mg) und ein Sedativum (z. B. Diazepam 10 mg) erfolgt die *Oberflächenanästhesie*. Da die Lokalanästhetika über die Schleimhaut fast vollständig resorbiert werden, sind zur Vermeidung toxischer Nebenwirkungen die zulässigen Grenzdosen strikt zu beachten (z. B. Lidocain 400 mg entsprechend 20 ml 2%iger Lösung, Novesin 200 mg entsprechend 20 ml 1%iger Lösung). Zur Larynxanästhesie empfiehlt sich das mit der Inspiration synchronisierte Einsprayen mit einem Handvernebler; weitere gezielte Nachgaben erfolgen direkt über den Instrumentierkanal des Endoskops. Das Fiberendoskop kann auf peroralem oder transnasalem Weg eingeführt werden, wobei letzterer außer bei sehr engen Nasenverhältnissen vom Patienten besser akzeptiert wird. Starre Endoskopien werden bei den heutigen Möglichkeiten der Allgemeinanästhesie kaum noch in örtlicher Betäubung durchgeführt.

3.2 Endoskopie in Allgemeinanästhesie

Voraussetzung für Endoskopien in **Allgemeinnarkose** ist ein kooperatives Vorgehen zwischen Operateur und Anästhesist. Einerseits soll das Blickfeld möglichst unbehindert sein, andererseits muß der Patient über den gleichen Zugangsweg anästhesiert *und* ventiliert werden.

Grundsätzlich gibt es mehrere Möglichkeiten für die Allgemeinanästhesie bei Endoskopien:

- **Endotrachealtuben** behindern zwar die Sicht im Bereich von Larynx und Trachea, finden aber ihren berechtigten Einsatz bei diagnostischen Eingriffen z. B. im Rahmen von oberen Panendoskopien sowie bei Kontraindikationen für andere Anästhesieformen (Apnoe-Technik, Jet-Ventilation).
- Bei **Bronchoskopien** werden dem Patienten die Narkosegase über einen seitlichen Ansatz am **starren Beatmungsbronchoskop** zugeführt. Dieses Kreissystem mit Rückatmung öffnet sich aber regelmäßig beim Einführen von Instrumenten, so daß die Beatmung häufig unterbrochen werden muß.
- Bei der **Apnoe-Technik** wird intermittierend ein Endotrachealtubus durch ein Laryngoskop in die Trachea vorgeschoben und der Patient

hyperventiliert bis zu einer arteriellen Sauerstoffsättigung von 99–100%, damit während der Apnoe-Phasen mit temporärer Entfernung des Beatmungstubus eine unbehinderte Einsicht in den Larynx und die obere Trachea ermöglicht wird (Cohen et al. 1988; Weisberger u. Miner 1988). Voraussetzung für die Durchführung dieser Anästhesieform ist die kontinuierliche, nichtinvasive Messung der arteriellen O_2-Sättigung mit einem Puls-Oximeter. *Relative Kontraindikationen* zur Apnoe-Technik stellen Konstellationen mit erhöhtem Sauerstoffbedarf dar (z. B. schwere Anämie, Hyperthermie, Hyperthyreose).

– Die **Jet-Ventilation** ermöglicht ein Arbeiten in einem unbehinderten Operationsfeld und stellt somit eine wichtige Ergänzung zu den bisherigen Anästhesieverfahren dar (Crockett et al. 1987). Durch eine enge Düse wird ein Gemisch aus Sauerstoff und Narkosegasen in die Trachea geblasen, wobei die verschiedenen Parameter wie Druck (1–4 bar), Frequenz (60–600 Atemstöße pro Minute) und zeitliches Inspirations-/Exspirationsverhältnis individuell variiert werden können. Unter Ausnutzung des *Venturi-Effektes* wird zusätzlich Raumluft angesaugt. In den Injektionspausen entweicht das Gasgemisch unbehindert durch das nach außen offene Endoskoprohr.

Die schwerwiegendste *Komplikation der Jet-Beatmung* ergibt sich aus der Methode selbst und liegt bei den angewendeten hohen Druck- und Flußraten im **Barotrauma**, d. h. Pneumothorax und Pneumomediastinum. Das Auftreten weiterer möglicher Nebenwirkungen hängt ab von der Art der Einleitung des Jetstroms in die Trachea. Bei der vor allem im angloamerikanischen Schrifttum empfohlenen Integration der Injektordüse direkt in das Laryngoskop erhöht sich bei nicht achsengerecht auf die Trachea gerichteter Beatmung das Risiko der Hypoventilation und der Magenüberblähung. Zudem wird das Operieren durch die Bewegungsunruhe im Larynx erschwert, auch die Verschleppung von Tumor- und Viruspartikeln in die unteren Luftwege kann nicht mit Sicherheit ausgeschlossen werden. Bei der Positionierung der Spitze der Injektorsonde auf Höhe der mittleren Trachea können obengenannte Nebenwirkungen weitgehend ausgeschlossen werden. Die den Larynx durchlaufende Sonde behindert die Sicht nur unwesentlich.

Mittel- bis hochgradige **Stenosen im Laryngotrachealbereich** stellen eine *Kontraindikation* zur Jet-Technik dar, da sie im Sinne eines Ventilmechanismus den exspiratorischen Flow behindern können mit entsprechendem Anstieg der Druckverhältnisse im Tracheobronchialsystem. Zur sicheren Vermeidung eines solchen Zwischenfalls wird unter Anwendung eines Drucksensors bei Überdruck in der Trachea der Beatmungsvorgang sofort unterbrochen. Auch Patienten mit klinisch manifesten restriktiven oder **obstruktiven Lungenerkrankungen** sowie **kardiovaskulären Vorerkrankungen** sind wegen der Gefahr einer Hypoxie von der Jet-Ventilation auszuschließen.

Bei nichtintubierten Patienten mit Erstickungsgefahr kann die perkutane transtracheale Jet-Ventilation durch das Ligamentum cricothyreoideum mit anschließender Tracheotomie eine *Alternative zur Koniotomie* darstellen (Hartwein u. Kessler 1989; Heine u. Axhausen 1988).

3.3 Anästhesiologische Gesichtspunkte der Laserchirurgie

Als Folge der engen Nachbarschaft von Laserstrahl und Beatmungstubus im Hypopharynx und in den oberen Luftwegen können bei den in Allgemeinanästhesie durchgeführten operativen Eingriffen schwerwiegende *Komplikationen* auftreten, zu deren Verhütung sowohl von seiten des Anästhesisten als auch des Operateurs besondere Vorsichtsmaßnahmen zu treffen sind (Fontenot et al. 1987; Heine u. Axhausen 1988).

3.3.1 Laserbedingte Anästhesiekomplikationen

Neben den durch unsachgemäßes Operieren bedingten tiefen Gewebsdestruktionen mit den unerwünschten Folgen von Pneumothorax, Fisteln, Einbruch in große Gefäße und ausgeprägten Trachealknorpelschädigungen liegt der schwerwiegendste Zwischenfall in der thermischen Schädigung des Intubationstubus. Während bei semitransparenten PVC-Spiraltuben und transparenten PVC-Tuben bereits bei geringen Strahlungsintensitäten schwere Materialläsionen auftreten und bei Verbrennung lungentoxische Dämpfe wie Vinylchlorid und Hydrogenchlorid freigesetzt werden, sind *Silikon-Spiraltuben deutlich widerstandsfähiger* und schmelzen zunächst nur oberflächlich. Das versehentliche Überstreichen des Cuffs mit einem Laserstrahl bewirkt bei ohnehin meist kleinem Tubusdurchmesser respiratorische Probleme infolge Leckage. Zudem können abgesprengte Cuffteile in den Tracheobronchialbaum aspiriert werden und bei hohen Temperaturen die Narkosegase Halothan, Ethrane oder Isofluran zu möglicherweise toxischen Pyrolyseprodukten zerfallen. Hohe O_2- und Lachgaskonzentrationen im Gasgemisch erhöhen das *Brandrisiko*.

Bei den teilweise explosionsartigen Entzündungsvorgängen der Gase können neben Tracheobronchialverletzungen auch durch direkte Hitzeeinwirkung oder Rauchgasinhalation bedingte Lungenschädigungen zustande kommen.

3.3.2 Maßnahmen zur Verhinderung laserbedingter Anästhesiekomplikationen

Bei fachgerechter Anwendung des Lasers durch einen entsprechend ausgebildeten Operateur und mittels geeigneter technischer Maßnahmen können schwere Zwischenfälle vermieden werden. *Nasse Abdecktücher* schützen den Patienten in der Umgebung des Operationsfeldes vor direkter oder reflektierter Einwirkung des Laserstrahls. Bei Eingriffen am Larynx verhindert eine in den subglottischen Raum eingebrachte *feuchte Gazekompresse* eine unbeabsichtigte Laserschädigung der Trachealschleimhaut.

Die Änderung der Narkosegaszusammensetzung im Sinne einer Verminderung des Sauerstoffgehaltes auf höchstens 30% und des Austausches von Lachgas gegen Stickstoff oder Luft geht zwar mit einer Reduktion des Brandrisikos einher, kann den Patienten aber infolge ungenügender O_2-Sättigung erheblich gefährden.

Entscheidend sind *Maßnahmen zum Schutz des Tubusmaterials* vor der Schädigung durch Laserstrahlen. Bei der Apnoe-Technik und bei der Jet-Ventilation mit Integration der Injektordüse direkt in das Endoskop kann während des Laservorgangs auf einen Endotrachealtubus verzichtet werden, wobei letztere Methode infolge der erwähnten Nachteile aus unserer Sicht nicht zu empfehlen ist.

Das Abstopfen der Trachea und die Umwicklung des Tubus mit Kochsalz-getränkter Gaze bieten einen nur beschränkten Schutz und geht mit einer erheblichen Einschränkung des Arbeitsfeldes einher.

Das Umwickeln des Tubus mit selbstklebender Kupfer- oder Aluminiumfolie kann bei starker Kantenbildung zu einer Verletzung der Stimmbänder und der Schleimhaut der oberen Atemwege führen; zudem sind Schädigungen durch den reflektierten Laserstrahl möglich.

Metall- und metallbeschichtete Tuben sind laserfest und von matter Oberfläche, weisen aber einige entscheidende Nachteile auf. Bei fehlendem Cuff kann die Trachea nicht gasdicht blockiert werden. Der große Außendurchmesser des Tubus mit einer Wandstärke bis zu 2 mm schränkt den Arbeitsraum des Operateurs erheblich ein.

Ein mit einem nichtreflektierenden Silikon-Metall-Laminat beschichteter Silikontubus („Laser-Shield") ist so flexibel wie ein einfacher Plastiktubus, ist aber trotz des Schutzschildes nur begrenzt laserfest. Wir verwenden zur Jet-Ventilation einen bis auf Höhe der mittleren Trachea vorgeschobenen, gut biegsamen, nichtreflektierenden *Spiraltubus aus Chromstahl* mit glatter Innenoberfläche und günstigem Verhältnis von Innen- zu Außendurchmesser, so daß die Sicht im Operationsfeld nur geringgradig beeinträchtigt wird. Seitliche Ableitöffnungen an der Tubusspitze reduzieren einen unerwünscht starken Venturi-Effekt (Abb. 1).

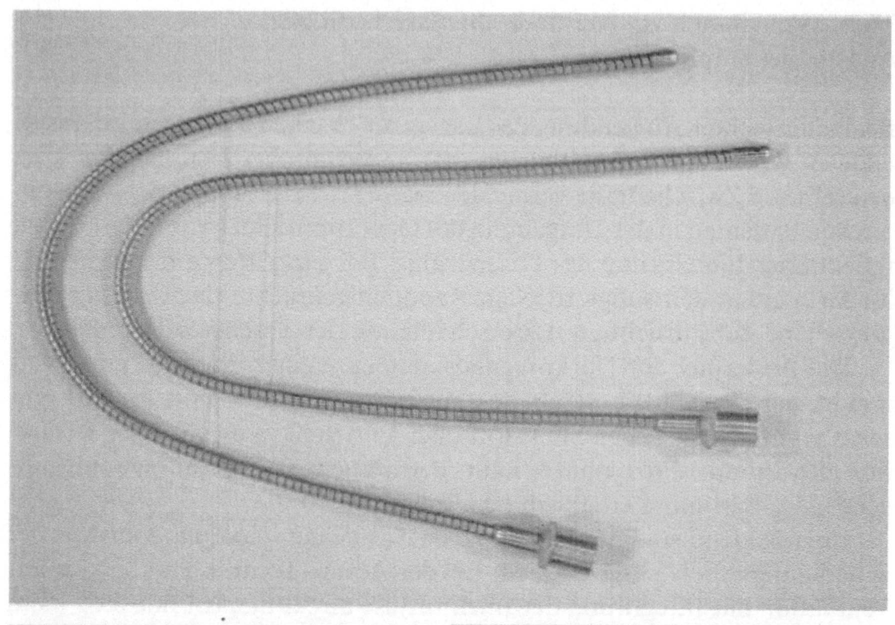

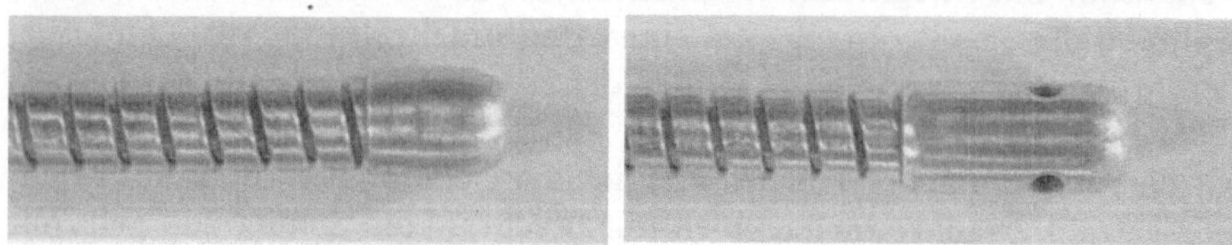

Abb. 1a–c. Nichtreflektierender flexibler Spiraltubus aus Chromstahl zur Jet-Ventilation (**a**), mit Detailaufnahmen der Tubusspitze (**b**) und der seitlichen Ableitöffnungen zur Reduktion des Venturi-Effektes (**c**)

4 Diagnostische und therapeutische Anwendungen

4.1 Laryngeale und tracheobronchiale Fremdkörper

Laryngeale und tracheobronchiale Fremdkörper treten gehäuft bei Kleinkindern und bei älteren Patienten auf mit entsprechend oft unsicheren anamnestischen Angaben. Auch die typischen Symptome wie Husten, Atemnot, Stridor und Zyanose können gelegentlich fehlen, so daß die *Indikation zur Laryngo-Tracheobronchoskopie* unter vorheriger Anfertigung eines Thorax-Röntgenbildes, *schon bei Fremdkörperverdacht, dringend* gestellt werden muß (Abb. 2). Dieses Vorgehen kann dazu beitragen, die Häufigkeit von chronischen Fremdkörpern mit komplizierenden bronchopulmonalen Folgeerkrankungen zu vermeiden (Lima 1989; McGuirt et al. 1988).

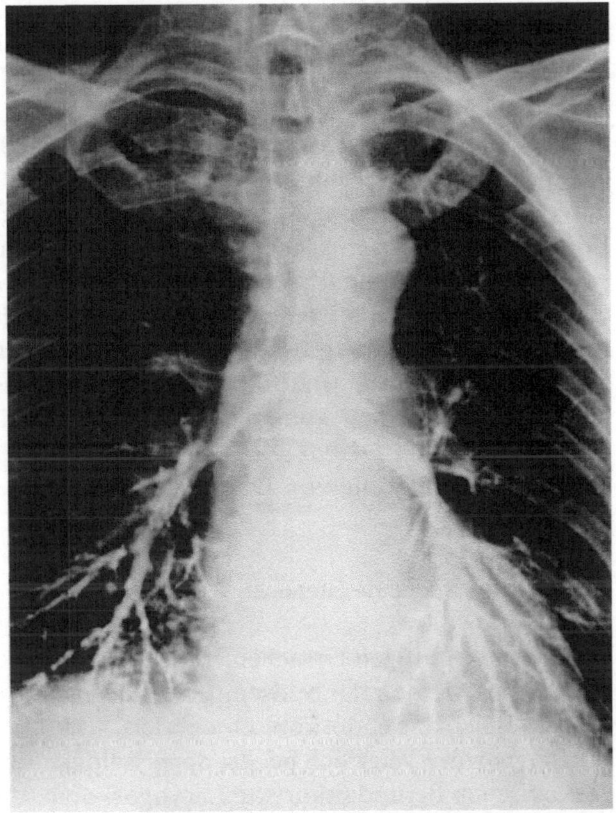

a

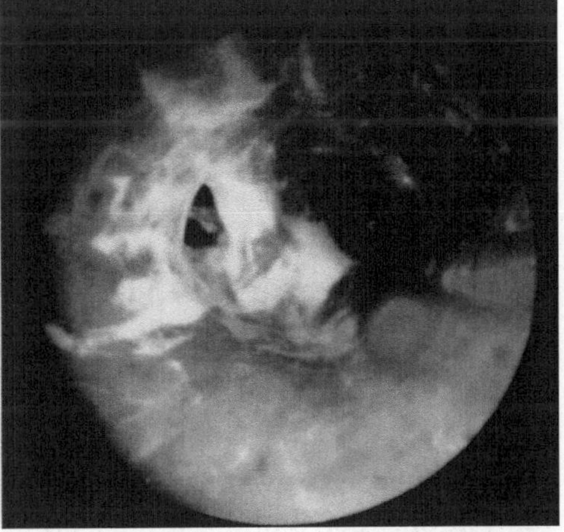

b

Abb. 2a, b. Iatrogenes Bronchogramm bei Zustand nach versuchter Darstellung eines Ösophagusfremdkörpers mit Barium (**a**), tracheobronchoskopisch schwer absaugbare zähe Kontrastmittelrückstände (**b**)

Zwar kann bei kooperativen Erwachsenen eine diagnostische Fibertracheobronchoskopie in Lokalanästhesie zur Fremdkörperlokalisation vorgenommen werden, wobei man aber beim anschließenden Extraktionsmanöver rasch an die Grenzen dieser Technik stößt.

Die *Vorteile der starren Endoskopie* mit dem Beatmungsbronchoskop in Allgemeinnarkose liegen in einer zuverlässigen Beatmungstechnik, einer mit der optischen Zange optimalen Sicht mit größerer Sicherheit der Fremdkörperentfernung und im fehlenden zeitlichen Druck, mit weniger psychischer Belastung für den endoskopierenden Arzt sowie den Patienten. Peripher liegende Fremdkörper können durch das starre Endoskoprohr kombiniert fiberendoskopisch entfernt werden, so daß eine indirekte Extraktion durch ein endoskopisch-röntgenologisches Verfahren kaum noch zur Anwendung kommt. Zu beachten ist das Vorhandensein von *simultan multiplen Fremdkörpern in etwa 5% der Fälle.* Hilfreich kann die vorherige Betrachtung von Duplikaten sein.

4.2 Laryngotracheale Stenosen

Unter den vielfältigen Ursachen von Stenosen des Larynx und der zervikalen Trachea werden die beidseitige Recurrensparese und Narbenstenosen nach Möglichkeit endoskopisch operiert.

Diagnostisch zeigt sich bei der **doppelseitigen Recurrensparese** im laryngoskopischen Befund (indirekte Laryngoskopie, Lupenlaryngoskopie, flexible fiberoptische Laryngoskopie) ein beidseitiger Stimmlippenstillstand mit engem Glottisspalt bei oft nur wenig heiserer Stimme.

Aus der Vielzahl von *Operationstechniken zur Glottiserweiterung* läßt sich ableiten, daß eine ideale Behandlungsmethode zur Beseitigung des Atemhindernisses mit gleichzeitiger Bewahrung einer guten Stimmqualität nicht existiert. Bei der translaryngealen Erweiterung des Kehlkopflumens (**Laminotomie der Krikoidplatte**) und der extralaryngealen Fixierung der Stimmlippe (**Laterofixation**), aber auch bei der klassischen endolaryngealen **Arytaenoidektomie** mit submuköser Hemichordektomie ist zur Sicherstellung der Atmung in der postoperativen Phase häufig eine präliminäre Tracheotomie notwendig. Bei modifizierten Methoden zur endolaryngealen Glottiserweiterung unter Entfernung nur des Processus vocalis des Aryknorpels und submuköser Ausdünnung der Stimmlippe, insbesondere aber bei der Anwendung des CO_2-Lasers als chirurgisches Instrument kann infolge der blutungsarmen Präparation und des nur leichtgradigen Ödems auf eine Tracheotomie verzichtet werden. Das derzeit am häufigsten angewandte Verfahren liegt somit in der **endolaryngealen CO_2-laserchirurgischen submukösen Stimmbandresektion**, wobei abhängig vom Stenosegrad der Aryknorpel nur teilweise (Processus-vocalis-Resektion) oder vollständig (Arytaenoidektomie) entfernt wird. Zum direkten Vergleich der Wertigkeit der verschiedenen glottiserweiternden Verfahren wäre eine randomisierte Studie mit prä- und postoperativer Dokumentation von Stimmqualität und extrathorakalen Atemwegswiderständen notwendig.

Langzeitintubation und *Tracheotomie* stellen im Sinne einer iatrogenen Spätkomplikation die häufigste Ursache **laryngotrachealer Narbenstenosen** dar, wobei das Engnis meistens subglottisch im Krikoidbereich lokalisiert ist. Zur endoskopischen Abklärung eignen sich besonders das Lupenlaryngoskop und das flexible Fiberendoskop. Ungünstige Voraussetzungen zur erfolgreichen konventionellen als auch CO_2-laserchirurgischen endoskopischen Stenosenabtragung bilden zirkuläre narbige Stenosen, eine vertikale Stenosenausdehnung über 1 cm, eine begleitende Tracheomalazie sowie Narben im Bereich der hinteren Kommissur mit Arytaenoidfixation. Allerdings wird auch durch mehrere schonende endoskopische Behandlungsversuche eine spätere Aufbauplastik nicht verunmöglicht.

Es existieren mehrere *laserchirurgische Techniken* zur Behandlung laryngotrachealer Narbenstenosen. Neben dem Verfahren radiärer Laserinzisionen (Shapshay et al. 1987) mit anschließenden Bougierungen scheint sich vor allem die sog. **Microtrapdoor-flap-Technik** durchzusetzen (Dedo u. Sooy 1984; Sutter u. Grossenbacher 1989). Bei dieser Methode wird die Narbe submukös reseziert und der breit gestielte Schleimhautlappen auf die Wundfläche zurückgelegt. Der Nutzen einer per- und postoperativen *Kortikosteroidgabe* wird kontrovers beurteilt, hingegen erscheint eine systemische prophylaktische *Antibiotika*verabreichung sinnvoll.

4.3 Juvenile rezidivierende laryngotracheale Papillomatose

Da der Langzeitverlauf der juvenilen rezidivierenden laryngotrachealen Papillomatose medikamentös nur ungenügend beeinflußt werden kann, gibt es keine Alternative zur **endoskopischen Papillomabtragung** mit dem Ziel der Freihaltung der Atemwege und der Bewahrung einer akzeptablen Stimmqualität. Mit der Zahl und Radikalität der operativen Eingriffe steigt das Risiko von Funktionsbeeinträchtigungen der Stimmbänder und irreversiblen *Narbenbildungen*. Der Nachweis von HPV (human papilloma virus)-DNA in angrenzendem histologisch normalem respiratorischem Epithel unterstützt die Strategie der möglichst schonenden Gewebeabtragung unter Verzicht auf eine absolute Papillomfreiheit (Steinberg et al. 1983). Die mikrolaryngoskopische CO_2-Laserchirurgie ermöglicht ein präzises und weitgehend blutungsfreies Abtragen der Papillome mit nur geringer postoperativer Ödembildung. Mit der **Laserbehandlung** sind die

Verläufe deutlich günstiger geworden und Tracheotomien sind nur noch in Ausnahmefällen notwendig. Die rezidivfreien Intervalle scheinen sich zu verlängern, wenn auch der Gesamtverlauf der Krankheit wahrscheinlich nicht beeinflußt werden kann.

4.4 Phonochirurgie

Phonochirurgie umfaßt alle operativen Eingriffe, welche eine Besserung der Stimmqualität zum Ziel haben. Im folgenden wird der Begriff enger gefaßt mit Darstellung nur der Korrekturen, welche Lage, Form und Spannungszustand der Stimmbänder betreffen, während die gutartigen raumfordernden stimmstörenden Kehlkopfveränderungen unter Abschn. 4.5 abgehandelt werden. Die **einseitige Stimmbandparese** ist die wichtigste Ursache des organisch bedingten insuffizienten Glottisschlusses, ähnliche Beschwerden verursacht das teilweise oder vollständig **fehlende Stimmband** nach Tumor-Chordektomie.

In der endoskopischen *Diagnostik* ist neben der obligaten Spiegeluntersuchung die *Stroboskopie* hilfreich. Im Bereich der gelähmten Stimmlippe zeigen sich verminderte bis aufgehobene Amplitudenbewegungen und Randkantenverschiebungen, während differentialdiagnostisch bei der Aryknorpelluxation das Schwingungsmuster ungestört ist.

Das Ziel der chirurgischen Intervention liegt in der *Medianverlagerung* des gelähmten Stimmbandes. Am geläufigsten ist die Technik der **parachordalen Injektion von Füllungsmaterialien** unter mikroskopischer Sicht in Allgemeinnarkose, wobei Teflon, Silikon oder Kollagen zur Anwendung kommen. Die Injektion unter direkter Sicht mittels einer gebogenen Larynxnadel in Lokalanästhesie ist technisch anspruchsvoller, ermöglicht allerdings eine unmittelbare visuelle und auditive Beurteilung der Stimmfunktion. Da die Tefloninjektion nicht in allen Fällen zu befriedigenden Resultaten führt (Abwanderung nach subglottisch oder nach medial zur freien Stimmbandkante, Ausbildung eines steifen nicht schwingungsfähigen Stimmbandes), wird von verschiedenen Autoren die Medialisierungschirurgie bevorzugt (externe Positionierung von Augmentationsmaterial wie autologer Knorpel oder Silikon lateral des Stimmbandes, Medialverlagerung eines Schildknorpelplattenanteils auf Stimmbandhöhe) (Maves et al. 1988). Der Erfolg dieser Eingriffe in Lokalanästhesie kann ebenfalls direkt akustisch und fiberoptisch mittels Video-Endoskopie kontrolliert werden.

4.5 Gutartige stimmstörende Kehlkopfveränderungen

Die *Diagnostik* der gutartigen stimmstörenden Kehlkopfveränderungen umfaßt unter Berücksichtigung der anamnestischen Angaben sowie der Leitsymptome Heiserkeit und allenfalls Stridor den bedarfsweisen Einsatz der verschiedenen Endoskopietechniken, wobei die Stroboskopie eine genauere Charakterisierung insbesondere von funktionellen, aber auch von organischen Stimmstörungen ermöglicht.

Diagnostisch unklare Befunde müssen zur histologischen Beurteilung immer operativ abgetragen werden.

Abhängig von der Diagnose werden die Veränderungen endoskopisch-mikrochirurgisch, konservativ mittels Stimmtherapie oder kombiniert behandelt. Die Technik der chirurgischen Abtragung richtet sich nach der Art der gutartigen Stimmlippenveränderung, wobei der Einsatz des CO_2-Lasers bei verschiedenen Läsionen infolge der guten Übersicht und der effizienten Hämostase deutliche Vorteile bringt.

Die Operation von **Stimmlippenpolypen, -zysten** und **Sängerknötchen** gelingt auch mit dem konventionellen mikrochirurgischen Instrumentarium mit gutem funktionellen Ergebnis, so daß sich der Lasereinsatz nicht in jedem Falle aufdrängt. Kontrollierte Untersuchungen zeigen, daß Laser-induzierte Wunden infolge herabgesetzter Fibroblastenaktivität mit beeinträchtigter Granulationsgewebsbildung langsamer abheilen als entsprechende mit einem Skalpell oder einer Schere gesetzte Läsionen (Durkin et al. 1986). Mit der geeigneten Wahl günstiger Laserparameter wie Intensität, Fokusdurchmesser und Einwirkungsdauer kann eine Verminderung der thermischen Gewebeschäden erzielt werden.

Die laserchirurgische Abtragung von **Intubations-** und **Kontaktgranulomen** ist wegen der geringen Blutung ebenfalls übersichtlicher als mit dem normalen Instrumentarium. Zudem scheint die Rezidivrate beim Lasereinsatz geringer zu sein.

Bei der Operation großer **Reinke-Ödeme** bringt der CO_2-Laser-Einsatz mit Microspot deutliche Vorteile, indem nach blutungsfreier Eröffnung des Stimmbandepithels und Absaugen der subepithelialen gallertig-ödematösen Flüssigkeit der allfällig um den Überschuß gekürzte Epithellappen nach lateral zurückgeklappt und in Form von Schweißnähten auf dem darunterliegenden Gewebe fixiert werden kann (Abb. 3) (Lumpkin et al. 1987).

Als Alternative zur meistens mit einer Tracheotomie einhergehenden Operation größerer **Laryngozelen** von außen findet in gewissen Fällen die endoskopische laserchirurgische Abtragung unter Marsupialisation von Taschenband und Morgagni-Ventrikel eine günstige Anwendung (Abb. 4) (Komisar 1987).

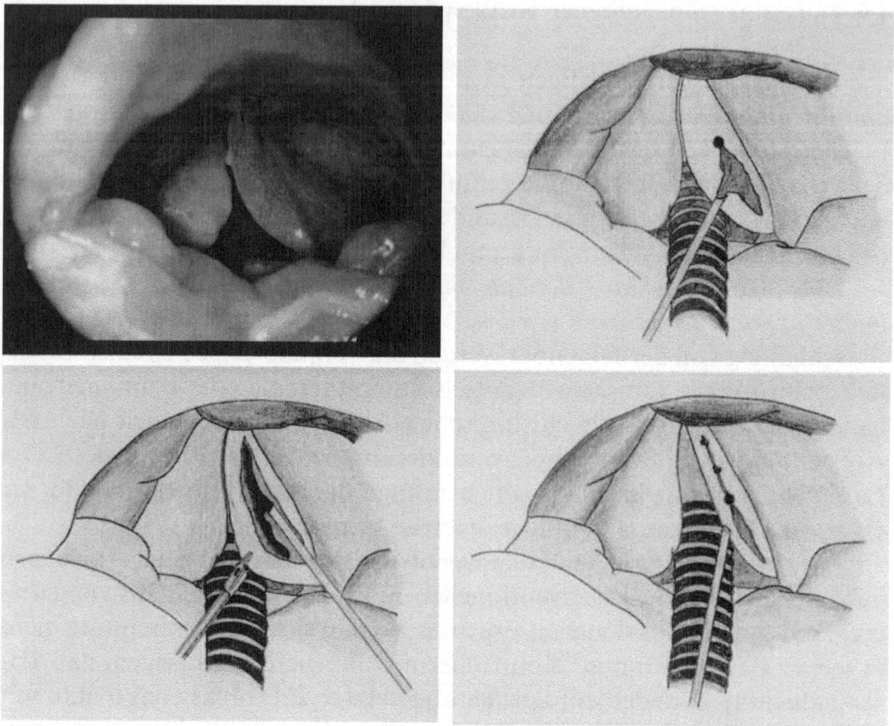

Abb. 3a–d. Reinke-Ödem (polypoide Chorditis) (**a**); Technik der CO_2-laserchirurgischen Abtragung mit dem Microspot: Eröffnung des Stimmbandepithels (**b**), Absaugen des subepithelialen Ödems (**c**), Zurückklappen und Verschweißen des Epithellappens (**d**)

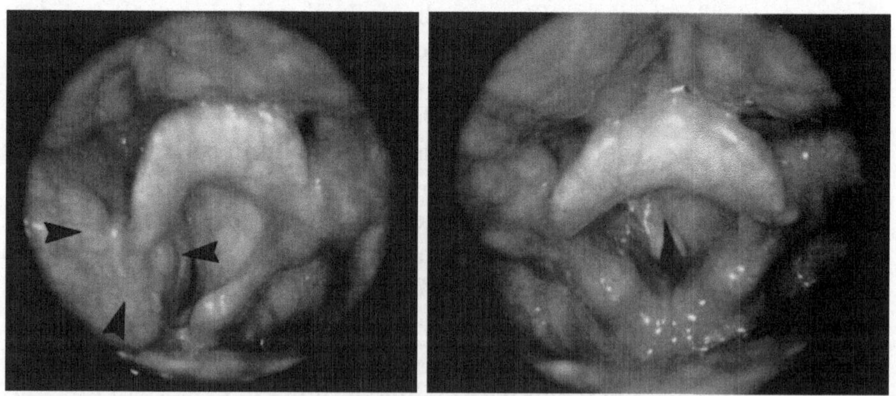

Abb. 4a, b. Kombinierte Laryngozele links (*Pfeilköpfe*), Endolarynx und Sinus piriformis partiell obstruierend (**a**), Zustand drei Wochen nach CO_2-laserchirurgischer endoskopischer Marsupialisation (**b**)

4.6 Endoskopische Diagnostik und Chirurgie beim Larynxkarzinom

Die Abklärung jeder länger als 3–4 Wochen andauernden Heiserkeit beginnt mit der *indirekten Laryngoskopie*. Bei ungünstigen anatomischen Verhältnissen (z. B. Zungengrundhyperplasie, überhängende Epiglottis) bzw. ungenügend kooperierenden Patienten kommen die *Lupenlaryngoskopie* oder die *flexible Rhinolaryngoskopie* mit den zusätzlichen Möglichkeiten von Photodokumentation und Stroboskopie zur Anwendung.

Jeder verdächtige Kehlkopfbefund wird im weiteren *mikrolaryngoskopisch* bezüglich seiner Lokalisation und Ausdehnung genau inspiziert. Da bei der Risikopatientengruppe von chronischen Rauchern und Alkoholkonsumenten in bis zu 25% der Fälle synchron oder metachron Mehrfachkarzinome im oberen Aerodigestivtrakt vorliegen, ist mittels einer *oberen Panendoskopie* immer eingehend nach einem **Zweittumor** (Mundhöhle, Rachen, Oesophagus, Tracheobronchialbaum) zu suchen. Das weitere Vorgehen ist nun abhängig von der prätherapeutischen TNM-Klassifizierung des vermuteten Karzinoms.

Grundsätzlich ist zu unterscheiden zwischen Karzinomen, die endoskopisch in kurativer Absicht operiert werden können und solchen, bei denen man sich infolge ihrer fortgeschrittenen Ausdehnung auf die Gewinnung einer Biopsie beschränken muß.

Bei der ersten Gruppe, beinhaltend **umschriebene Karzinome auf frei beweglichen Stimmlippen** (Carcinoma in situ, mikroinvasives Karzinom, Stadien $T_{1a,1b}$), sollten Biopsie und endgültige Entfernung nach Möglichkeit in einem Eingriff zusammengefaßt werden (Kleinsasser 1976). Der Operationsvorgang wird durch die Anwendung des CO_2-Lasers im Sinne einer präzisen Schnittführung und einer durch praktisch fehlende Blutung guten Übersicht erleichtert. Je nach Tiefenausdehnung werden eine mikrochirurgische **Stimmlippendekortikation** (hochgradige Dysplasie, Carcinoma in situ) oder eine Stimmlippenentfernung (=**Chordektomie**) (T_1-Stadien), allenfalls einschließlich des Schildknorpelperichondriums, durchgeführt. Der *Befall der gegenseitigen Stimmlippe* über die vordere Kommissur stellt eine relative *Kontraindikation* für eine endoskopische Resektion dar. **Verruköse Karzinome** werden ebenfalls bevorzugt CO_2-laserchirurgisch auf endoskopischem Weg abgetragen, zumal sie in ihrem biologischen Verhalten eher zu den gutartigen Veränderungen zu zählen sind. Von größter Wichtigkeit ist eine exakte *histologische Kontrolle* des Exzisates unter Aufarbeitung in Stufenserienschnitten. Bei Verwendung eines scharf fokussierten Laserstrahls (Microspot) ist die Nekrosezone sehr schmal und schränkt die Beurteilung der Randzonen nicht ein. Bei histologisch nicht gesicherter vollständiger Tumorentfernung soll die Nachoperation unmittelbar erfolgen.

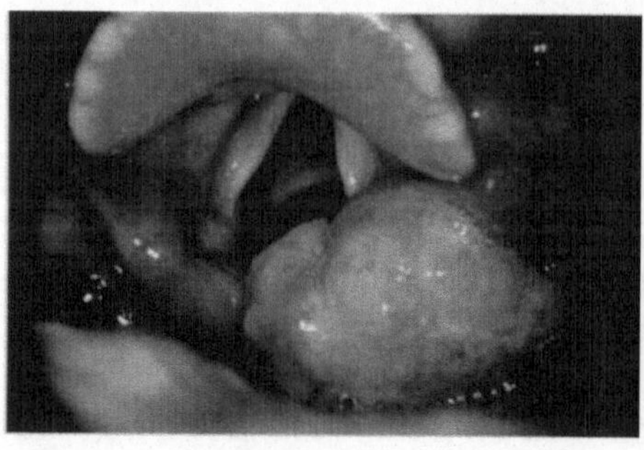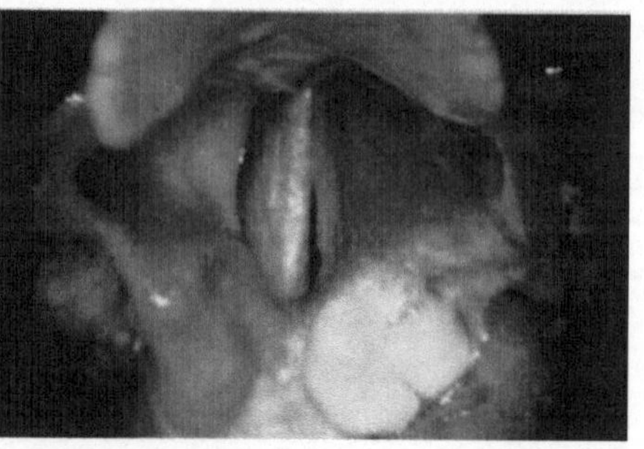

Abb. 5a, b. Supraglottisches obstruierendes Larynxkarzinom der aryepiglottischen Falte rechts (**a**), Zustand zehn Tage nach histologisch vollständiger endolaryngealer Abtragung mit dem CO_2-Laser, Resektionsfläche fibrinbelegt (**b**)

Ausgedehntere endoskopische Tumorresektionen bis zur Exenteratio des Kehlkopfes sind zwar auch bei fortgeschrittenen Larynxkarzinomen (Stadien T_2, T_3) mit dem CO_2-Laser technisch durchführbar, aus kanzerologischer Sicht aber fragwürdig. Man operiert in den lateralen Endolarynxweichteilen tangential mit ungenügender Übersicht. Knorpelinfiltrationen sind nicht kontrollierbar.

Zur zweiten Gruppe gehören bezüglich Tiefeninfiltration und Oberflächenausdehnung **fortgeschrittene Karzinome** (Stadien $T_2 - T_4$). Diese werden konventionell oder CO_2-laserchirurgisch biopsiert und nach Diagnosesicherung der weiteren chirurgischen (Larynxteilresektion, totale Laryngektomie), allenfalls radiotherapeutischen Therapie zugeführt. Eine wertvolle Anwendung des CO_2-Lasers liegt in der endolaryngealen Abtragung („Debulking") voluminöser exophytischer, die Atmung verlegender Tumormassen. Mit dieser palliativen Tumorverkleinerung kann eine Tracheotomie, welche die kurativen Aussichten einer anschließenden Laryngektomie möglicherweise einschränkt, meistens vermieden werden. In ausgewählten Fällen ist es möglich, umschriebene obstruierende supraglottische Larynxtumoren endoskopisch CO_2-laserchirurgisch radikal zu entfernen (Abb. 5).

4.7 Intubation und Endoskopie

Bei **schwierigen Intubationsverhältnissen** mit direkt laryngoskopisch nicht einsehbarem Larynx (stark überhängende Epiglottis, supraglottische Raumforderungen, nicht mögliche Mundöffnung, Beweglichkeitseinschränkungen der Halswirbelsäule) kann der *auf ein flexibles Bronchoskop aufgefädelte Intubationstubus transnasal* unter Sicht eingelegt werden. Empfohlen wird auch die Intubationshilfe mit starren Optiken, wobei die in den Oropharynx vorgeschobene Winkeloptik temporär am Laryngoskop fixiert wird (Bumm et al. 1988). Unter Notfallbedingungen wird der Patient direkt bronchoskopisch mit dem starren Rohr intubiert.

Damit beim **langzeitintubierten Patienten** die Indikation zur sekundären Tracheotomie rechtzeitig gestellt werden kann, sind zur Beurteilung tubusbedingter laryngotrachealer Schleimhautschäden regelmäßig fiberendoskopische Kontrollen notwendig. Durch eine *partielle, endoskopisch kontrollierte Extubation* bis knapp oberhalb der Glottisebene mit anschließender Reintubation können die Verhältnisse im Cuff-Bereich, im subglottischen Raum und im Larynx exakt eingesehen werden (Oberascher 1988). Zur Verbesserung der Sekretdrainage wird gleichzeitig eine Tracheobronchialtoilette durchgeführt mit allfälliger mikrobiologischer Untersuchung von Bronchialsekret.

Nach **Tracheotomie** eignet sich das Fiber-Rhinolaryngoskop zur Überprüfung der korrekten Kanülenlage.

4.8 Diagnostische Tracheobronchoskopie

4.8.1 Indikationen und Kontraindikationen

Die *Indikationen* zur diagnostischen Bronchoskopie ergeben sich einerseits aus klinischen Symptomen, andererseits aus vorliegenden radiologischen und funktionsanalytischen Befunden. Die häufigen uncharakteristischen Symptome wie Husten, Stridor, Asthma und Blutbeimengungen im Auswurf erfordern bei nicht eindeutig bekannter Ursache eine bronchoskopische Abklärung (Tabellen 4, 5).

Die Bronchoskopie mit Materialentnahme kann zur Klärung radiologischer und lungenfunktionsanalytischer Befunde beitragen.

Tabelle 4. Indikationen zur starren Tracheobronchoskopie

Kinderbronchoskopie	
Operative Eingriffe:	Fremdkörper
	stärkere Blutung
	hochgradige Atemwegsstenose
	hochvisköses Sekret („Lavage")
	Lasertherapie
Negative Biopsie nach flexibler Endoskopie	
Problematische Ventilation:	sicherer Beatmungszugang
	hohe O_2-Zumischung
Optimale Befunddokumentation	

Tabelle 5. Indikationen zur flexiblen Tracheobronchoskopie

Neugeborenenendoskopie (mit ultradünnem Fiberskop über Tubus)
Intubationshilfe
Endoskopische Kontrolle bei Langzeitintubation
Endoskopie bei Tracheostoma (Kontrolle der Kanülenlage, Zustand nach Laryng-
ektomie)
Verdacht auf periphere Bronchialerkrankung, unklare Lungenparenchymaffek-
tionen
Übersichts-Tracheobronchoskopie

Eine *absolute Kontraindikation* zur Bronchoskopie besteht dann, wenn
der Gefährdungsgrad des Patienten größer ist als der zu erwartende Nutzen, wobei die technischen Voraussetzungen sowie die Fähigkeiten und
Erfahrung des Untersuchers und des Anästhesisten mitentscheidend sind.
So kann zum Beispiel der Zustand eines respiratorisch insuffizienten Patienten mit mechanisch bedingter hochgradiger Stenose rasch gebessert
werden, während unter ungünstigen Voraussetzungen ein anscheinend
noch stabiler Asthmapatient akut gefährdet werden kann. Durch geeignete Voruntersuchungen (Röntgen-Thoraxaufnahmen, EKG, Spirome-
trie, Blutgasanalyse, Laborwerte) läßt sich das Risiko eines unerwarteten
Zwischenfalls stark reduzieren.

4.8.2 Materialgewinnung

Bronchialsekret

Das Bronchialsekret wird über einen Katheter oder den Instrumentierkanal des Endoskops abgesaugt, in einer Sekretfalle aufgefangen und der
zytologischen und/oder bakteriologischen Untersuchung zugeführt. Trotz
der Möglichkeit einer Kontamination der gewonnenen Sekrete scheinen
auch ohne spezielle Entnahmevorrichtungen die Erregerspektren bronchopulmonaler Infekte für klinische Belange repräsentativ; wichtig sind
der rasche Transport und die sofortige Probenaufbereitung im mikrobiologischen Labor.

Bronchoalveoläre Lavage (BAL)

Die BAL, d.h. die definierte Spülung eines Lappen- oder Segmentbron-
chus in fraktionierten Mengen zur Gewinnung von Lavageflüssigkeit aus
dem Alveolarraum, hat sich bewährt zur Diagnostik der **Pneumocystis-
carinii-Pneumonie**. Aus der Relation von T-Helfer- zu T-Suppressorzellen
ergeben sich Hinweise auf die Aktivität einer **Sarkoidose**. Die wesentliche,

allerdings meist harmlose *Komplikation* der BAL liegt in einem kurzfristigen, nicht antibiotisch behandlungsbedürftigen Temperaturanstieg.

Endobronchiale Biopsie

Bei der starren im Vergleich zur flexiblen Endoskopie ist zwar das Risiko einer stärkeren Blutung durch die größere Biopsiezange etwas höher, wird aber durch den Vorteil der wesentlich besseren diagnostischen Ausbeute mehr als aufgewogen. Operative Eingriffe zur Stillung einer starken Blutung sind extrem selten notwendig.

Transbronchiale Biopsie

Die transbronchiale Gewebeentnahme zur Diagnostik peripher umschriebener Lungenparenchymprozesse oder diffuser Lungenparenchymerkrankungen (interstitielle Lungenerkrankungen, Lungenfibrosen) wird mit dem **flexiblen Endoskop** durchgeführt. Bei der Biopsie mit einer in einen peripher gelegenen Bronchus vorgeschobenen Zange wird zusammen mit der Bronchuswand umgebendes Lungengewebe gewonnen. Gerät man mit der Zange zu weit in subpleurales Lungengewebe, so besteht die Gefahr eines **Pneumothorax**. Schwere Blutungen nach transbronchialer Biopsie sind selten.

Materialentnahme mit Katheter, Bürste und Nadel

Mit Katheter und Bürste kann oberflächlich gelegenes Material zur zytologischen oder mikrobiologischen Untersuchung gewonnen werden, während die flexible Nadelpunktionsbiopsie der Gewinnung von Zellen aus tieferliegenden Gewebsbereichen dient. Letztere Methode zur Punktion paratrachealer und subkarinaler Lymphknoten ist allerdings nicht ungefährlich und geht häufig mit *falsch negativen Ergebnissen* einher.

4.9 Therapeutische Tracheobronchoskopie

Die Absaugung von retiniertem oder aspiriertem flüssigem Material und die Fremdkörperentfernung mit dem starren oder flexiblen Endoskop werden in den entsprechenden Abschnitten berücksichtigt. Weitere Anwendungen der therapeutischen Bronchoskopie liegen unter günstigen Umständen im Verschluß von Fisteln mit Fibrinkleber, in der endoskopischen Tubusimplantation bei anders nicht behebbaren zentralen Atemwegsstenosen und in der Tamponade lokalisierter Blutungsquellen durch Bronchusblockade mit Ballonkathetern (Tabelle 6).

Tabelle 6. Indikationen zur therapeutischen Tracheobronchoskopie

Sekretverhalt	
Aspiration	
Zentrale Atemwegsstenose:	Fremdkörperentfernung Laserrekanalisation Stenosenbougierung, Tubuseinlage Endobrachyradiotherapie
Bronchusfistel:	Fistelklebung innere Schienung
Hämoptoe:	Laserkoagulation Tubuseinlage Bronchusblockade
Intubationsprobleme, Tubuskontrolle	

Im folgenden wird näher eingegangen auf die beiden Verfahren der endobronchialen Laseranwendung zur Abtragung von endotracheobronchialen Tumoren und der endoskopisch plazierten endoluminalen Radiotherapie (Afterloading-Technik).

4.9.1 Endobronchiale Laseranwendung

Die günstigen Eigenschaften der Lasertherapie (berührungsfreie Applikation, gut sichtbare und steuerbare Wirkung, Koagulation von Blutungen) haben die Anwendung von mechanischen Instrumenten, elektrischen Diathermiesonden und Kryosonden zur Behandlung von endotracheobronchialen bis an die Bronchuswand reichenden Prozessen (maligne oder benigne Tumoren, Narbenstenosen) weitgehend zurückgedrängt.

Veränderungen im Bereich der **Trachea** werden bevorzugt über ein starres Tracheoskop mit dem CO_2-Laser abgetragen, während für den Einsatz an den **zentralen Bronchusabschnitten** vorwiegend der Nd:YAG-Laser zur Anwendung kommt. Der Nd:YAG-Laserstrahl kann sowohl über ein starres als auch über ein flexibles Bronchoskop ins Bronchialsystem eingespiegelt werden, wobei auch beim fiberoptischen System die Ventilation über ein starres Bronchoskoprohr gesichert werden muß.

4.9.2 Endobrachyradiotherapie (Afterloading-Technik)

Bei der endobronchialen Bestrahlungstherapie wird eine hochaktive Strahlenquelle (Iridium 192) über einen zuvor endoskopisch eingelegten Katheter an den Tumor herangeführt. Die Intensität der Strahlung fällt mit zunehmender Distanz steil ab, so daß die umliegenden häufig durch eine vorangegangene perkutane Radiotherapie schon vorbelasteten Organe geschont werden. Es bestehen berechtigte Hoffnungen, daß aus allgemeinen oder lokalen Gründen nicht operable Tumoren unter Kombination der Laser- und der endobronchialen Radiotherapie gegebenenfalls kurativ angegangen werden können.

4.10 Video-Fiberendoskopie zur Schnarchdiagnostik

Die flexible nasopharyngeale Videoendoskopie im Wachzustand ist Teil der Routinediagnostik bei habituellen Schnarchern und Patienten mit obstruktivem Schlaf-Apnoe-Syndrom (Schäfer et al. 1989); sie gibt Hinweise auf relevante anatomisch-funktionelle Veränderungen und den Obstruktionsort beim willentlichen Schnarchen.

Neben den im Vordergrund stehenden *pharyngealen Engen* von weichem Gaumen und Zungengrund findet sich in bis zu 10% der Patienten mit obstruktivem Schlaf-Apnoe-Syndrom die Obstruktion im *Larynxbereich*, am häufigsten in Form des Wegklappens der Epiglottis mit deckelartigem Verschluß des Larynxeinganges in der inspiratorischen Phase des Schnarchens.

Aus der besseren Erkennung des Schnarchäquivalentes ergibt sich eine gezielte Indikationsstellung für Therapien, insbesondere kann die Wirksamkeit operativer Maßnahmen besser vorhergesagt werden.

Danksagung

Die Firma Storz, mit deren photographischem Instrumentarium (Lupenlaryngoskop, Hopkins-Staboptiken, TTL-Blitzkamera) die endoskopischen Aufnahmen vorgenommen wurden, hat den Abdruck der farbigen Abbildungen in dankenswerter Weise ermöglicht.

Literatur

Barth V (1982) Die Lupenstroboskopie als Möglichkeit der Funktionsdiagnostik von Stimmstörungen und Stimmlippenprozessen. Wolf, Knittlingen

Berlien HP, Müller G (1989) Angewandte Lasermedizin. Ecomed, Landsberg

Bumm P, Botev S, Dürr C (1988) Endoskopisch kontrollierte Intubation. Arch Otorhinolaryngol (Suppl II): 221–223

Cohen SR, Herbert WI, Thompson JW (1988) Anesthesia management of microlaryngeal laser surgery in children: Apneic technique anesthesia. Laryngoscope 98: 347–348

Crockett DM, Scamman FL, McCabe BF, Lusk RP, Gray SD (1987) Venturi jet ventilation for microlaryngoscopy: Technique, complications, pitfalls. Laryngoscope 97: 1326–1330

Dedo HH, Sooy CD (1984) Endoscopic laser repair of posterior glottic, subglottic and tracheal stenosis by division or microtrapdoor flap. Laryngoscope 94:445–450

Durkin GE, Duncavage JA, Toohill RJ, et al. (1986) Wound healing of true vocal cord squamous epithelium after CO_2 laser ablation and cup forceps stripping. Otolaryngol Head Neck Surg 95:273–277

Fontenot R, Bailey BJ, Stiernberg CM, Jenicek JA (1987) Endotracheal tube safety during laser surgery. Laryngoscope 97:919–921

Fried MP (1988) The KTP-532 laser in head and neck surgery. KTP-532 Clinical Update 16

Fried MP, Vernick DM, Breslyn KA, Moll ERS (1987) Head and neck applications of the milliwatt laser. Lasers Surg Med 7:46–50

Grossenbacher R (1985) Laserchirurgie in der Oto-Rhino-Laryngologie. Thieme, Stuttgart

Grossenbacher R, Sutter R (1988) Carbon dioxide laser surgery in otorhinolaryngology: Pulsed beam versus continous wave beam. Ann Otol Rhinol Laryngol 97:222–228

Hartwein J, Kessler G (1989) HF-Jet-Ventilation bei notfallmäßiger Trachealpunktion. Laryngol Rhinol Otol (Stuttg) 68:186–187

Heine P, Axhausen M (1988) Anaesthesie und Laserchirurgie im Hals-Nasen-Ohrenbereich. Anaesthesist 37:10–18

Hill RS, Koltai PJ, Parnes SM (1987) Airway complications from laryngoscopy and panendoscopy. Ann Otol Rhinol Laryngol 96:691–694

Kleinsasser O (1976) Mikrolaryngoskopie und endolaryngeale Mikrochirurgie. Schattauer, Stuttgart

Kleinsasser O, Glanz H, Kimmich T (1988) Endoskopische Chirurgie bei Stimmlippenkarzinomen. HNO 36:412–416

Komisar A (1987) Laser laryngoscopic management of internal laryngocele. Laryngoscope 97:368–369

Lima JA (1989) Laryngeal foreign bodies in children. A persistent, life-threatening problem. Laryngoscope 99:415–420

Loré JM (1987) Telescopic endolaryngeal surgery. Ann Otol Rhinol Laryngol 96:525–526

Lumpkin SMM, Bishop SG, Bennett S (1987) Comparison of surgical techniques in the treatment of laryngeal polypoid degeneration. Ann Otol Rhinol Laryngol 96:254–257

Maves MD, McCabe BF, Gray S (1988) Phonosurgery: Indications and pitfalls. Ann Otol Rhinol Laryngol 98:577–580

McGuirt WF, Holmes KD, Feehs R, Browne JD (1988) Tracheobronchial foreign bodies. Laryngoscope 98:615–618

Oberascher G (1988) Endoskopisches Konzept und fiberoptische Technik zum Monitoring bei Langzeitintubation. HNO 36:60–67

Painter C, Komiyama S (1987) On buying a telescope for videolaryngoscopy. Laryngoscope 97:758–763

Parkin JL, Dixon JA (1985) Argon laser treatment of head and neck vascular lesions. Otolaryngol Head Neck Surg 93:211–216

Schäfer J, Pirsig W, Lenders H, Meyer C (1989) Was bringt die nasopharyngeale Video-Fiberendoskopie für die Diagnostik von Schnarchern und Patienten mit obstruktiver Apnoe? Laryngol Rhinol Otol (Stuttg) 68:521–528

Shapshay SM, Beamis JF, Hybels RL, Bohigian RK (1987) Endoscopic treatment of subglottic and tracheal stenosis by radial laser incision and dilation. Ann Otol Rhinol Laryngol 96:661–664

Steinberg BM, Too WL, Schneider PS, Abramson AL (1983) Laryngeal papillomavirus infection during clinical remission. N Engl J Med 308:1261–1264

Sutter R, Grossenbacher R (1989) Stellenwert der endoskopischen CO_2-Laserchirurgie bei subglottischen Stenosen. Laryngol Rhinol Otol (Stuttg) 68:323–326

Thumfart W, Gschwandtner R (1980) Die Elektroneurographie der Kehlkopfnerven mittels lupenendoskopischer EMG-Ableitung aus dem Kehlkopf des wachen Patienten. Laryngol Rhinol 59:727–736

Ward RF, Arnold JE, Healy GB (1987) Flexible minibronchoscopy in children. Ann Otol Rhinol Laryngol 96:645–649

Weisberger EC, Miner JD (1988) Apneic anesthesia for improved endoscopic removal of laryngeal papillomata. Laryngoscope 98:693–697

Weymuller EA, Paugh D, Pavlin EG, Cummings CW (1987) Management of difficult airway problems with percutaneous transtracheal ventilation. Ann Otol Rhinol Laryngol 96:34–37

Verletzungen des Kehlkopfes und der Trachea – Formen, Diagnose und Grundsätze der Erstversorgung

H. Ganz

1 Vorbemerkung

Verletzungen der Halsweichteile und -organe kommen sehr viel seltener vor als die von Gesicht und Gesichtsschädelknochen. Gründe hierfür sind:

- Die vordere Halsregion ist durch die vorspringenden knöchernen Strukturen des Unterkiefers einerseits und des Schlüsselbein-Schulterbereiches andererseits geschützt.
- Man senkt bei Gefahr instinktiv den Kopf auf die Brust.
- Kehlkopf und Trachea können infolge ihrer elastischen Aufhängung etwas ausweichen und so die Wirkung des Traumas abschwächen.

Auf der anderen Seite ist jede schwere Verletzung der unteren Atemwege unmittelbar lebensbedrohlich durch Atemnot und Blutaspiration.

2 Verletzungsmechanismen und -typen

Luftwegsverletzungen können entstehen

a) **von außen** durch

- *scharfe Gewalteinwirkung*, immer mit Durchtrennung der Haut. Die Letalität penetrierender Halsläsionen liegt nach Jones et al. (1976) zwischen 4 und 11%.

HNO Praxis Heute 11
H. Ganz, W. Schätzle (Hrsg.)
© Springer-Verlag Berlin Heidelberg 1991

Schnitt- und Stichverletzungen des Halses entstehen seltener bei Unfällen, wenn eine Fensterscheibe oder ein Spiegel zersplittert, wenn beim Autounfall der nicht angeschnallte Insasse „durch die Scheibe geht" oder andererseits der Diagonalteil des Sicherheitsgurtes am Hals einschneidet. Etwas häufiger sieht man diese Verletzungen als Folge von Messerstechereien sowie Mord- oder Selbstmordversuch durch Halsschnitt. Im Krankengut von v. Ilberg (1982) überwogen die Suizidfälle. Die primäre Letalität dieser letztgenannten Verletzungen ist hoch, d. h. viele Patienten erreichen die Klinik nicht mehr lebend.

Bei *stumpfer Gewalteinwirkung* bleibt dagegen die Haut meist intakt. Entsprechende Läsionen sind wesentlich häufiger als die penetrierenden Verletzungen. Sie entstehen durch Würgen oder Strangulationen, aber auch durch direkten Stoß, Schlag oder Aufprall. Bei der *Berufsarbeit* sind hochschnellende Werkstücke und von laufenden Maschinen (Rasenmäher!) abspringende Teile Verletzungsursachen. Den *Autofahrer* kann beim Auffahrunfall oder Frontalzusammenstoß infolge Aufschlagens auf Lenkrad oder Armaturenbrett eine stumpfe Halsverletzung ereilen, die im typischen Fall zum Trachealabriß führt.

Halsverletzungen durch *Schußwaffen* sind in Friedenszeiten selten. Hier gibt es keine „typischen" Verletzungen, da der Schußkanal in jeder Richtung verlaufen kann. Mord- oder Selbstmordversuch durch Halsschuß sind selten. Eher löst sich bei unvorsichtigem Hantieren mit Jagdwaffen einmal ein Schuß. In neuester Zeit sind Aktivitäten von Terroristen bzw. Flugzeugentführern ein spezifisches Ursachenbündel für Schußverletzungen geworden. Halsschüsse sind in ihrer Mehrzahl primär tödlich.

b) von innen durch

- *eingespießte Fremdkörper* und die Versuche der *endoskopischen Entfernung*. Schon der Fremdkörper selbst kann lebensbedrohlich werden, wenn er das Kehlkopf- oder Tracheallumen nahezu vollständig verlegt (selten). Weniger bekannt ist, daß auch verschluckte Fremdkörper in der ersten Speiseröhrenenge durch Vordrängen der Pars membranacea der Trachea Atemnot auslösen (Rettinger 1986), ganz zu schweigen vom sog. Bolustod in solchen Fällen.
- *Verbrühungen und Verätzungen*. Während bei Verätzungen vorwiegend der Kehlkopfeingang sowie die Speisewege geschädigt werden mit den möglichen Folgen Schock, Magenperforation sowie später Ösophagusstrikturen, sind bei der Verbrühung auch die Luftwege betroffen, infolge Einatmung der heißen Dämpfe. Bleibende Wandschädigungen mit Neigung zu rezidivierender Stenose sind vorwiegend subglottisch zu befürchten (Kleinsasser u. Schulze 1990).

- *Verbrennungen der Luftwege.* Sie entstehen durch Aspiration glühender Gegenstände, neuerdings gelegentlich auch durch die Lasertherapie.
- *Intubation, Tracheotomie und Endoskopie* (Intubationsgranulome, Wandschäden mit dem Endresultat der laryngotrachealen Narbenstenose). Einzelheiten siehe bei v. Ilberg (1982).

Eine relativ seltene innere Luftwegsverletzung ist die isolierte

Aryknorpelluxation. Bei der Laryngoskopie ist sie zu erkennen an

- Stillstand der Stimmlippe,
- Schwellung der Arygegend,
- abnormer Stellung des Aryknorpels, in der Regel mit Verlagerung nach vorne.

Therapeutisch wird im frischen Zustand der Versuch der endoskopischen Reposition empfohlen. Später bleibt nur noch die totale oder partielle Resektion des Aryknorpels (Schulze 1990).

Bei allen *äußeren Verletzungen* sind folgende **Mitverletzungen** möglich:
- Wandschädigungen der Blutgefäße bis zur lebensbedrohlichen Karotiseröffnung,
- Zerreißungen und Quetschungen der Schilddrüse,
- Ruptur oder Zertrümmerung von Kehlkopf und Luftröhre,
- Einrisse in Hypopharynx und oberem Ösophagus,
- Hirnnerven- und Plexusläsionen,
- Schleudertrauma und direkte Verletzung der Halswirbelsäule,
- Speicheldrüsenverletzungen.

Denecke zitierte 1968 eine Statistik von Stein, die unter 200 Krankheitsfällen mit scharfer Halsverletzung in 15,5% Mitverletzungen der Blutgefäße, in 9,5% Verletzungen von Larynx und Trachea und in 1,5% solche des Pharynx und Ösophagus ergeben hatte.

Verletzungen der großen Blutgefäße sind praktisch nur bei scharfen Traumen zu erwarten. Dagegen kommen Läsionen der Schilddrüse auch bei stumpfen Halstraumen vor. Es können große Hämatome mit Kompression der Trachea resultieren. Ist die Schilddrüse im Rahmen einer Verletzung des Atemrohres mit betroffen, was in typischer Weise beim Trachealabriß erfolgt, so kann es lebensbedrohlich in die unteren Luftwege bluten. Die Gefahr einer derartigen Blutung besteht auch bei der nicht lege artis ausgeführten Koniotomie oder mittleren Tracheotomie.

Bei den **Verletzungen der unteren Luftwege** selbst unterscheiden wir

1. bei *scharfer Eröffnung*

a) die **supraglottische Eröffnung** zwischen Zungenbein und Schildknorpeloberkante, auch mit teilweiser oder vollständiger Abtrennung der Epiglottis (Selbstmörderschnitt; Abb. 1);

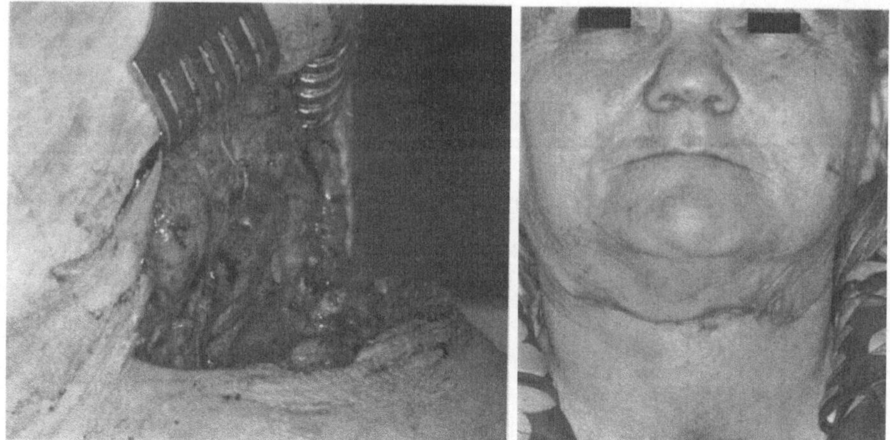

a   b

Abb. 1. a Supraglottische Eröffnung der Luftwege durch Suizidversuch bei 61jähriger Frau. Der Kehldeckel ist durchtrennt. Wie durch ein Wunder keine Verletzung großer Gefäße. **b** Zustand nach der Primärversorgung

b) die **subglottische Eröffnung** zwischen Schild- und Ringknorpel („Koniotomie");

c) die Eröffnung zwischen Ringknorpel und erstem Trachealring = **Trachealabtrennung**, analog dem Trachealabriß.

Geht der Halsschnitt sehr tief, so ist außer einer Verletzung großer Halsgefäße mit Lebensgefahr auch eine **Miteröffnung der Speisewege** zu befürchten. Speisewegsperforationen sind unbedingt bei der Erstversorgung mit einzubeziehen. Sie können – sofern diskret – bei primär stark blutenden und unübersichtlichen Verletzungen leicht übersehen werden. Das rächt sich durch Halsphlegmonen bis zur Mediastinalphlegmone und eine Trübung der Prognose bis zu einer Letalität von 86% (siehe bei v. Ilberg 1982). Bestenfalls kommt es nur zu inneren oder äußeren Speichelfisteln (ösophagotracheale Fisteln).

2. Bei *stumpfer Gewalt* muß unterschieden werden zwischen dem *horizontalen Stoß*, wobei der Kehlkopf gegen die Halswirbelsäule gepreßt wird, sowie einer *Längsüberdehnung des Atemrohres*. Letztere ereignet sich bei Aufprall mit überstrecktem Hals, auch durch Stoß in den Rücken, sowie Peitschenschlagtrauma bei fehlender oder nicht richtig justierter Kopfstütze im Rahmen eines Auto-Auffahrunfalles.
Beim direkten Stoß komt es zu einer Verformung des Kehlkopfskeletts, die vom jugendlichen, rein knorpeligen Organ ohne größere Fraktur toleriert werden, beim teilweise verknöcherten Kehlkopfskelet älterer Leute aber eine Zertrümmerung bedeuten kann. Öfters sieht man auch Vertikalfrakturen des Schildknorpels in oder neben der Mittellinie.

Also:

a) **Kehlkopftrümmerfraktur;**
b) **Schildknorpel-Vertikalfraktur.**

Bei vertikaler, ruckartiger Überdehnung entstehen dagegen

Rupturen des Luftwegsrohres.

Mit Schulze u. Kleinsasser (1977) unterscheiden wir:

a) **Supraglottische Ruptur**

Hierbei geht der Riß durch die Membrana hyothyreoidea und den
Petiolus epiglottidis, sowie durch den Sinus Morgagni. Dieser Rupturtyp bedeutet eine Abtrennung der oberen Kehlkopfetage vom Rest des
Organs (Abb. 2a). Die Epiglottis kippt dabei nach hinten, die Taschen-
falten prolabieren ins Kehlkopflumen. Zu sehen ist die Ruptur nur
endoskopisch. Unterbleibt die operative Versorgung, entsteht eine Narbenstenose im Taschenfaltenniveau vorne.

b) **Subglottische Ruptur**

Bei diesem sehr seltenen Verletzungstyp reißt das ligamentum cricothyreoideum (conicum) sowie der Conus elasticus der Stimmlippen.
Schild- und Ringknorpel weichen vorne auseinander. Unterbleibt die
Versorgung, wächst von vorne Narbengewebe ein und verursacht eine
subglottische Stenose (Abb. 2b).

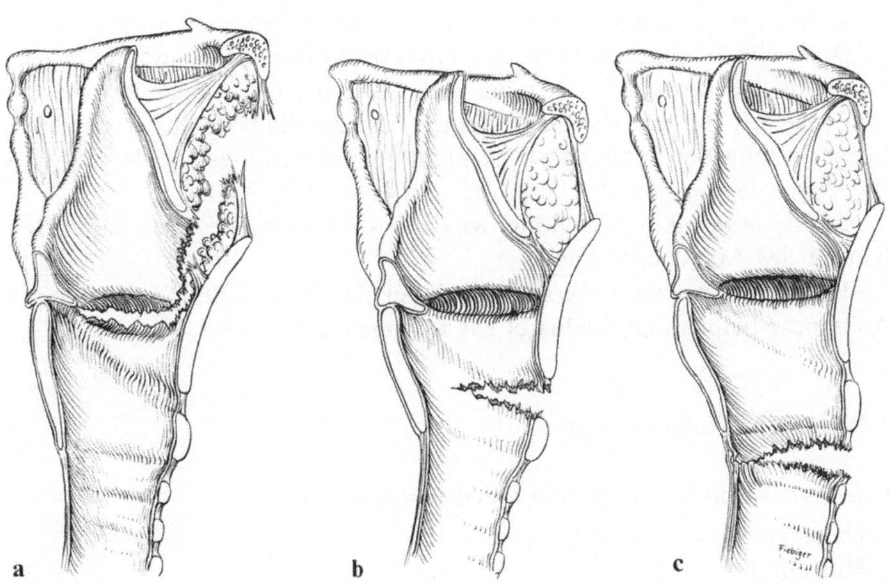

Abb. 2a–c. Larynxrupturen. **a** Supraglottische, **b** subglottische und **c** laryngotracheale Ruptur

c) Laryngotracheale Ruptur

Bei diesem häufigsten Rupturtyp handelt es sich um einen Abriß der Trachea vom Kehlkopf, der partiell (pars membranacea als Brücke erhalten) oder total sein kann (Abb. 2c). Meist kommt es zumindest einseitig zu einer **Rekurrensverletzung**, nicht selten zu Einrissen der **Schilddrüse** mit bedrohlicher Blutung ins Luftwegsrohr. Als Folgezustand der unversorgten Verletzung resultiert eine Abknickung der Trachealachse nach hinten sowie eine keilförmige Narbenstenose vorne.

3 Diagnostik bei Halsverletzungen

3.1 Anamnese

Der Unfallhergang läßt bereits Rückschlüsse auf wahrscheinliche Verletzungsformen zu.

Bei direkter, frontaler und stumpfer Gewalteinwirkung auf den vorderen Hals mit vorwiegend horizontaler Stoßrichtung sind Hämatome und Frakturen zu erwarten. Scharfe, direkte Gewalt kann eine Eröffnung der Luftwege an einer der drei nur bändergeschützten Prädilektionsstellen bedeuten. Zusätzlich können (u. U. lebensbedrohliche) Blutgefäßverletzungen entstehen. Nach Hirlinger (1984) ist jede Stich- oder Schnittverletzung des Halses deshalb primär als lebensbedrohlich anzusehen.

Arterielle Verletzungen führen zu masssiven Blutverlusten in kürzester Zeit (tödliche Karotisblutung). Bei Verletzungen großer Venen muß wegen der Nähe des Herzens die Gefahr einer **Luftembolie** bedacht werden. Die Mitverletzung der Schilddrüse ist nicht zu unterschätzen (u. U. massive Blutung, Atemnot durch Hämatom und Blutaspiration).

Indirekte vertikale Gewalteinwirkung kann Ursache einer gedeckten Ruptur des Atemweges sein.

Beim Atemwegsfremdkörper und bei der Verbrühung bedeutet die Anamnese bereits den Schlüssel zur richtigen Diagnose.

3.2 Klinische Untersuchung

Leichtere Schäden am Luftweg äußern sich durch
- Heiserkeit,
- Hustenreiz,
- Schluckschmerz,
- Druckschmerzhaftigkeit des Kehlkopfgerüstes.

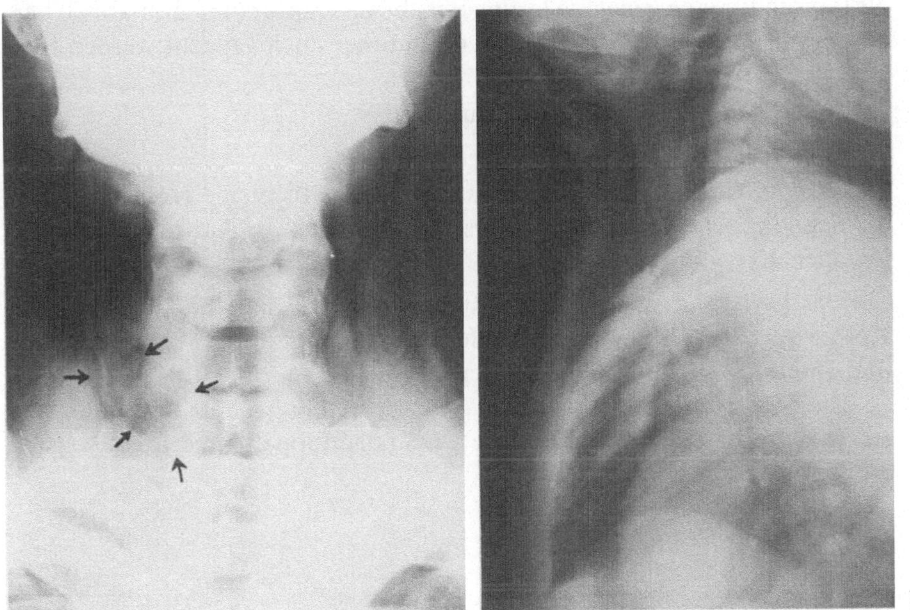

Abb. 3. a Halsweichteilemphysem infolge laryngotrachealer Ruptur (Trachealabriß). Besonders massive Luftansammlung im Bereich des mitverletzten rechten
Schilddrüsenlappens (*Pfeile*). **b** Massives Mediastinalemphysem nach bronchosko-
pischer Entfernung eines eingekeilten Bronchialfremdkörpers bei 2jährigem Kind.
(Aus Ganz 1971)

Die *Kehlkopfspiegelung* ergibt in diesen Fällen umschriebene Hämatome
der Arygegend bzw. der Stimmlippen oder gar nichts Besonderes.

Schwere Luftwegsverletzungen führen bereits zu

- Atemnot;
- Bluthusten;
- Weichteilemphysem des Halses. Das Emphysem zeigt eine Eröffnung
  des Atemrohres an, meist eine laryngotracheale Ruptur. Bei zusätz-
  lichem Mediastinalemphysem muß an einen Bronchusabriß gedacht
  werden (Abb. 3).
- traumatischem Schock.

Schockenhoff et al. (1988) haben die Trias

- zervikale Prellmarken,
- kollares Luftemphysem und
- Atemnot

als typisch für eine gedeckte laryngotracheale Ruptur (Trachealabriß) herausgestellt. Sie weisen darauf hin, daß immer auch gedacht werden muß an

– Mitverletzung der Halswirbelsäule und
– Pneumothorax.

Die *Palpation des Kehlkopfgerüstes* läßt gelegentlich eine Höhendifferenz der Schildknorpeloberkante beiderseits erkennen (Vertikalfraktur), zuweilen auch Krepitation.

Das **Leitsymptom der Luftwegsverletzung** ist jedoch die **Atemnot**. Mit Keßler u. Oeken (1986) unterscheiden wir Atemnot durch Sofortverlegung und Intervallverlegung der Luftwege (Abb. 4).

Zu **Sofortverlegung** kommt es bei: Zerreißung der Kontinuität wie Larynxruptur, Trachealabriß, gegebenenfalls doppelseitige Rekurrenspa-

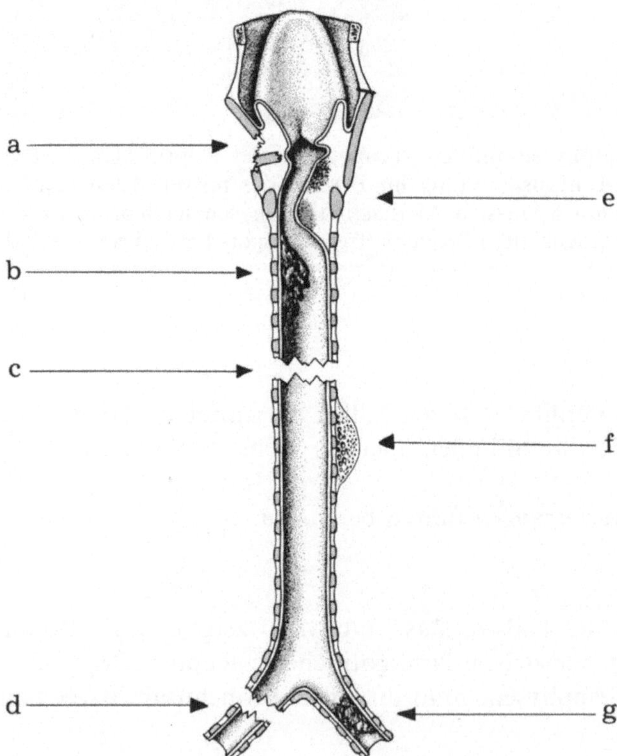

Abb. 4. Schema der Atemnotursachen bei Luftwegsverletzung (in Anlehnung an Keßler und Oeken 1986). Sofortverlegung des Atemweges durch *a* dislozierte Frakturen, *b* massive Blutung (Schilddrüse!), *c* Trachealabriß, *d* Bronchusabriß. Intervallverlegung durch *e* Hämatom und Oedem, *f* Emphysem, *g* weniger massive Blutung

rese (bei Trachealabriß), beim Zusammenbruch des Stützgerüstes (Kehl-
kopf-Trümmerfraktur) mit Lumenverlegung sowie infolge massiver Blutung ins Atemrohr.

Intervallverlegung nach Minuten bis Stunden entsteht durch: posttrau-
matisches Ödem und Hämatom (schon nach scheinbar harmlosen stumpfen Traumen, cave Schilddrüsenläsion), Koagula im Atemweg nach weniger massiver Blutung sowie Halsweichteil- und Mediastinalemphysem.

3.3 Röntgenbefunde

Auf den Übersichts-Nativaufnahmen gut zu sehen sind **Emphyseme** der
Halsweichteile sowie ggf. des Mediastinums (s. Abb. 3a, b).

Kehlkopffrakturen stellen sich dagegen auffallend selten dar. Ein noch
rein knorpeliges Thyreoid ist so elastisch, daß es sich auch nach erheblicher Deformierung wieder aufrichtet und trotz Knorpelfissuren einen negativen Röntgenbefund bietet. Der männliche Kehlkopf unterliegt früher
und weitgehender einer Rahmenverknöcherung, während der weibliche
Larynx oft bis ins hohe Alter rein knorpelig bleibt (Kornmesser 1976).

Die modernen bildgebenden Verfahren Computertomographie und
Kernspin werden mehr bei der Diagnostik der Spätfolgen eingesetzt. Im
Computertomogramm (CT) stellen sich Stenosen desto besser dar, je län-
ger sie sind. Segelbildungen entziehen sich dem Nachweis (Lütcke 1990).

Laryngographische Untersuchungen (s. Brandt 1984) kommen für die
frische Verletzung nicht in Frage. Einen Versuch wert ist bei der akuten,
gedeckten Verletzung das B-Bild-Sonogramm.

3.4 Die endoskopische Untersuchung

Während nach außen weit offene Luftwegsverletzungen relativ wenige
diagnostische Schwierigkeiten bieten, muß bei der gedeckten Läsion ern-
steren Ausmaßes die Endoskopie mit dem starren Rohr als entscheidende
Maßnahme durchgeführt werden. Sie bedeutet in einem

- Erste-Hilfe-Maßnahme bei akuter Erstickungsgefahr,
- Zuverlässigstes diagnostisches Kriterium,
- Therapeutische Hilfe im Rahmen der Erstversorgung.

Nur die Endoskopie ist in der Lage, die Situation im Inneren des Atemrohres zuverlässig abzuklären. Die indirekte Kehlkopfspiegelung ist in schweren Verletzungsfällen wegen Schmerzen, Schwellung oder Bewußtseinsstö-
rung meist nicht möglich, oder sie zeigt lediglich eine hämatom- oder
ödembedingte Schwellung, auch einmal eine Paramedianstellung einer

oder beider Stimmlippen als Zeichen der Rekurrensschädigung. Bei indirekter Untersuchung nicht erkennbar sind Schleimhautläsionen im Ventrikelbereich (supraglottische Ruptur) oder subglottisch (laryngotracheale Ruptur).

4 Therapie der frischen Halsverletzung

4.1 Offene Verletzungen

Bei jeder Durchtrennung der Haut muß festgestellt werden, ob das Platysma mit durchtrennt ist. In diesem Falle soll die Wunde nicht einfach zugenäht werden, vielmehr sind die benachbarten Blutgefäße und Halsorgane zu revidieren. Denecke (1968) verlangte, daß dies nicht von der Verletzung selbst aus, sondern von einem der typischen Zugangsschnitte her zu geschehen habe.

Die Tatsache, daß eine Halswunde nicht nach außen blutet, spricht nicht unbedingt für deren Harmlosigkeit. Bei Halsverletzungen in nicht normaler Kopfhaltung verschieben sich nämlich anschließend die Weichteile kulissenartig. Hierdurch kann der Blutaustritt nach außen behindert sein, obwohl in der Tiefe ein größeres Blutgefäß verletzt ist. Jones et al. (1976) fanden unter 274 Patienten mit offener Halsverletzung 13 mit bedeutenden Gefäßläsionen ohne äußere Blutung oder Schockzeichen.

Hirlinger (1984) stellte folgende **Prioritätenliste für die Erstversorgung** auf:

- Legen eines venösen Zuganges und Schocktherapie durch Infusion;
- Blutstillung durch manuelle Kompression der Halsweichteile;
- Absaugen des Blutes aus einer ggf. bestehenden Luftwegsöffnung und Intubation durch dieselbe;
- Bei Stichverletzungen Suche nach weiteren Stichwunden außerhalb des Halsbereiches (Thorax, Abdomen), deren Versorgung Vorrang vor der Versorgung der Halsweichteile haben kann.

Eine *Gefäßligatur* ist unbedingt zu vermeiden bei den Aa. carotis communis und interna. Dem gefäßchirurgisch nicht geschulten Operateur wird es allerdings kaum gelingen, eine zuverlässige Gefäßnaht anzulegen und dabei – z. B. mit einer gekrümmten Klemme – einen partiellen Blutdurchfluß der Arterie zu erhalten. Ist ein Gefäßchirurg erst nach längerem Transport zu erreichen, kann die Entscheidung Karotisligatur ja oder nein sehr schwer werden. Hat man schon revidiert und steht die Blutung temporär durch Druck bzw. Tamponade, sollte man die A. carotis communis wenigstens proximal anschlingen und den Transport selbst begleiten.

Schilddrüsenverletzungen, die auch beim stumpfen Trauma möglich sind, können große Hämatome mit Kompression der Trachea bedeuten, auch kann es massiv in den Luftweg bluten. Bei der Revision werden nekrotische Teile der Drüse entfernt, im übrigen geht man technisch wie bei der Strumaoperation vor. Ausreichende Drainage nach außen sollte nicht vergessen werden.

Bei hoher Eröffnung des Luftweges (infrahyaler „Selbstmörderschnitt") oder bei Verlegung des Larynxlumens z. B. durch einen Fremdkörper wird die typische Tracheotomie bzw. bei Extremsituationen die Koniotomie mit dem Denker-Instrumentarium oder dem neuerdings von Anästhesisten empfohlenen geraden Koniotom NU TRAKE (Helms u. Heilmann 1985) notwendig.

Die **Versorgung des Atemrohres** selbst erfolgt im Prinzip wie bei der gedeckten Verletzung, wobei die äußere Verletzung als Zugang ausgenutzt werden kann.

4.2 Gedeckte Verletzungen

Auch scheinbar *leichtere Kontusionen des Kehlkopfes* erfordern stationäre Beobachtung, und zwar für mindestens 24 Stunden, denn Atemnot kann noch mit erheblicher zetilicher Verzögerung eintreten. Die sog. Contusio laryngis kann zudem mit Schocksymptomen einhergehen.

Bei stärkerer innerer Blutung sind Kopf und Thorax tief zu lagern.

Wichtigste Maßnahme ist bei allen *schwereren Kehlkopf- und Luftröhrenverletzungen* das **Freimachen des Atemweges** durch Einführen eines starren Endoskopes mit nachfolgender Tracheotomie bei liegendem Rohr. Kommt der Patient im schweren Schockzustand, beläßt man es zunächst bei diesen Maßnahmen und verschiebt die eigentliche operative Revision auf den folgenden Tag.

Die *einfache Intubation* ist bei schweren geschlossenen Luftwegsverletzungen und beim Luftwegsfremdkörper *kontraindiziert*. Besonders bei dislozierten Frakturen kann sie eine fatale via falsa bedeuten, beim Trachealabriß u. U. auch die letzte noch haltende Brücke im Bereich der Pars membranacea zerreißen und dadurch zu lebensbedrohlicher Atemnot führen. Daß die Intubation beim Bronchialfremdkörper zu nichts führt, versteht sich von selbst.

Außer dem Vorteil der Übersicht hat das Endoskoprohr gegenüber dem Intubationstubus noch den des im Verhältnis zum Gesamtdurchmesser des Instrumentes weiteren Lumens, ein in Akutfällen ebenfalls ins Gewicht fallender Gesichtspunkt (Ganz 1971).

Auch die **definitive Versorgung des Kehlkopfes** sollte bei geschlossenen Verletzungen als schonendstes Verfahren immer endoskopisch versucht werden. Schulze u. Kleinsasser (1977) empfahlen sogar bei supraglottischer Ruptur die mikrolaryngoskopische Naht der Schleimhautläsionen einschließlich der Epiglottiswurzel, ein sicher nur dem sehr erfahrenen Operateur mögliches Vorgehen.

Nach der *Aufrichtung des Larynxskeletts* bringen die meisten Autoren eine innere Schienung an in Form von Röhrchen, Bolzen oder ausgestopftem Gummifingerling. Diese Schiene muß (nach außen und an der Trachealkanüle) sehr exakt fixiert werden, damit sie nicht aspiriert werden kann (Abb. 5).

Bei **laryngotrachealer Ruptur** wird etwas tiefer tracheotomiert und eine End-zu-End-Anastomose zum Kehlkopf hergestellt, diesmal natürlich vom äußeren Zugang.

Die Versorgung schwerer Luftwegsverletzungen erfordert große Erfahrung. Der niedergelassene HNO-Arzt ist damit in der Regel überfordert und sollte deshalb die Patienten nach Schockbehandlung, Blutstillung und Freimachen des Atemweges an eine erfahrene Unfallklinik (HNO-Klinik) abgeben. Wegen der großen Infektionsgefahr (Perichondritis) ist sofortige *antibiotische Abdeckung* unbedingt erforderlich.

Bei den **inneren Luftwegsverletzungen** durch ärztliche Maßnahmen (Intubation, Endoskopie, Tracheotomie) überwiegen primär konservative Maßnahmen zur Reduzierung der Schleimhautschwellung. Die Tendenz zu spontaner Ausheilung ist erfreulicherweise groß (v. Ilberg 1982).

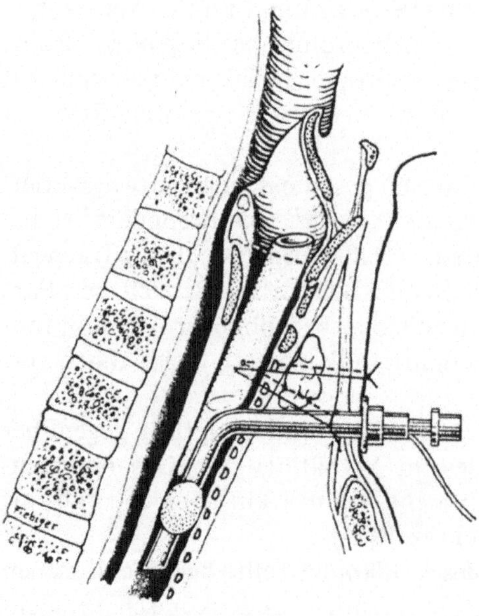

Abb. 5. Versorgung einer schweren Larynxfraktur mit Tracheotomie und innerer Schienung. Das endolaryngeale Rohr überragt die Glottis nach oben. Es ist perkutan und an der Trachealkanüle fixiert. (Aus Ganz 1986)

Zum Thema **Fremdkörper** siehe den Beitrag Skerik in Band 7, zur Problematik der **Verätzungen und Verbrühungen** den Beitrag Ganz in Band 5 dieser Reihe.

5 Anhang: Folgezustände nach Luftwegsverletzungen

Dieses schwierige Gebiet ist noch weniger Sache des niedergelassenen HNO-Arztes. Neben den seltenen doppelseitigen Rekurrensparesen (nach laryngotrachealer Ruptur) und der traumatischen Aryknorpelluxation sind es vor allem die laryngotrachealen Stenosen, die Probleme aufgeben.

Relativ einfach lassen sich beheben die **Segelbildungen der vorderen Glottiskommissur**. Nach sparsamer Exzision und Naht in nicht korrespondierender Höhe wird erneutes Verwachsen durch eine perkutan fixierte endolaryngeale Silikonfolie verhindert (Nessel 1968; Glanz 1990).

Zur Beherrschung der **Stenosen in Höhe des Ringknorpels und der Trachea** gibt es noch kein einheitliches Rezept. Nach wie vor konkurrieren Verfahren der offenen Rinnenbehandlung mit geschlossenen Aufbauplastiken (s. Schwab u. Ey 1963; Gammert 1984). Kleinsasser hat jüngst eine umfassende Bestandsaufnahme unseres heutigen Wissens in einem Symposium über Stenosen des Larynx und der zervikalen Trachea durchgefuhrt (Marburg, 17.11.1990), auf deren Buchausgabe man gespannt sein darf.

Literatur

Brandt RH (1984) Kombinierte endoskopisch-endographische Diagnostik in Larynx und Trachea mit Kontrastmittelstäuben. Z Erkr Atmungsorgane 163:251–255

Denecke HJ (1968) Unfallchirurgie des Gesichtes und Halses. Arch Klin Exp Ohren-Nasen-Kehlkopf Heilkd 191:217

Gammert Ch (1984) Stenosen des Larynx und der zervikalen Trachea. In: Ganz H, Schätzle W (Hrsg) HNO Praxis Heute 4. Springer, Berlin Heidelberg New York Tokyo, S 151–169

Ganz H (1971) Bronchoskopie in Notfallsituationen des Kindesalters. Z Laryngol Rhinol Otol 50:424

Ganz H (1976) Weichteilverletzungen des Halses. In: Ganz H (Hrsg) Fachalmanach HNO. Lehmanns, München

Ganz H (1986) Hals-Nasen-Ohren-Heilkunde. Reihe TROPON, 3. Aufl. Kastner u. Callwey, München

Glanz H (1990) Zur Behandlung vorderer Synechien der Glottis. Symposium über Stenosen des Larynx und der zervikalen Trachea. Marburg, 17.11.1990

Helms V, Heilmann K (1985) Ein neues Krikothyreoidotomie-Besteck für den Notfall. Anästhesist 34:47–49

Hirlinger WK (1984) Mit dem Küchenmesser mehrfach in den Hals gestochen. Notfallmedizin 10:1593–1594

Ilberg C von (1982) Verletzungen des Kehlkopfes und der Trachea. In: Berendes J, Link R, Zöllner F (Hrsg) Hals-Nasen-Ohrenheilkunde in Praxis und Klinik, 2. Aufl. Bd 4.1, Kap 4. Thieme, Stuttgart

Jones RF, Terell JC, Salyer KE (1976) Penetrating wounds of the neck: an analysis of 274 cases. J Trauma 7:228

Kleinsasser O, Schulze W (1990) Formen und Ursachen der Stenosen des Larynx und der zervikalen Trachea. Symposium über Stenosen des Larynx und der zervikalen Trachea. Marburg, 17.11.1990

Keßler L, Oeken FW (1986) Notfälle im HNO-Bereich. Thieme, Leipzig

Kornmesser H-J (1976) Zur Behandlung frischer Verletzungen im Bereich von Larynx und Trachea. Laryngol Rhinol Otol 55:322–327

Lütcke A (1990) Radiologische Darstellung laryngo-trachealer Stenosen. Symposium über Stenosen des Larynx und der zervikalen Trachea. Marburg, 17.11.1990

Nessel E (1968) Ein Vorschlag zu vereinfachter Behandlung der Stimmlippen-Synechie. HNO 16:284

Rettinger G (1986) Verletzungen und Erkrankungen im HNO-Bereich: Diagnostik und Erstversorgung. Notfallmedizin 12:898–912

Schockenhoff B (1987) Die gedeckte traumatische Trachealruptur. Notfallmedizin 13:1005–1006

Schockenhoff B, Elies W, Hermes H (1988) Die gedeckte Trachealläsion – schwer zu entdecken. Klinikarzt 17:685–688

Schulze W, Kleinsasser O (1977) Rupturen des Larynx. HNO 25:117

Schulze W (1990) Stenosen nach Larynx- und Trachealrupturen und Frakturen. Symposium über Stenosen des Larynx und der zervikalen Trachea, Marburg, 17.11.1990

Schwab W, Ey W (1963) Verletzungen und Stenosen des Kehlkopfes und der Luftröhre. In: Berendes J, Link R, Zöllner F (Hrsg) Hals-Nasen-Ohrenheilkunde, Bd II, Teil 2. Thieme, Stuttgart, S 819

Halsweichteilschwellungen –
Diagnose und Differentialdiagnose

D. Knöbber

1 Einleitung

Ärgert sich jemand sehr über eine andere Person oder ein mißlungenes Vorhaben, so sagt der Volksmund „er/sie hat einen dicken Hals". Dieser Ausspruch wird dabei meistens mit einer unmißverständlichen Gestik untermalt. Nun gibt es in der Tat zahlreiche Menschen mit Schwellungen der Halsweichteile, wobei jedes Alter, vom Säugling bis zum Greis, betroffen sein kann. Die Schwellungen können angeboren oder erworben, entzündlich oder nicht entzündlich, maligne oder benigne, median oder lateral gelegen sein (s. Tabelle 5–7). Diese grob orientierende Einteilung deutet darauf hin, daß Schwellungen der Halsweichteile unterschiedlicher Ursache klinisch aber ein ähnliches Bild zeigen können, so daß der konsultierte

HNO Praxis Heute 11
H. Ganz, W. Schätzle (Hrsg.)
© Springer-Verlag Berlin Heidelberg 1991

Arzt in Praxis und Klinik zahlreiche Erkrankungen in seine differentialdiagnostischen Überlegungen einbeziehen muß, damit eine gezielte Diagnostik betrieben werden kann.

Im Folgenden soll daher auf die Diagnostik von Halsweichteilschwellungen besonders eingegangen und es sollen geläufige wie seltene Differen-
tialdiagnosen besprochen werden.

2 Anamnese

Ärzte fast aller Fachrichtungen werden von Patienten mit Schwellungen
der Halsweichteile aufgesucht, wobei Erwachsene im allgemeinen zunächst den Allgemeinmediziner oder Internisten konsultieren, aber auch
den Chirurgen oder Orthopäden (bei der Vermutung, es handele sich um
eine HWS-Verspannung). Eltern gehen mit ihrem Kind meistens erst zum
Hausarzt oder Pädiater. Auch der Zahnarzt oder Kieferchirurg wird nicht
selten als erster aufgesucht. Nach erfolgter Anamnese und Untersuchung
wird der Patient in den meisten Fällen, dann häufig bereits mit einer
Verdachtsdiagnose, dem HNO-Arzt zur weiteren Diagnostik und Therapie vorgestellt.

Welcher Arzt auch zunächst aufgesucht wird, die exakte, gründliche
Anamnese ist stets Voraussetzung für eine gezielte, sinnvolle Diagnostik.
Nach Aussage von erfahrenen Klinikern kann durch eine gute Anamnese
bei bis zu 80% der Patienten die wahrscheinlich vorliegende Erkrankung
ermittelt und durch wenige Zusatzuntersuchungen lediglich bestätigt werden.

Bei der Beurteilung und Einschätzung der Erkrankung spielen Alter
und äußerer Aspekt des Patienten sicher eine Rolle, doch sollte stets nach
Folgendem gefragt werden:

- Seit wann besteht die Halsschwellung bzw. wann wurde sie erstmals
  bemerkt?
- Hat der Patient sie selbst bemerkt oder wurde er von der Umgebung erst
  darauf aufmerksam gemacht (Angehörige, Arbeitskollgen).
- Hat sich die Schwellung zwischen dem Auftreten/Bemerken und dem
  Arztbesuch verändert (Lage, Konsistenz)?
- Ist eine Größenzunahme bemerkt worden, wenn ja: rasches Wachstum
  in Tagen bzw. wenigen Wochen, oder langsam progrediente Größenzunahme über Monate?
- Begleiterscheinungen/allgemeine Symptome vor oder bei Auftreten der
  Halsschwellung: Fieber, Nachtschweiß, Abgeschlagenheit, Appetitlo-
  sigkeit, Hautausschlag im Kopfbereich, Verletzungen im Gesicht oder in
  der behaarten Kopfhaut?

– Zeichen einer lokalen oder allgemeinen Entzündung: Halsschmerzen, Ohrenschmerzen, Schnupfen, Kopfschmerzen, Beschwerden über den Wangen, Zahnschmerzen?

Zu fragen ist ferner nach:

Kontakt mit anderen erkrankten Personen, vor allem beruflich (Kindergärtnerin, Arzthelferin).

Kontakt mit Tieren im privaten Bereich (z. B. Katzen) und beruflich (Tierärzte, Jäger).

Häufigem Aufenthalt in der Natur, privat und auch beruflich (Jäger, Forstarbeiter).

Reisen im Verlauf der letzten 12 Monate, besonders in süd- und südosteuropäische Länder sowie nach Übersee (Afrika, Asien, Südamerika); Reisen als Tramper (besonders junge Erwachsene).

Bei Jugendlichen und Erwachsenen sollte auch nach besonderen Lebensgewohnheiten gefragt werden (Alkohol- und Nikotingenuß), wobei die Sexualanamnese meistens aus Schamgefühl oder falsch verstandener Höflichkeit übergangen wird, aber sehr wichtig sein kann.

Auch die sozialen Verhältnisse, in denen der Patient lebt, können für die Diagnosefindung von Bedeutung sein.

Meistens kennt der **Hausarzt** (Allgemeinmediziner, praktischer Arzt) die Sozialanamnese des Patienten, den er seit Jahren betreut, sehr gut und braucht nicht mehr danach zu fragen. Wird der Patient an einen HNO-Arzt oder eine HNO-Klinik weitergeleitet, sollten wichtige Gesichtspunkte in einem **Begleitschreiben** mitgeteilt werden, damit sich der (die) weiterbehandelnde Kollege (Kollegin) ein besseres Bild von dem Patienten machen und die Erkrankung schneller einordnen kann.

Wenn mehrere Ärzte oder Kliniken an der Diagnostik und/oder Behandlung eines Patienten beteiligt sind, spielt die **Informationsübermittlung** eine wichtige Rolle, die den Beteiligten die Arbeit erleichtert, oder diagnostische Maßnahmen vermeiden hilft und letztlich dem Patienten zum Vorteil gereicht.

Ist die Anamnese, die durch prägnante Fragen geführt werden muß, abgeschlossen, so folgt die allgemeine oder fachspezifische Untersuchung, bevor spezielle Untersuchungsverfahren veranlaßt werden.

3 Klinische Untersuchung

Patienten mit Halsweichteilschwellungen sollten in jedem Fall auch hals-nasen-ohrenärztlich untersucht werden. Besonders bei vergrößerten Halslymphknoten sind der Rachen mit Mundraum, Nase und Ohren genau zu inspizieren, um ein die Schwellung erklärendes entzündliches Geschehen zu entdecken.

Im **Bereich des Ohres** ist neben einer akuten Mittelohrentzündung eine Gehörgangsentzündung auszuschließen, die sogar so massiv sein kann, daß durch das erhebliche Begleitödem eine **Parotitis** und **Mastoiditis** vorgetäuscht werden kann[1]. Nicht selten finden sich nach Bagatellverletzungen der Kopfhaut Lymphknoten auf dem Planum mastoideum oder entlang der Gefäßscheide. Läuseabszesse in der Warzenfortsatzgegend (Marx 1947) dürften heute eher selten sein, ebenso Gichtknoten und Gummen in diesem Bereich. Gelegentlich sieht man Patienten mit einem retroaurikulär durchbrechenden Tumor des Felsenbeins (z. B. Non-Hodgkin-Lymphom) oder Gehörgangs (Gehörgangs-/Mittelohrkarzinom), wobei durch die entzündliche Begleitreaktion die Diagnosefindung erschwert ist.

Der **Mundraum** sollte sorgfältig inspiziert und *auspalpiert* werden, der Zahnstatus ist dabei nicht außer acht zu lassen. Akute Entzündungen der Tonsillen, der Zunge, der Wangenschleimhaut (zahlreiche dermatologische Erkrankungen) und kariöse Zähne stellen die häufigste Ursache für reaktive Lymphknotenschwellungen dar (Tabelle 1) und gelten als Eintrittspforte für viele Keime (z. B. Tuberkelbakterien, Lueserreger, verschiedene Viren, Aktinomyzeten).

Die Untersuchung des **Hypopharynx** und **Larynx** nicht nur mit dem Kehlkopfspiegel, sondern auch mit dem Lupenlaryngoskop/Stroboskop sollte obligat sein, um auch zunächst unscheinbare (minimale) Schleimhautveränderungen zu erkennen. Die Lupenuntersuchung ist bei Verdacht auf ein Malignom im Zungengrund/Hypopharynx/Larynx-Bereich besonders wichtig, gelingt aber oft erst nach ausgiebiger Oberflächenanaesthesie (Xylocain-Spray, Gingicain-Spray, Betupfen des Zungengrundes mit einem Pantocain-Watteträger).

Nach einer Allergie oder Unverträglichkeit des Patienten auf Lokalanästhetika sollte der Untersucher vor der Anwendung fragen.

Bei der **Palpation der Halsweichteile** sind folgende Kriterien zu beurteilen und auf der Karteikarte/im Krankenblatt zu dokumentieren:

Konsistenz:
hart, derb, prall elastisch, weich, fluktuierend.

Verschieblichkeit:
Auf der Unterlage verschieblich, horizontal und vertikal oder nur horizontal verschieblich (Chemodektom, sog. Glomus-caroticum-Tumor); Knoten schwer verschieblich, verbacken mit der Umgebung; Haut über dem Knoten verschieblich, gerötet oder reizlos, Fistelöffnung?

---

[1] Siehe Beitrag Ganz in diesem Band.

Tabelle 1. Entzündliche Lymphknotenerkrankungen

Lymphadenitis colli acuta (reaktive L. bei akuten Erkrankungen im HNO-Bereich, Zähne)

Abszedierende Lymphadenitis

L. colli chronica hyperplastica (z. B. bei Kindern mit Adenoiden)
L. bei Aktinomykose (Zahnstatus!)
L. tuberculosa
L. Piringer-Kuchinka (Toxoplasmose)
L. bei anderen parasitären Erkrankungen (z. B. Kopfläuse, Hautleishmaniose)
L. bei AIDS
L. bei anderen Viruserkrankungen (z. B. Mononukleose, Herpes labialis)

Größe:
Die Ausdehnung der Schwellung sollte möglichst in cm angegeben werden, entweder durch Anlegen eines Maßbandes oder durch Schätzung. Vergleiche mit Naturprodukten (z. B. Früchte, Samen, Eier verschiedener Vogelarten) sind zwar anschaulich, aber sehr ungenau.

Abgrenzbarkeit:
Ist der Knoten gut, schlecht oder nicht von den umgebenden Weichteilen palpatorisch abzugrenzen?

Dolenz:
Mit oder ohne Betasten schmerzhafter oder indolenter Knoten?

Die gründliche Untersuchung eines Patienten mit einer Halsschwellung erfordert kurzfristig Zeit, ebenso wie die sorgfältige Anamnese. Die in Frage kommenden Diagnosen können aber dadurch meistens deutlich eingegrenzt werden, so daß überflüssige, zudem kostenintensive diagnostische Maßnahmen entfallen und so für den Patienten langfristig Zeit gespart (gewonnen) wird. Ein Patient mit einer rasch gesicherten Diagnose kann der Therapie nämlich schneller zugeführt werden.

4 Weiterführende Diagnostik

Bleibt nach Anamnese und klinischer Untersuchung des Patienten die Diagnose unklar, ist eine weiterführende Diagnostik erforderlich. Neben der **Sonographie des Halses**, die einen immer größer werdenden Stellenwert einnimmt, werden bei unklaren Lymphknotenschwellungen auch serologisch-virologische Blutuntersuchungen veranlaßt.

4.1 Serologische Untersuchungen

Steht außer Zweifel, daß die Halsschwellung auf einer Lymphadenitis beruht, läßt sich aber im HNO-Bereich (Mundhöhle, Oro-Hypopharynx, Zähne) kein entzündlicher Primärherd erkennen, kann durch serologische Blutuntersuchungen eine parasitäre, bakterielle oder virale Infektionserkrankung ermittelt oder ausgeschlossen werden. Wichtig ist die Untersuchung auf Toxoplasma gondii, den hauptsächlich durch Katzen übertragbaren Erreger der **Toxoplasmose** (Knöbber u. Schätzle 1987), wobei durch die Höhe des Titers eine frische, akute Erkrankung von einer alten, früher abgelaufenen Entzündung unterschieden werden kann.

Bei Jugendlichen und jungen Erwachsenen ist auch eine **HIV-Infektion** in Betracht zu ziehen, vor allem bei entsprechender sozialer Anamnese.

Besteht der Verdacht auf eine **Mononukleose**, ist das Krankheitsbild aber nicht typisch ausgeprägt, kann die Bestimmung des Epstein-Barr-Titers neben dem Paul-Bunnell-Test sehr hilfreich sein. Ebenso sollten bei dieser Erkrankung die Transaminasen bestimmt und später mehrmals kontrolliert werden, da die Mononukleose bekanntlich mit einer *Leber*-(Erhöhung der Transaminasen) und *Milzbeteiligung* (Schwellung mit Kapselspannung) einhergeht.

Die Aussagekraft des Blutbildes und *Differentialblutbildes* steht bei Halslymphknotenschwellungen außer Zweifel.

Venenblut sollte noch auf folgende Erreger serologisch untersucht werden:

Adenoviren, Zytomegalie, Enteroviren, Herpes simplex, Influenza A, Influenza B, Masern, Mumps, Mykoplasma, Parainfluenza, Respiratory Synzytial, Varizellen zoster, Coxsackieviren, Echoviren.

Bei Verdacht auf **Halslymphknoten-Tuberkulose** kann der Tine-Test durchgeführt werden. Dieser Test ist aber nicht immer zuverlässig und daher unsicher.

Virologische Blutuntersuchungen sollten nach 1–2 Wochen wiederholt werden, wobei ein signifikanter Titeranstieg erst eine frische Infektion eindeutig beweist.

4.2 Bildgebende Verfahren

Die heutigen bildgebenden Verfahren liefern einen wesentlichen Beitrag in der Diagnostik von Schwellungen der Halsweichteile. Verschiedene Untersuchungsmethoden mit unterschiedlicher Indikation stehen zur Verfügung:

Sonographie, konventionelle Röntgendiagnostik, Sialographie, Szintigraphie, CT und MR.

Es ist sicher nicht erforderlich, und aus Kostengründen auch nicht vertretbar, daß bei jedem Patienten mit einer Halsschwellung mehrere bildgebende Verfahren routinemäßig eingesetzt werden. Dagegen sollte aber die Sonographie der Halsweichteile stets durchgeführt werden, auch wenn nach Anamnese und klinischem Untersuchungsbefund die Diagnose eindeutig festzustehen scheint.

4.2.1 Sonographie

Der Ultraschall mit dem B-Scan, 5 MHz oder 7,5 MHz Schallkopf, hat einen festen Platz in der Diagnostik auch von HNO-Patienten eingenommen. So wenden bereits manche HNO-Ärzte den B-Scan in der Praxis an, wobei aber der Zeitfaktor als limitierend für die Anwendungshäufigkeit anzusehen ist (Ganz 1990). Die Regio parotidea, die Submental- und Submandibularlogen, die Gefäßscheiden und die Schilddrüse stellen sich im sonographischen Bild gut dar, wobei orthograd getroffene Gefäße von kleinen Lymphknoten durch verschiedene Schnittebenen im Ultraschall differenziert werden können. Während sich Schwellungen anderer Genese (Zysten, Lipom, Hämangiom, Neurinom) durch ihre anatomischen Beziehungen zur Umgebung sowie ein typisches Reflexmuster meistens eindeutig darstellen, steht bei Lymphknotenschwellungen die Dignität im Vordergrund. Polyzyklisch begrenzte Lymphome mit hyporeflektiblen Arealen lassen sich meistens klinisch (palpatorisch) schon als Lymphknotenmetastasen-verdächtig beurteilen. Nach Eichhorn et al. (1985) kann eine solitäre **Lymphknotenmetastase** sonographisch von einer infizierten **lateralen Halscyste** gelegentlich schwer abzugrenzen sein. Eine flüssigkeitsgefüllte Zyste und ein zentral eingeschmolzenes Lymphom zeigen ein ähnliches Reflexmuster. Auch Türk et al. (1985) kommen zu dem Ergebnis, daß die Sonographie eine gute Ergänzung der Palpation darstellt. Erst durch beide Methoden konnte nach Angabe der Autoren die Fehlerquote (falsch-positives Ergebnis hinsichtlich Vorliegen eines Halslymphoms) auf 1% gesenkt werden.

Der *Vorteil der Sonographie* besteht auch darin, daß Lymphknoten von einem Durchmesser von 1 cm und kleiner erfaßt werden, die der Palpation nicht mehr zugänglich sind. Gerade bei der Metastasensuche sowie auch Tumornachsorge (Ganz 1990) ist die Sonographie daher sehr wertvoll. Eichhorn et al. (1987) berichten, daß auch in den kleinen Lymphknoten histologisch Metastasen von Malignomen gefunden wurden, so daß heute bei sonographisch nachgewiesenen Lymphknoten mit Durchmesser von

1 cm oder geringer die radikale Neck dissection auf der betreffenden Halsseite durchgeführt wird.

Eine neue Methode, Lymphknoten von gefäßreichen Neubildungen
und Gefäßmißbildungen besser zu unterscheiden und versorgende Gefäße
von Tumoren der Halsweichteile exakt darzustellen, wird von Jahnke et al.
(1988) vorgestellt. Es handelt sich um die Angiodynographie, ein computergestütztes Ultraschalldopplerverfahren, wobei die Bewegung des Blutes
zusätzlich zum Ultraschallbild farbig dargestellt wird. Dieses neue bildgebende Verfahren findet aber noch keine routinemäßige Anwendung.

4.2.2 Konventionelle Röntgendiagnostik

Das Röntgenbild des Halses p.a. und seitlich spielt bei Halsschwellungen
sicher eine untergeordnete Rolle, kann aber bei Vorliegen einer alten Halslymphknoten-Tuberkulose durch die gut darstellbaren Lymphknotenverkalkungen (Knöbber et al. 1985) die Verdachtsdiagnose erhärten. Auch
kann der elongierte **Querfortsatz des Atlas** bereits in der Übersichtsaufnahme des Halses als Ursache der Halsschwellung erkannt und damit eine
Lymphknotenvergrößerung des oberen Venenwinkels abgegrenzt werden
(Brusis u. Mödder 1986). Dies gilt in gleicher Weise für den verlängerten
Querfortsatz des 2. Halswirbels (Ganz 1986 a).

Bei nachgewiesener Lymphknotenschwellung (Palpation, Sonographie) sollte bei Jugendlichen und Erwachsenen auch eine **Röntgenaufnahme des Thorax** erfolgen.

4.2.3 Sialographie/Szintigraphie

Schwellungen im Bereich der Speicheldrüsen werden einerseits durch Ultraschall, andererseits durch die **Sialographie** gut dargestellt (Schätzle u.
Wilhelm 1984), wobei die Sialographie bei chronischen Sialadenitiden der
Ultraschalluntersuchung überlegen ist. Die Differentialdiagnose zu chronischen Schwellungen im Parotisbereich ist von Schätzle (1982) ausführlich beschrieben worden.

Die **Szintigraphie** kommt bei Schwellungen der Halsmitte sowie diffusen und knotigen Vergrößerungen in der Schilddrüse zum Einsatz. Die
Untersuchung ist besonders dann wichtig, wenn ektopes Schilddrüsengewebe entlang des Ductus thyreoglossus bei Verdacht auf eine mediane
Halszyste ausgeschlossen werden soll und vor Exstirpation des Befundes
eine regulär angelegte Schilddrüse nachgewiesen werden muß. So berichten Laing u. McLay (1988) über ein Schilddrüsenmalignom im Bereich des
Ductus thyreoglossus bei unauffälliger Schilddrüse. Das Schilddrüsenszintigramm zeigte bei den von Matschke (1983) mitgeteilten Patienten einen
regelrechten Befund, obwohl die im Isthmus gelegenen Knoten bei der

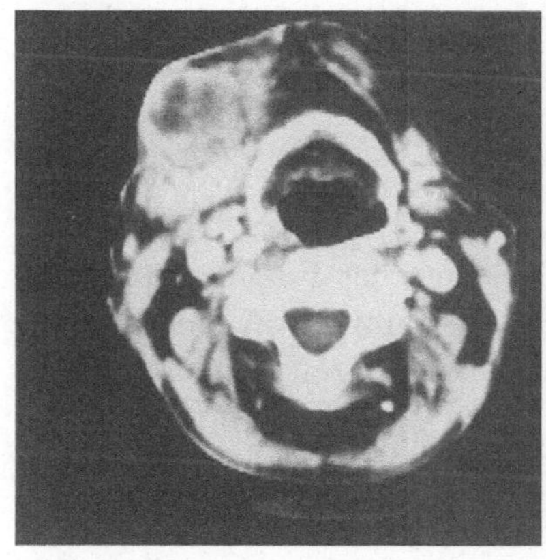
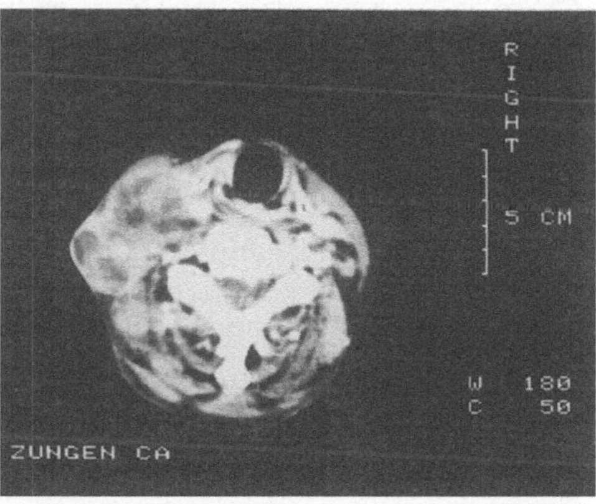

Abb. 1. Hals-CT axial mit Kontrastmittel (KM); großes Lymphom submental links mit typischen Malignitätskriterien (s. Text)

Abb. 2. Hals-CT axial mit Kontrastmittel; Lymphknoten-Konglomerat des oberen Venenwinkels links mit typischen Malignitätskriterien

histologischen Untersuchung sich als Malignome herausstellten. Hier zeigt sich, daß auch kleine Knötchen trotz Fehlens von Symptomen und bei unauffälligen Befunden (T3, T4, Szintigraphie) histologisch abgeklärt werden sollten.

4.2.4 Computertomographie (CT)[1]

Die CT stellt bei Halsschwellungen, vor allem bei Vergrößerungen der Halslymphknoten, neben der Sonographie die wichtigste Zusatzuntersuchung dar. Einerseits können sehr kleine Lymphknoten, die der Palpation entgehen, dargestellt werden, andererseits kann bei großen Lymphknoten die Beziehung zu den großen Halsgefäßen, vor allem die Infiltration der Arteria carotis communis oder Arteria carotis interna ermittelt werden. Nach Bähren et al. (1984) zeigen maligne Lymphome eine homogene Dichte, im Gegensatz zu hypodensen Arealen, sog. Einschmelzungsphänomenen, bei Halslymphknotenmetastasen, die nach Kontrastmittelapplikation (Abb. 1, 2) verstärkt erkennbar werden. Folgende Erscheinungen werden dabei als Malignitätskriterien angesehen:

- Zentrale Hypodensität (zentrale Einschmelzung),
- unregelmäßige (inhomogene) Dichte,
- kapsulärer Dichteanstieg nach Kontrastmittelgabe,
- kokardenähnliche Strukturen,
- polyzyklische unscharfe Begrenzung.

---

[1] Siehe auch Beitrag Elies in Band 6.

Diese Befunde können auch schon für kleine, nicht palpable Lymphknoten zutreffen, so daß bei der Metastasensuche auf die CT des Kopf-Hals-Bereiches nicht verzichtet werden darf.

4.2.5 Kernspintomographie (MR)[1]

Diese Untersuchungsmethode kann bei Tumoren der Fossa retromandibularis zum Einsatz kommen, wenn ein Parotis-Tumor von Tumoren anderer Strukturen dieser Region nicht sicher abzugrenzen ist. Bei der Diagnostik von Halslymphknotenmetastasen bietet die MR nach Heppt et al. (1989) keine Vorteile und ist dem Ultraschall und der CT an Aussagekraft zur Zeit unterlegen.

4.3 Histologische Diagnostik

Die histologische Untersuchung einer Halsweichteilschwellung ist dann erforderlich, wenn durch Anamnese und Untersuchungsbefund, bestätigt durch bildgebende Verfahren, ein solider Tumor vorliegt, der zum sicheren Ausschluß eines Malignoms untersucht werden soll.

Bei sehr großen Tumoren kann vor der weiteren Therapie die **Aspirationscytologie** durchgeführt werden. Diese erfordert aber einen in der Beurteilung von zytologischen Ausstrichen erfahrenen Pathologen. **Stanzzylinder** geben mehr Information, da kleine Gewebeverbände gewonnen werden, so daß nicht nur die Frage der Dignität beantwortet werden kann, sondern auch die Organzuordnung mit großer Sicherheit möglich ist.

Bei Schwellungen der Halslymphknoten wird man, liegt kein Anhalt für eine Halslymphknotenmetastase vor, zunächst die *konservative antibiotische Therapie* über etwa 3 Wochen durchführen und in dieser Zeit die serologischen Untersuchungen vornehmen, um eine parasitäre (z. B. Lymphknotentoxoplasmose, Knöbber u. Schätzle 1987) oder bakterielle Infektionserkrankung aufzudecken.

Bleibt die Lymphknotenschwellung unverändert und zeigen die bildgebenden Verfahren (zunächst Ultraschall) keine klärenden Aspekte, so ist die **diagnostische Lymphknotenexstirpation** erforderlich. Die Lymphknoten sollten möglichst vollständig unter Schonung von Gefäßen und Nerven (besonders N. accessorius, N. auricularis magnus) entfernt werden, wobei der Eingriff meistens in Lokalanästhesie vorgenommen werden kann. Nach Exstirpation des Lymphknotens sollte ein Teil fixiert werden (z. B. in 4% Formalin), für die reguläre, routinemäßige Histologie. Ein

---

[1] Siehe auch Beitrag Grevers u. Vogl in diesem Band.

zweiter Teil ist unfixiert, nativ, für die immunhistologische Untersuchung zur Pathologie zu geben. Das bedeutet, daß das Stück Lymphknotengewebe in ein trockenes Glas gegeben wird, in dem also weder Fixierungsmittel noch Ringerlösung noch physiologische Kochsalzlösung enthalten sein darf. Damit das Gewebe an der Luft nicht austrocknet und so für Untersuchungen unbrauchbar wird, muß das unfixierte Gewebe direkt nach der Entnahme durch einen Boten zu dem Pathologen gebracht werden mit der entsprechenden Fragestellung, die auf dem Begleitschreiben vermerkt sein sollte.

Liegt klinisch der dringende Verdacht auf eine **Lymphknoten-Tuberkulose** vor, sollte auch ein Gewebeanteil des entnommenen Lymphknotens in ein Abstrichröhrchen gegeben und zur mikrobiologischen Untersuchung eingeschickt werden.

Bei Verdacht auf ein **malignes Lymphom**, vor allem Non-Hodgkin-Lymphom (Tabelle 2), sind immunhistologische Untersuchungen für die Klassifizierung und damit auch für die Therapie von entscheidender Bedeutung. Seltene Weichteiltumore, die klinisch und sonographisch von reaktiven Lymphknotenschwellungen oder anderen soliden Raumforderungen im Halsbereich kaum zu unterscheiden sind, können oft erst durch die immunhistologische Untersuchung differentialdiagnostisch eingeordnet werden.

So fanden Mees u. Löhrs (1983) sowie Gleeson et al. (1988) einen Castleman-Tumor (angiofollikuläre Lymphknotenhyperplasie) im Bereich der Karotisbifurkation bzw. auf der Gefäßscheide. Erst die Gewebeuntersuchung lieferte die Diagnose.

Ähnliches gilt für die **Kimura-Krankheit** (Sokolovski et al. 1981), subkutane Knoten der Regio parotidea und seitlichen Halsabschnitte sowie für den Abrikossoff-Tumor (Granularzellmyoblastom), über den Grevers u. Wiesinger (1986) berichten. Selten tritt dieser Tumor im Hals auf, häufigster Sitz ist die Zunge (Alessi u. Zimmerman 1988), wobei nach immunhistologischer Untersuchung ein neurogener Ursprung für wahrscheinlich gehalten wird. Auch bei vollständiger Entfernung des Tumors treten den Autoren zufolge Rezidive in 2–8%, maligne Entartung in 1–3% auf.

Tabelle 2. Maligne Lymphknotenerkrankungen

Hodgkin-Lymphom
Non-Hodgkin-Lymphom (niedriger/hoher Malignitätsgrad)
Monozyten-Leukämie
Mastzellen-Leukämie

Vorwiegend in der Regio parotidea, im Hautniveau, findet sich ebenfalls eine knotige Veränderung, das **Epithélioma calcifié Malherbe**. Nach der Zusammenstellung von Ganz (1986 b) wird dieser Tumor eher in der dermatologischen Praxis gesehen und behandelt. Auch bei diesem von der Haarwurzelscheide ausgehenden Tumor (Pilomatrixom) gibt erst die histologische Untersuchung Aufschluß über die Diagnose.

5 Exkurs: Diagnostik bei Halslymphknotenmetastasen und unbekanntem Primärtumor

Bei Erwachsenen muß bei Vorliegen einer meistens äußerlich schon sichtbaren Halslymphknotenschwellung stets an die Metastase eines Malignoms gedacht werden, wobei ein **Primärtumor im HNO-Bereich** in erster Linie in Betracht kommt. Aber auch **Schilddrüsenmalignome**, besonders das papilläre Schilddrüsenkarzinom, und infraclaviculäre Neoplasien metastasieren in die Halslymphknoten (Tabelle 3). Nach Som et al. (1987) ist dabei besonders an das **Hypernephrom** zu denken, das Metastasen zu 30% in die Halslymphknoten setzt.

Patienten mit Halslymphknotenmetastasen (Abb. 3) berichten häufig, daß der Knoten eines Tages beim Rasieren auffiel und an Größe zugenommen habe. Indolente Patienten werden oft erst bei unübersehbarer Größe der Halsschwellung von ihrer Umgebung auf die Lymphknotenvergrößerung aufmerksam gemacht (Angehörige, Arbeitskollegen). Zu diesem Zeitpunkt sind durch bildgebende Verfahren, obwohl bei der klinischen

Tabelle 3. Halslymphknotenmetastasen maligner Tumoren

HNO-Bereich:	Speicheldrüsen
	Nasenrachen
	Oropharynx
	Zunge
	Mundboden
	Zungengrund
	Hypopharynx
	Lippen
	Larynx (Supra-, Subglottis)

Papilläres Schilddrüsenkarzinom
Atemtrakt (z. B. Bronchialkarzinom)
Gastrointestinale Tumoren (Magen, Kolon, Leber, Pankreas)
Gynäkologische Tumoren (Ovarien, Kollum)
Urologische Tumoren (Nieren, Prostatakarzinom, Seminom)

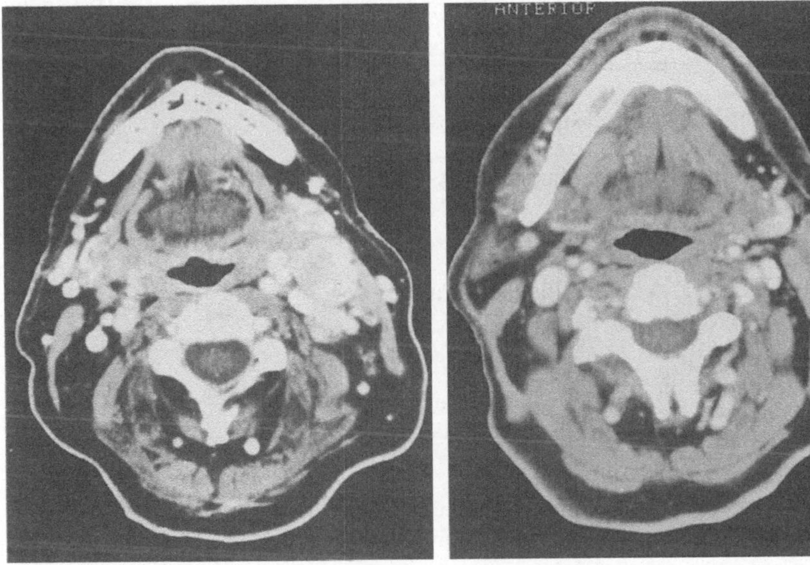

Abb. 3. Hals-CT axial mit Kontrastmittel (KM): Inhomogen KM-aufnehmende Raumforderung rechte Halsseite, 4 × 2 × 2 cm, lateral der V. jugularis interna unter dem M. sternocleidomastoideus gelegen, 58jähriger Patient. Histologie: Lymphknotenmetastase eines Plattenepithelkarzinoms, unbekannter Primärtumor

Abb. 4. Hals-CT axial mit Kontrastmittel (KM), 67jähriger Patient. Homogene Raumforderung rechts über dem M. sternocleidomastoideus mit saumartiger KM-Anreicherung. Histologie: Infizierte laterale Halszyste

Untersuchung kein Primärtumor gefunden werden kann, schon deutliche Malignitätskriterien zu erkennen (s. o.). Liegt eine **Halslymphknotenmetastase** großer Wahrscheinlichkeit nach vor, wird im allgemeinen, wie in Tabelle 4 aufgezeigt, vorgegangen.

Die *endoskopischen Untersuchungen* mit Entnahme von Gewebeproben und die diagnostische Tonsillektomie sollten *vor* der Exploration des Halslymphknotens erfolgen. Nicht selten finden sich nämlich sogenannte **Mikrokarzinome in der Tonsille**, die makroskopisch nicht sichtbar und im Kopf-Hals-CT nicht darstellbar sind.

Bei **großen, eingeschmolzenen Lymphknoten**, die oft solitär auftreten, ist auch im CT die Differenzierung gegenüber einer infizierten lateralen Halszyste (Abb. 4) manchmal schwierig, so daß zur Diagnosefindung bei sonst unauffälligen endoskopischen Befunden die Lymphknotenexstirpation mit intraoperativer Schnellschnittuntersuchung erforderlich ist. Liegt eine Lymphknotenmetastase eindeutig vor, ist in gleicher Narkose die radikale Neck dissection vorzunehmen. Vor dem Eingriff ist der Patient in die Überlegungen einzubeziehen und das Vorgehen genau zu besprechen (Ein-

Tabelle 4. Procedere bei Halslymphknotenmetastasen unbekannter Primärtumoren

Anamnese Untersuchung (Palpation, Lupenlaryngoskopie) Röntgen-Thorax p. a. und seitlich Ggf. Mittelschnitt-Tomographie (Thorax-CT) Kopf-Hals-CT Kontrastdarstellung des Ösophagus Oberbauchsonographie Ggf. Abdomen-CT, Ausscheidungsurogramm Knochenszintigraphie	präoperative Untersuchungen
Epipharyngoskopie Hypopharyngoskopie Mikrolaryngoskopie Bronchoskopie Ösophagoskopie } mit Gewebeproben auch bei intakter Schleimhaut	Untersuchungen in Vollnarkose
Tonsillektomie seitengetrennte Histologie	diagnostische Tonsillektomie
Lymphknotenexstirpation in ITN mit Schnellschnitt: wenn positiv: radikale Neck dissection	operative Diagnostik – Therapie
Postoperative Bestrahlung (Schädelbasis bis obere Thoraxapertur)	postoperative Therapie
Tumor-Sprechstunde	Nachsorge

willigung in die radikale Neck dissection präoperativ). Nach abgeschlossener Wundheilung und erfolgter Zahnsanierung muß der Patient der *Bestrahlung* zugeführt werden, wobei das Bestrahlungsfeld *von der Schädelbasis bis zur oberen Thoraxapertur* reichen muß. Es ist dabei sehr wichtig, daß der Nasenrachenraum und die Parotiden in die Bestrahlung mit einbezogen werden, da in dieser Region Malignome sehr häufig unter intakter Schleimhaut wachsen, sich auch einer endoskopischen Inspektion damit entziehen, sowie frühzeitig in die Halsylmphknoten metastasieren. Während des ersten Jahres nach Behandlung einer Halslymphknotenmetastase bei unbekanntem Primum sind die Patienten in vierwöchigen Intervallen in der **Tumornachsorge** (Tumorsprechstunde) sorgfältig zu untersuchen, wobei das Lupenlaryngoskop sowie 30°- und 70°-Optiken unerläßlich sind.

Die **Fünfjahresüberlebensrate** von Patienten mit Halslymphknotenmetastasen bei unbekanntem Primärtumor ist nach der Untersuchung von Lefebvre et al. (1987) mit 19% (Gesamtkollektiv, 190 Patienten) sehr schlecht und steigt auf 35% für Patienten nach Operation und Nachbestrahlung. Dunst et al. (1988) ermittelten für ihr Gesamtkollektiv eine Fünfjahresüberlebensrate von 52%, wobei zu berücksichtigen ist, daß in der erstgenannten französischen Studie überwiegend Patienten mit Halslymphknoten von 4 cm Durchmessern oder größer enthalten sind.

Übereinstimmend wird angegeben, daß die Patienten mit dem Therapieschema Operation (radikale Neck dissection) und Nachbestrahlung die günstigste Prognose aufweisen. In beiden Studien wurden die Patienten mit 60–65 Gy nachbestrahlt, wobei Dunst et al. (1988) in Abhängigkeit von der Histologie den Nasenrachenraum auf 70–76 Gy aufsättigten (⅓ der Patienten). Dies schlägt sich im Therapieergebnis sicher auch günstig nieder.

Ein **Primärtumor** wurde von Lefebvre et al. (1987) *nach Therapieende* bei 16% der Patienten entdeckt. Eine Fernmetastasierung zeigten 27% der Patienten, davon die Hälfte bereits bei Diagnosestellung (überwiegend im Knochen und in der Lunge). Die Untersuchungen zeigen, daß eine frühzeitige histologische Abklärung von Halslymphknotenschwellungen bei Erwachsenen neben der sorgfältigen endoskopischen Tumorsuche sehr wichtig ist.

6 Differentialdiagnose von Halsweichteilschwellungen

Schwellungen der Halsweichteile treten in jedem Lebensalter auf, sie können angeboren sein oder im hohen Alter erworben werden. In die differentialdiagnostischen Überlegungen fließt bei dem konsultierten Arzt in Praxis und Klinik das Alter des Patienten oft unbewußt ein, zumal manche Halsweichteilschwellungen altersspezifisch sind. Eine Übersicht gibt auch Ganz (1986a).

6.1 Halsweichteilschwellungen bei Kindern

Angeboren sind (Tabelle 5): **Lymphangiom** (zystisches Hygrom), **Hämangiom**, Thymom, ektopes Thymusgewebe, **Dermoide** (z. B. Mundboden), laterale und mediane **Halszyste**, branchiogene Halsanhänge (Choristome). Diese Veränderungen können aber auch erst im Vorschul- oder Schulalter durch Größenzunahme auffallen. Häufig ist anamnestisch von den Eltern der Kinder zu erfahren, daß ein kleines Knötchen „schon immer" vorhanden gewesen sei und erst durch das Wachstum Anlaß zur Besorgnis gab.

Therapeutisch gilt: Bei Häm- und Lymphangiomen: zunächst Abwarten, da eine große Tendenz zur Spontanheilung besteht. Bei Persistenz ist

Tabelle 5. Halsweichteilschwellungen bei Neugeborenen und Kleinkindern

---

Zystisches Lymphangiom (Hygrom)
Hämangiom
Thymom
Ektopes Thymusgewebe
Branchiogene Halsanhänge (Choristome)
Teratome
Dermoide (z. B. im Mundboden)
Sternocleidomastoideus-Tumor
Laterale Halszyste
Mediane Halszyste
Lymphknotenschwellungen (reaktiv, Tb)
Rhabdomyosarkom
Neuroblastom
Intramuskuläres Hämangiom
Mumps
Abszeß nach Pfählungsverletzung (verbliebener Fremdkörper)
Mundbodenphlegmone

Therapie der Wahl die Operation unter Schonung von großen Gefäßen und Nerven.

Aspiration von Hygromen, Sklerosierung und Radiotherapie sind heute weitgehend verlassen worden (Kennedy 1989). 90% der Lymphangiome treten bei Kindern in den ersten zwei Lebensjahren auf, können sich aber auch erstmals bei Erwachsenen zeigen, dann meistens nach einem Trauma oder einer Entzündung.

Rapidis et al. (1988) fanden bei 1007 Kindern mit Halsschwellungen 30,6% bösartige, 27,8% gutartige Tumoren, 17,4% embryologische Residuen (mediane und laterale Halszysten), 24,2% tumorähnliche Veränderungen (Dermoide, Epidermoide, Histiocytosis X, Epithélioma calcifié Malherbe, Trichoepitheliom). Von den malignen Tumoren kommt bei Kleinkindern das Rhabdomyosarkom am häufigsten vor.

Reaktive Lymphknotenschwellungen liegen bei den meisten Kleinkindern und Grundschulkindern vor, wobei ein akuter oder chronischer Infektionsherd im HNO-Bereich im allgemeinen ursächlich zugrunde liegt. Neben der *antibiotischen Therapie* sollte die *Sanierung des vermuteten Herdes* (z. B. Adenotomie, Tonsillektomie) vor der Lymphknotenexstirpation vorgenommen werden. Bei entsprechender sozialer Anamnese (Umfeld) muß auch an eine Lymphknotentuberkulose gedacht werden.

In seltenen Fällen kann ein „vergessener" **Fremdkörper** nach Pfählungsverletzung, auch nach langer Zeit, einen Halsabszeß hervorrufen oder eine infizierte laterale Halszyste/Fistel vortäuschen (Pirsig u. Gaedicke 1985).

Tabelle 6. Halsweichteilschwellungen bei Jugendlichen

Laterale Halszyste
Mediane Halszyste
Schilddrüsenzyste
Schilddrüsenkarzinom/Struma
Lymphknotenschwellung (M. Hodgkin, reaktiv, entzündlich: Tb, Toxoplasmose,
  Aktinomykose, selten LK-Metastasen)
Epidermoidzysten
Thymuszyste
Mumps
Zungengrundstruma
Speicheldrüsentumor (Zyste, Adenom)
Sialolithiasis
Granularzelltumor (Abrikossoff-Tumor)
Myositis ossificans circumscripta (traumatisch, nicht traumatisch)
Myogelosen
Histiocytosis X
Destombes-Rosai-Dorfman-Syndrom (rezidiv. LK-Schwellung mit Fieber)
Epithélioma calcifié Malherbe
Trichoepitheliom

6.2 Halsweichteilschwellungen bei Jugendlichen

Bei Jugendlichen stehen Halszysten, Schilddrüsenvergrößerungen (einschließlich Karzinom), Epidermoidzysten, Speicheldrüsentumoren und Speichelsteine im Vordergrund (Tabelle 6). Besondere Aufmerksamkeit verdienen **Halslymphknotenvergrößerungen**, wobei ein M. Hodgkin durch Anamnese, gründliche Untersuchung, Serologie und letztlich durch die diagnostische Lymphknotenexstirpation ausgeschlossen werden muß.

Die **Myositis ossificans circumscripta** geht mit einer schmerzhaften, fiebrigen Halsschwellung einher, wobei die Erkrankung meistens nach stumpfem Trauma, aber auch ohne Trauma in der Anamnese bei Jugendlichen und jungen Erwachsenen (10–30 Jahre) auftritt (Battistelli et al. 1988). Die Erkrankung wird konservativ antibiotisch behandelt, die radiologischen Befunde sollen innerhalb von 6 Monaten nicht mehr nachweisbar sein.

6.3 Halsweichteilschwellungen bei Erwachsenen

Erwachsene weisen die *größte Variabilität von Halsweichteilschwellungen* auf, die klinisch (Anamnese und Palpationsbefund) oft nicht voneinander unterschieden werden können (Tabelle 7).

Tabelle 7. Halsweichteilschwellungen bei Erwachsenen

Chondrom/Chondrosarkom
Osteochondrom
Hämangioperizytom
Hämangioendotheliom
Chemodektom (Glomus caroticum-Tumor)
Fibrosarkom
Neurofibrosarkom
Extramedulläres Plasmozytom
Neurilemmom (Schwannom)
Laterale Halszyste
Zystisches Hygrom
Lipom (subkutan, in der Tiefe)
M. Madelung
Hibernom (TU des braunen Fettes)
Castleman-Tumor (Angiofollikuläre Lymphknotenhyperplasie)
Abrikossoff-Tumor
Lymphknotenschwellung: reaktiv
                                 entzündlich (Tb, Toxoplasmose, Aktinomykose)
                                 M. Hodgkin
                                 Non-Hodgkin-Lymphom
                                 Metastase eines Malignoms
                                 Kaposi-Sarkom

Speicheldrüsenentzündung (akut, chronisch)
Sialolithiasis
Sialadenose
Speicheldrüsentumoren (benigne, maligne)
Speicheldrüsenzyste
Mumps
Masseterhypertrophie
Parasialome (z. B. Knochenzyste des UK)
Dentogener Abszeß (Molaren)
Mundbodenabszeß/-phlegmone
Querfortsatz des Atlas
Querfortsatz des 2. Halswirbels
Akzessorische Halsrippe (7. Halswirbel)
Großes Zungenbeinhorn
Karotisbifurkation
Narbenkeloid
Infiziertes Atherom

So kann ein Chemodektom (Glomus-caroticum-Tumor) von einer infizierten lateralen Halszyste gelegentlich schwer zu unterscheiden sein, wobei typischerweise das Chemodektom nur horizontal, aber nicht vertikal verschieblich ist. Differentialdiagnostisch ist dann auch an ein Thymom und den im Halsbereich eher seltenen Castleman-Tumor zu denken (Glee-

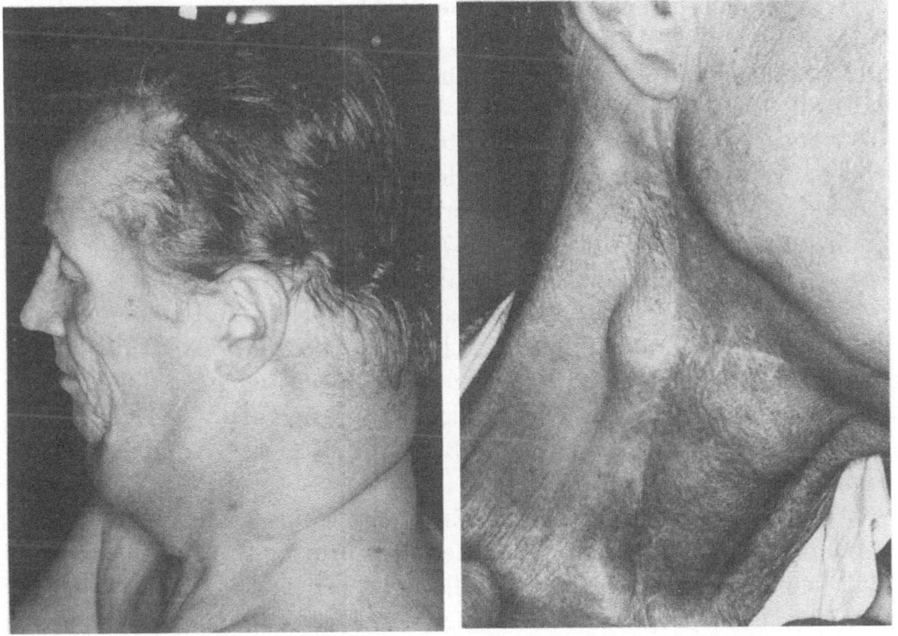

5 6

Abb. 5. Patient mit Madelung-Fetthals. (Aus: Knöbber et al. 1986)

Abb. 6. Hervorstehender Bulbus der A. carotis communis (Carotisbifurkation) bei Zust. n. radikaler Neck dissection rechts, einen Lymphknoten vortäuschend

son et al. 1988). Ebenso kann eine Schilddrüsenzyste, ein Neurinom oder Teratom vorliegen (Mees u. Löhrs 1983). Auch muß eine isolierte Lymphknotenvergrößerung im Bereich des oberen Venenwinkels bzw. der Karotisbifurkation in Betracht gezogen werden, wobei sich besonders die Fragen nach einem Non-Hodgkin-Lymphom und einer Halslymphknotenmetastase stellen.

Mesenchymale Tumoren, wie Chondrom, Osteochondrom, Chondrosarkom, Fibrosarkom, Neurofibrosarkom, extramedulläres Plasmozytom werden in Einzelfällen immer wieder in der Literatur mitgeteilt, wobei die Diagnose meistens durch das überraschende histologische Ergebnis gestellt wird.

Lipome treten am Hals nicht selten auf und zeichnen sich durch langsames Wachstum, teigige Konsistenz und schlechte Abgrenzbarkeit gegenüber der Umgebung aus. Unvollständige Entfernung führt unweigerlich zu Rezidiven. Daneben wird, besonders in den USA, ein Lipom nach Injektion einer lipolytischen Substanz durch Liposuktion beseitigt (Verflüssigung und Absaugen des Lipoms).

Gelegentlich tritt eine **Lipomatose des Halses** auf, der sog. Madelung-Fetthals (Abb. 5). Ätiologisch wird dabei dem reichlichen Genuß von alkoholischen Getränken eine entscheidende Rolle zugesprochen (Knöbber et al. 1986).

Wucherungen von braunem Fettgewebe werden als Hibernome bezeichnet in Anlehnung an die histologische Ähnlichkeit mit bestimmten Drüsen von Winterschläfern im Tierreich. Die gut gekapselten Tumoren kommen nach Abemayor et al. (1987) im Halsbereich zu 7–12% vor mit Bevorzugung des männlichen Geschlechts.

Nach radikaler Neck dissection steht die **Karotisbifurkation**, die dann direkt unter der Haut liegt, deutlich hervor (Abb. 6), so daß bei alleiniger Inspektion oder flüchtiger Palpation der Eindruck eines Lymphoms entsteht. In Anbetracht der Vorgeschichte stand auf der Überweisung zu lesen: Lymphknotenrezidiv nach Behandlung eines Oropharynxkarzinoms.

Liegt anamnestisch (Alkohol, Rauchen), klinisch und durch bildgebende Verfahren (Malignitätskriterien) der dringende Verdacht auf eine **Halslymphknotenmetastase** vor, sollte auch bei jungen Erwachsenen bis zum Beweis des Gegenteils nach einem Primärtumor gesucht und, wie in Abschnitt 5 beschrieben, verfahren werden.

7 Exkurs: Gibt es die malignisierte laterale Halszyste?

Seit Jahrzehnten flammt die Diskussion um die maligne Entartung von lateralen Halszysten (**branchiogenes Karzinom**) immer wieder auf, unterstützt von Fallberichten, Kongreßmitteilungen oder unterschiedlich großen (meistens kleinen) Patientenkollektiven. Besonders bei Patienten mit einer Halslymphknotenmetastase und unbekanntem Primärtumor stellt sich die Frage: Ist das Karzinom in einer lateralen Halszyste entstanden? Dabei wird ebenfalls diskutiert, daß laterale Halszysten aus Halslymphknoten entstanden seien (Stoll u. Hüttenbrink 1982), so daß die Ansiedlung von metastatisch verschleppten Karzinomzellen aus Malignomen des HNO-Bereiches in zystische Lymphknoten des Lymphabflußgebietes nichts Ungewöhnliches darstellen würde.

Makek und Vinzens-Kuster (1988) stellten in ihrer Untersuchung fest, daß sich Tonsillenkarzinome durch solitäre, zystisch gebaute Lymphknotenmetastasen in 4,7% in dem gleichen Halsbereich primär zeigten, in dem Metastasen anderer Tumore und auch laterale Halszysten zu finden sind. Der Primärtumor sei zu dem Zeitpunkt dann noch inapparent (mikroskopisch klein, Mikrokarzinom, s. o.). Auch in regulären Neck dissection Präparaten fanden die Autoren Lymphknotenmetastasen mit zystischem Bau, teilweise sogar multiple. Multiple Halszysten auf einer Seite wurden aber bisher noch nicht beschrieben. Daneben wird das branchiogene Karzinom von den Autoren für wahrscheinlich gehalten, wofür einige Mitteilungen in der Literatur sprächen.

Hosemann u. Wigand (1988) konnten die Annahme, laterale Halszysten seien aus Lymphknoten entstanden, wobei Kryptenepithelien der Tonsillen in die regionären Lymphknoten ausgeschwemmt worden seien, durch die Untersuchung ihres eigenen Krankengutes nicht bestätigen. Die Autoren sehen in der Ähnlichkeit des lymphoepithelialen Gewebes von lateralen Halszysten und Tonsillen eher den Beweis für die gemeinsame entwicklungsgeschichtliche Beziehung zur zweiten Schlundtasche.

Für den Kliniker bedeutet die histologische Verdachtsdiagnose „malignisierte laterale Halszyste" keinen Grund zum erleichterten Aufatmen, mit dem Ergebnis, dem Patienten dann eine reduzierte Therapie (z. B. nur Exstirpation der Veränderung, keine Nachbestrahlung) zukommen zu lassen. Da die Diagnose des Pathologen mit zahlreichen Unsicherheitsfaktoren behaftet ist, ein Mikrokarzinom im Oropharynx oder Nasopharynx durchaus vorliegen kann, ist bei diesen Patienten die radikale Therapie (radikale Neck dissection, volle Nachbestrahlung) in jedem Fall indiziert.

8 Zusammenfassung

Bei Patienten mit Weichteilschwellungen des Halses ist der konsultierte Arzt in seinen differentialdiagnostischen Überlegungen gefordert. **Alter** und Habitus des Patienten sowie die sorgfältige **Anamnese** spielen bei der Diagnosefindung eine wichtige Rolle. Die Fragen nach Dauer und Veränderungen der Halsschwellung sowie Begleitsymptomen (Fieber, Nachtschweiß, Mattigkeit, Gewichtsverlust) sind unverzichtbar. Bei der **klinischen Untersuchung** sind Konsistenz, Verschieblichkeit (Unterlage, Haut), Größe in mm oder cm, Dolenz und Abgrenzbarkeit der Schwellung zu beurteilen und zu dokumentieren. Die weiterführende Diagnostik sollte zunächst **serologische Blutuntersuchungen** und die **Sonographie** des Halses umfassen, bevor andere bildgebende Verfahren (Sialographie, CT, MR) eingesetzt werden.

Die konventionelle Röntgendiagnostik kann Anomalien der HWS und verkalkte Lymphknoten bei Lymphknoten-Tb aufdecken. Die diagnostische **Lymphknotenexstirpation** ist bei Jugendlichen und Erwachsenen stets bei therapieresistenten Lymphknotenschwellungen zum Ausschluß einer malignen Lymphknotenerkrankung (M. Hodgkin, Non-Hodgkin-Lymphom) durchzuführen.

Bei Verdacht auf eine Halslymphknotenmetastase bei unbekanntem Primärtumor sind **endoskopische Untersuchungen** des oberen Aerodigestivtrakts in Narkose mit Gewebeentnahmen unter stationären Bedingungen erforderlich. Nach operativem Freilegen des verdächtigen Lymphknotens und positivem Ergebnis in der histologischen Schnellschnittuntersuchung muß in gleicher Narkose die radikale Neck dissection erfolgen (wenn der Lymphknoten nicht mit der A. carotis communis bzw. interna verbacken ist), mit postoperativer Radiatio (Schädelbasis bis obere Thoraxapertur).

Altersspezifische Halsweichteilschwellungen werden kurz besprochen und tabellarisch zusammengestellt.

Literatur

Abemayor E, McClean PH, Cobb CJ, Hashimoto CH (1987) Hibernomas of the head and neck. Head Neck Surg 9:362–367

Alessi DM, Zimmerman MC (1988) Granular cell tumors of the head and neck. Laryngoscope 98:810–814

Bähren W, Lenz M, Haase St, Ranzinger G (1984) Wertigkeit der Computertomographie beim Nachweis regionärer Lymphknotenmetastasen von malignen Tumoren im Kopf-Hals-Bereich. HNO 32:498–501

Battistelli JM, Pauline-Belas D, Souyet N, Nicollet O, Vuillerod E, Jeanneret J (1988) Myosite ossifiante circonscrite non traumatique à localisation cervicale. Ann Pédiatr (Paris) 35:59–63

Brusis T, Mödder U (1986) Der elongierte Querfortsatz des Atlas. Ein Beitrag zur Differentialdiagnose von Halslymphknotenvergrößerungen. Laryngol Rhinol Otol 65:348–351

Dunst J, Sauer R, Weidenbecher M (1988) Halslymphknotenmetastasen bei unbekanntem Primärtumor. Strahlenther Onkol 164:129–135

Eichhorn Th, Schwerk W, Schroeder H-G (1985) Hochauflösende Realtime-Sonographie von Tumoren der Halsweichteile. Laryngol Rhinol Otol 64:506–512

Eichhorn Th, Schroeder H-G, Glanz H, Schwerk WB (1987) Histologisch kontrollierter Vergleich von Palpation und Sonographie bei der Diagnose von Halslymphknotenmetastasen. Laryngol Rhinol Otol 66:266–274

Ganz H (1986a) Diagnose – Kein Tumor. Harmlose Erkrankungen mit primärem Tumoraspekt. In: Ganz H, Schätzle W (Hrsg) HNO Praxis Heute 6. Springer, Berlin Heidelberg New York Tokyo, S 131–149

Ganz H (1986b) Das Epithélioma calcifié Malherbe – ein im HNO-Bereich seltener Tumor? HNO 34:301–304

Ganz H (1990) Die B-Bild-Sonographie in der Praxis des HNO-Arztes. In: Ganz H, Schätzle W (Hrsg) HNO Praxis Heute 10. Springer, Berlin Heidelberg New York London Paris Tokyo Hong Kong, S 167–173

Gleeson MJ, Cassidy M, McMullin JP (1988) Castleman's disease – an unusual neck mass. J Laryngol Otol 102:661–662

Grevers G, Wiesinger H (1986) Ungewöhnliche Lokalisation eines Granularzellmyoblastoms (Abrikossofftumor). Laryngol Rhinol Otol 65:693–695

Heppt W, Haels J, Lenarz T, Mende U, Gademann G (1989) Nachweis und

Beurteilung von Halslymphknotenmetastasen bei Kopf-Hals-Tumoren. Ein Methodenvergleich. Laryngol Rhinol Otol 68:327–332

Hosemann W, Wigand ME (1988) Sind laterale Halszysten wirklich aus zervikalen Lymphknoten abzuleiten? HNO 36:140–146

Jahnke V, Flesch U, Witt H (1988) Angiodynographie: Ein neues bildgebendes Verfahren im HNO-Gebiet. Laryngol Rhinol Otol 67:217–220

Kennedy TL (1989) Cystic hygroma-lymphangioma: A rare and still unclear entity. Laryngoscope 99 [Suppl 49]:1–10

Knöbber D, Schätzle W (1987) Die Lymphadenitis toxoplasmotica – eine Zoonose. Laryngol Rhinol Otol 66:70–72

Knöbber D, Luckhaupt H, Rose K-G (1985) Halslymphknotentuberkulose: Bericht über 193 Fälle. HNO 33:400–403

Knöbber D, Feidt H, Hornberger W (1986) Der Madelungsche Fetthals – Ausdruck einer alkoholinduzierten endokrinen Störung? HNO 34:474–476

Laing MR, McLay KA (1988) Ectopic thyroid malignancy in the midline of the neck. J Laryngol Otol 102:93–94

Lefebvre J-L, Adenis L, Coche-Dequeant B, Depadt G, Buisset E (1987) Les adénopathies cervicales sans porte d'entrée. A propos de 190 cas. Ann Otolaryngol (Paris) 104:513–518

Makek M, Vinzens-Kuster AG (1988) Maligne Halszyste. Eine diagnostische Falle für Kliniker und Pathologen. Dtsch Z Mund Kiefer Gesichts Chir 12:177–184

Matschke RG (1983) Zur Differentialdiagnose der medialen Halstumoren. HNO 31:212–214

Marx H (1947) Kurzes Handbuch der Ohrenheilkunde, 2. Aufl. Fischer, Jena, S 238–239

Mees K, Löhrs U (1983) Angiofollikuläre Lymphknotenhyperplasie – ein Beitrag zur Differentialdiagnose zervikaler Weichteiltumoren. Laryngol Rhinol Otol 62:47–49

Pirsig W, Gaedicke G (1985) Die Fehldiagnose: Laterale Halsfistel. Pädiatr Prax 31:81–83

Rapidis AD, Economidis J, Goumas PD, Langdon JD, Skordalakis A, Tzortzatou F, Anagnostopoulos D, Matsaniotis N (1988) Tumors of the head and neck in children. A clinicopathological analysis of 1007 cases. J Cranio Max Fac Surg 16:279–286

Schätzle W (1982) Differentialdiagnose chronischer Schwellungen im Parotisbereich. In: Ganz H, Schätzle W (Hrsg) HNO Praxis Heute 2. Springer, Berlin Heidelberg New York, S 97–107

Schätzle W, Wilhelm H-J (1984) Die Stellung der Seriensialographie und Sialoszintigraphie in der Diagnostik von Speicheldrüsenerkrankungen. HNO 32:200–204

Sokolovski A, Hundeiker M, Pascu F (1981) Kimurasche Krankheit mit Lokalisation am Hals. HNO 29:175–178

Som PM, Norton KI, Shugar JMA, Reede DL, Norton L, Biller HF, Som ML (1987) Metastatic hypernephroma to the head and neck. Am J Neuroradiol 8:1103–1106

Stoll W, Hüttenbrink KB (1982) Die laterale Halszyste: eine Lymphknotenerkrankung. Laryngol Rhinol Otol 61:272–275

Türk R, Grasl M, Hajek P, Tscholakoff D (1985) Die Aussagekraft der Ultraschalluntersuchung bei Lymphomen im Halsbereich. Laryngol Rhinol Otol 64:185–187

Die Bedeutung der Kernspintomographie für das HNO-Fach*

G. Grevers und T. J. Vogl

1 Technisch-physikalische Grundlagen

Ebenso wie die Kernspintomographie beruht die Spektroskopie auf dem Prinzip der magnetischen Kernspinresonanz. Dieses Phänomen wurde erstmals 1939 von Rabi beschrieben, der beobachtet hatte, daß Wasserstoffmoleküle beim Durchqueren eines magnetischen Feldes durch elektromagnetische Hochfrequenzenergie abgelenkt werden können. 1946 entdeckten Purcell et al. die unterschiedliche HF-Absorption von Paraffin und Wasser in einem konstanten Hochfrequenzfeld und variablen Magnetfeld.

---

* Meinem Vater, Herrn Dr. med. Heinz Grevers, Arzt für Hals-Nasen-Ohrenkrankheiten, zum 70. Geburtstag gewidmet.

HNO Praxis Heute 11
H. Ganz, W. Schätzle (Hrsg.)
© Springer-Verlag Berlin Heidelberg 1991

1.1 Kernspin und Magnetisierung

Die physikalische Grundlage der Kernspintomographie basiert auf der Rotation von Atomkernen mit ungerader Protonenzahl und/oder Neutronenzahl um die eigene Achse. Durch die Rotation der positiven Ladung des Kernes wird ein elektrischer Ringstrom erzeugt, der als magnetisches Feld beschrieben wird. Äquivalent einem Stabmagneten wird dieses magnetische Feld durch ein magnetisches Moment definiert, das eine Richtung und einen Betrag aufweist. In einem Körper verteilen sich die magnetischen Momente der Atomkerne statistisch in alle Raumrichtungen und die Beträge kompensieren sich zu Null. Wird ein Körper in ein äußeres Magnetfeld von ausreichend hoher Feldstärke gelegt, so tritt eine Wechselwirkung zwischen dem äußeren Magnetfeld und den magnetischen Momenten der Atomkerne des Körpers auf, bei der die Kerne parallel oder antiparallel zum äußeren Magnetfeld ausgerichtet werden. Dabei präzedieren die Kerne phasenasynchron um die Magnetfeldachse des außen anliegenden Magnetfeldes. Die Präzessionsfrequenz ist abhängig von der Stärke des anliegenden Magnetfeldes und von dem Atomkern. Die parallele Anordnung der Atomkerne hat dabei ein niedrigeres Energieniveau als die antiparallele Anordnung. Da bei Raumtemperatur dem Körper thermische Energie zugeführt wird, nehmen fast 50% der Spins die antiparallele Lage ein. Bei Zufuhr von weiterer Energie „klappen" die noch parallel angeordneten Kerne ebenfalls in die antiparallele Lage. Die dazu benötigte Energie bewegt sich weit unter der chemisch oder molekular wirksamen Energie, da die Energiedifferenz der Spinstellungen sehr niedrig liegt. Die Energie wird durch eine hochfrequente, der Präzessionsfrequenz entsprechende, elektromagnetische Strahlung induziert. Nach Beendigung der Energiezufuhr „klappen" die Kerne wieder in die Gleichgewichtslage zurück, die sie vor der Energiezufuhr einnahmen. Da die Gleichgewichtslage energetisch ein niedriges Niveau besitzt, wird bei der Relaxation der Spins Energie in Form von elektromagnetischer Strahlung abgegeben. Mit Hilfe geeigneter Empfangsspulen kann dieses Resonanzsignal bezüglich Verlauf und Geschwindigkeit der Spin-Relaxation gemessen und ausgewertet werden. Bei der Kernspintomographie wird selektiv das ^{1}H-Atom angeregt, da dieses mit Abstand das häufigste Isotop in biologischen Systemen darstellt. Bei der Spektroskopie werden auch andere Isotope, z. B. ^{13}C oder ^{31}P angeregt, die Verteilung wird jedoch nicht als Bild, sondern in Form von Verteilungskurven angegeben.

1.2 Resonanzanregung

Die Nettomagnetisierung eines Körpers in einem Magnetfeld errechnet sich aus der Differenz der antiparallel und parallel präzedierenden Kerne. Bei Raumtemperatur und magnetischen Induktionen von 0,5 bis 2,0 Tesla liegt diese Differenz und somit der Anteil der zur Nettomagnetisierung beitragenden Atome in der Größenordnung von 0,001%. Dennoch ist dieser Anteil ausreichend hoch, um eine meßbare Magnetisierung des Körpers zu erreichen. Zur Anregung dieser Kerne wird eine hochfrequente, elektromagnetische Strahlung eingesetzt, durch die diese Kerne aus der parallelen in die höherenergetische, antiparallele Lage umklappen. Die Anzahl der Kerne, die aufgrund dieser Energiezufuhr umklappen, hängt dabei von der Länge des Zeitintervalles ab, in dem die Strahlung auf den Körper einwirkt. Dazu muß die Energie senkrecht zur Magnetfeldebene einstrahlen. Voraussetzung für die Energieabsorption ist die Phasenkohärenz der präzedierenden Spins. Diese Synchronisation erfolgt bei Aussendung der Hochfrequenzstrahlung. Wählen wir als Magnetfeldachse die Z-Achse, so wirkt die Strahlung in der X-Y-Ebene. Mit Zunahme der Phasenkohärenz wächst die ursprünglich Null betragende Magnetisierung in der X-Y-Ebene an, womit der Nettomagnetisierungsvektor von der Z-Achse in die X-Y-Ebene wandert.

Ist das Zeitintervall der Energieeinstrahlung so gewählt, daß exakt die Hälfte der resonanzfähigen Spins umgeklappt sind, so entspricht die Nettomagnetisierung in der Z-Achse Null und der Nettomagnetisierungsvektor liegt in der X-Y-Ebene. Dieser Vorgang wird 90°-Impuls genannt. Bei Verlängerung des Zeitintervalles, bis die resonanzfähigen Kerne umgeklappt sind, sprechen wir vom 180°-Impuls, da nun der Nettomagnetisierungsvektor antiparallel zum außen liegenden Magnetfeld in der Z-Achse liegt.

Eine weitere Verlängerung des Zeitintervalles bewirkt wieder die Rückkehr der Kerne in die parallele Lage (360°-Impuls). Die Erklärung dieses scheinbaren Widerspruchs liegt darin, daß die Kerne während der Anregungsphase nicht nur Energie absorbieren, sondern auch bereits Energie emittieren. Diese maximal zuführbare Energie entspricht dabei dem 180°-Impuls. In der Kernspintomographie kommen vorwiegend der 90°- und der 180°-Impuls zur Anwendung.

1.3 Relaxation

Während der Einstrahlung eines Anregungssignals in Forms eines 90°-Impulses wird der Magnetisierungsvektor in die X-Y-Ebene geklappt. Die

Aussendung des Relaxationssignals erfolgt dabei unmittelbar nach Beginn des Anregungssignals. Die Intensität des Relaxationssignals steigt stetig an und erreicht ihr Maximum am Ende der Einstrahlung des Anregungssignals. Danach zerfällt die Magnetisierung wieder und die Intensität des Relaxationssignals nimmt ab, bis bei Erreichen des Gleichgewichtszustandes der Kernspins kein Signal mehr meßbar ist.

Aus dem Verlauf des Relaxationssignals läßt sich die Spindichte, die longitudinale Relaxationszeit T-1 und die transversale Relaxationszeit T-2 ableiten. Die Spindichte ist bei obengenanntem Experiment der Signalintensität proportional und kann daher direkt erfaßt werden. Die Relaxationszeiten T-1 und T-2 beschreiben die Magnetisierungsänderungen in der Z-Ebene und in der X-Y-Ebene während und nach der Einstrahlung eines Anregungssignals.

Die T-1-Zeit beschreibt das Zeitintervall, in dem die Magnetisierung der Z-Ebene nach einem 90°-Impuls von 0% bis auf 63,2% der vor dem Anregungssignal bestehenden Magnetisierung ansteigt. Die T-2-Zeit erfaßt den Magnetisierungszerfall in der X-Y-Ebene, der nach Einstrahlung des Anregungssignals durch die wieder zunehmende Dephasierung der Kernspinpräzession auftritt.

Der kombinierte Vorgang der T-1- und T-2-Relaxation nach einem einmaligen 90°-Impuls wird freier Induktionszerfall (Free Induction Decay, FID) genannt. Die Relaxationszeiten T-1 und T-2 werden durch die physikalische und chemische Umgebung der relaxierenden Atomkerne bestimmt. Da die Empfangsspule die Magnetisierungsvorgänge in der X-Y-Ebene aufnimmt, liefert die FID ausschließlich Informationen über T-2 und Spindichte, nicht jedoch über T-1. Durch eine Kombination von 90°- und 180°-Impulsen zu sog. Pulssequenzen ist jedoch die T-1 Relaxationszeit indirekt einer Messung zugänglich. Je nach Pulssequenz ist der Einfluß der verschiedenen Parameter jedoch unterschiedlich, und damit kann eine Betonung eines der Relaxationsparameter durch Variation der Pulssequenz erreicht werden. Variiert man die Aufnahmeparameter bei gleicher Pulssequenz, so lassen sich im nachhinein die Relaxationszeiten mathematisch separieren und quantifizieren.

2 Klinische Wertigkeit der Kernspintomographie

Mit der Einführung moderner bildgebender Verfahren, und hierunter verstehen wir insbesondere die Computer- und Kernspintomographie, hat sich in den vergangenen 10–15 Jahren ein grundlegender Wandel in der radiologischen Diagnostik auch des HNO-Fachgebietes vollzogen.

Obwohl die Computertomographie (CT)- und vor allem die Hochauflösungs („high resolution")-Technik bei der Diagnostik zahlreicher Erkrankungen im Kopf-Hals-Bereich wichtige Informationen liefern kann (Elies 1986), besteht die Domäne dieser Technik in der Differenzierung knöcherner Strukturen und in der Abgrenzung Knochen-Weichteilgewebe. Diesen Vorteil kann man sich bei traumatologischen Fragestellungen im Bereich der Latero- oder Frontobasis ebenso zunutze machen wie beispielsweise bei der Abklärung von Mittelohrmißbildungen (Swartz 1986; Grevers et al. 1989a, b; Grevers u. Vogl 1991). Speziell bei Fragestellungen, die knöcherne Prozesse im Bereich des Gesichtsschädels oder der Schädelbasis betreffen, ist die CT also in aller Regel der Kernspintomographie überlegen.

Demgegenüber weist die Kernspintomographie (KST) im Vergleich zur CT fünf wesentliche Vorteile auf:

1. Eine deutlich bessere Weichteildifferenzierung, wichtig insbesondere, wenn es um die Frage der Ausdehnung und Infiltration von Weichteilprozessen, vor allem von Tumoren geht.
2. Die beim CT häufig störenden Artefakte durch Zahnmetalle entfallen in der Regel bei der Kernspintomographie.
3. Es besteht im Unterschied zur CT die Möglichkeit der multiplanaren Abbildung, d.h. interessierende Strukturen können in jeder beliebigen Schichtebene untersucht werden.
4. Der Patient wird nicht strahlenexponiert.
5. Die Untersuchung ist nebenwirkungsfrei.

Bei der Bewertung einer adäquaten Indikationsstellung für die KST kann zum gegenwärtigen Zeitpunkt festgestellt werden, daß sie in der Tumordiagnostik der CT grundsätzlich in den meisten Regionen des Hals-Nasen-Ohren-Fachgebietes mindestens gleichwertig, wenn nicht überlegen ist. Diese Aussage muß selbstverständlich – wie eingangs erwähnt – dahingehend relativiert werden, daß der CT aufgrund der optimalen Darstellung ossärer Destruktionen bei entsprechenden Fragestellungen natürlich weiterhin ein hoher Stellenwert zukommt. Im folgenden werden die unterschiedlichen Regionen des Kopf-Hals-Bereiches im Hinblick auf ihre Evaluierbarkeit mittels KST aufgezeigt und, soweit notwendig, mit den Darstellungsmöglichkeiten der CT verglichen.

2.1 Schädelbasis und Felsenbein

Aufgrund des fehlenden Signals von kompaktem Knochen stellt sich das Felsenbein nur indirekt dar, kann aber durch die angrenzenden

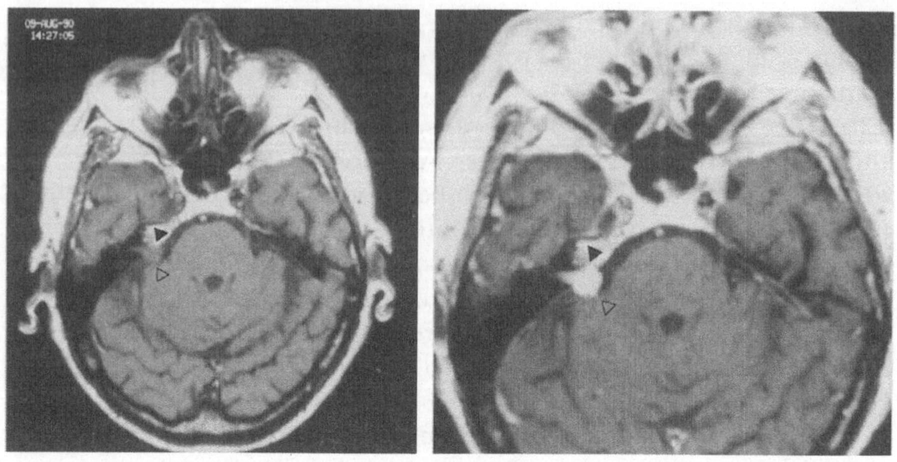

Abb. 1a, b. Kernspintomographie; Akustikusneurinom in transversaler Schichtführung vor (**a**) und nach (**b**) Applikation von Kontrastmittel. Besonders nach
Gd-DTPA-Zufuhr wird die charakteristische, „trillerpfeifenartige" Konfiguration
des Tumors (*Pfeilköpfe*) deutlich

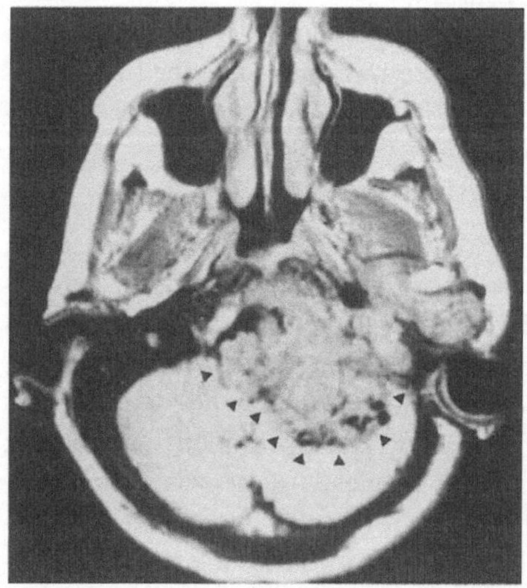

Abb. 2. Kernspintomographie;
ausgedehnter Glomus-jugulare-Tumor
(*Pfeilköpfe*)

Nachbarstrukturen gut identifiziert werden. Dabei läßt sich die signalarme
Struktur des Knochens nicht von den pneumatisierten Felsenbein- und
Mastoidanteilen differenzieren. Als Leitstrukturen im Os temporale dienen die Nervenbündel des VII. und VIII. Hirnnerven, die, aus dem Hirn-
stamm kommend, die zerebellopontine Zisterne durchqueren und in den
inneren Gehörgang ziehen.

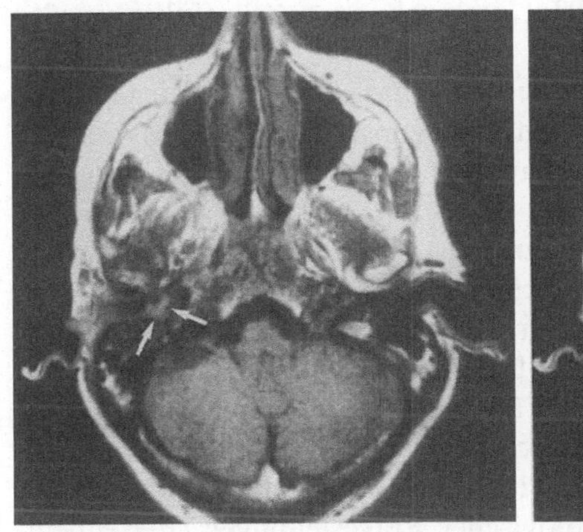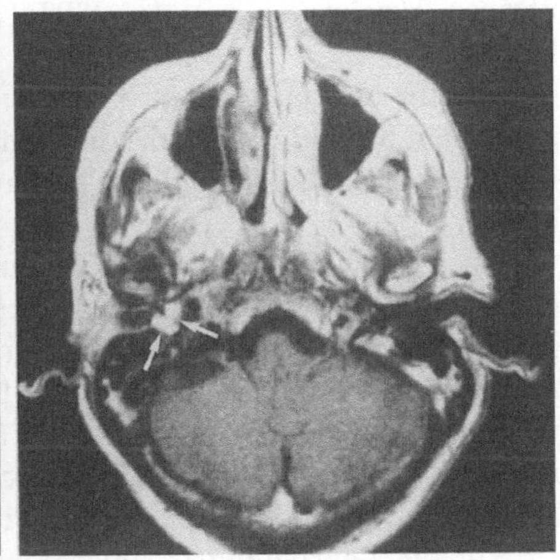

Abb. 3a, b. Kernspintomographie; Glomus-tympanicum-Tumor (*Pfeile*) vor (**a**) und nach (**b**) Applikation von Gd-DTPA

Die Methode der ersten Wahl stellt die KST bei der diagnostischen Abklärung des Felsenbeins und insbesondere des inneren Gehörganges dar (Vogl et al. 1986, 1988). Während noch bis vor einigen Jahren die Luftzisternographie zur diagnostischen Abklärung des inneren Gehörganges bzw. Kleinhirnbrückenwinkels angewandt wurde, die natürlich ein entsprechend hohes Komplikationsrisiko besaß, besteht heute die Möglichkeit, das Gewebe im inneren Gehörgang sowie die angrenzenden, zerebralen Strukturen mit Hilfe der KST artefaktfrei abzubilden. Der Einsatz des Kontrastmittels Gadolinium (Gd)-DTPA ist insbesondere bei tumorösen Raumforderungen unentbehrlich, da diese eine gute Kontrastmittelanreicherung zeigen und daher besser vom umliegenden Hirngewebe zu unterscheiden sind. Neben Akustikusneurinomen (Abb. 1) lassen sich mit Hilfe der Kernspintomographie im Bereich der Laterobasis und des Felsenbeines Glomus jugulare- (Abb. 2) und -tympanicum- (Abb. 3) Tumore sowie Meningeome nachweisen. Insbesondere die Erkennung von Tumoren des Kleinhirnbrückenwinkels ist in der KST mit einer Sensitivität mit 98% höher als in der hochauflösenden CT mit einer Sensitivität von 90,6%.

Bei gefäßreichen Neubildungen ist gegenwärtig zusätzlich noch eine angiographische Darstellung im Sinne der digitalen Subtraktionsangiographie (DSA) notwendig (Grevers u. Vogl 1988). Diese invasive Methodik wird möglicherweise bei den genannten Fragestellungen in nächster Zukunft nicht mehr erforderlich sein, da mit der MR-Angiographie ein nichtinvasives Verfahren zur Gefäßdarstellung zur Verfügung steht, das im übrigen gleichzeitig mit der KST-Untersuchung durchgeführt werden kann.

Für die Abklärung des **Akustikusneurinoms**, dem von den eingangs genannten Krankheitsbildern differentialdiagnostisch für die Praxis sicher wichtigsten Krankheitsbild, hat sich an unserer Klinik folgendes Vorgehen bewährt:

Nach der Untersuchung erfolgt zunächst die audiologische Abklärung (Ton- und Sprachaudiogramm, Impedanzmessung, retrocochleäre Tests); gleichzeitig sollten die Vestibularisprüfung und die Röntgenaufnahmen nach Stenvers durchgeführt werden. Die **Hirnstammaudiometrie** weist mit verlängerten Latenzen in 95% der Fälle auf eine retrocochleäre Hörstörung hin. Falls diese Untersuchung positiv ist, halten wir eine Kernspintomographie mit Gadolinium(Gd)-DTPA für absolut indiziert.

Für die Beurteilung traumatologischer Fragestellungen (Felsenbeinfrakturen) sowie von Krankheitsbildern, die das Mittelohr und seine benachbarten Räume betreffen, besitzt die KST gegenwärtig keine ausreichende diagnostische Relevanz. Bei bestimmten Fragestellungen (Felsenbeinfraktur, Mittelohrmißbildung) stellt die hochauflösende CT das diagnostische Verfahren der ersten Wahl dar (Swartz 1986, Grevers et al. 1989a, b). Bei der Otitis media chronica und dem Cholesteatom ist in aller Regel die Schülleraufnahme ausreichend. Eine weiterführende bildgebende Diagnostik ist nicht erforderlich. Eine Ausnahme macht das seltene kongenitale Felsenbeincholesteatom, das riesige Ausmaße annehmen und vom otologischen Zugang aus u. U. nicht vollständig entfernbar sein kann. Für die Beurteilung solcher ausgedehnten Cholesteatome ist allerdings vor dem Kernspin das hochauflösende Computertomogramm diagnostisches Mittel der ersten Wahl.

2.2 Nase, Nasennebenhöhlen, Nasopharynx

Grundsätzlich ist bei der radiologischen Diagnostik der Nasennebenhöhlen und des Gesichtsschädels die CT immer noch die Methode der ersten Wahl, da in diesen Regionen der Knochen bzw. die Knochen-Weichteilbeziehung im Vordergrund steht. Die zum Teil sehr dünnen, knöchernen Strukturen im Bereich des Siebbeins beispielsweise lassen sich mit der KST ebensowenig darstellen wie die Frontobasis.

Demgegenüber sind **Raumforderungen des Nasopharynx** mit der KST besser beurteilbar als mit der CT, da die KST mit ihrer überlegenen Weichteildifferenzierung eine exaktere Abgrenzung zwischen einem Tumor und den verschiedenen Weichteilstrukturen im Bereich des Nasopharynx erlaubt (Dillon et al. 1984; Teresi et al. 1987a, b; Vogl et al. 1989a, 1990a; Grevers et al. 1989c).

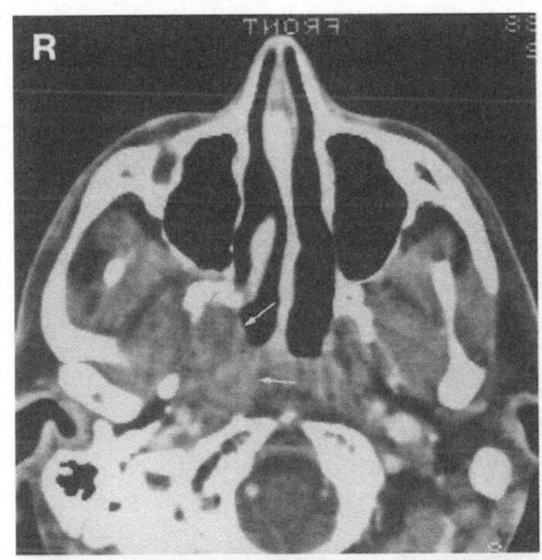

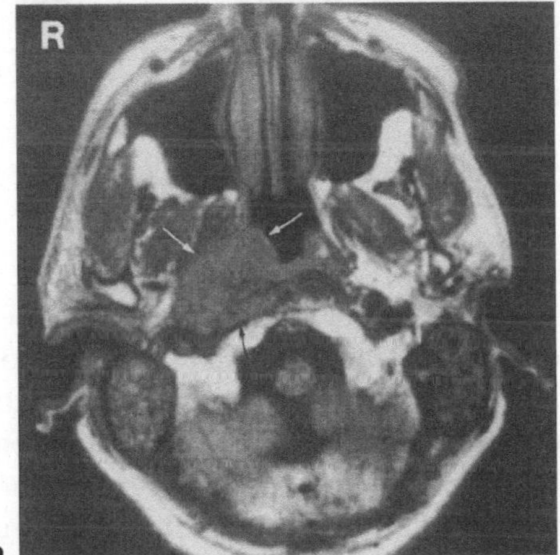

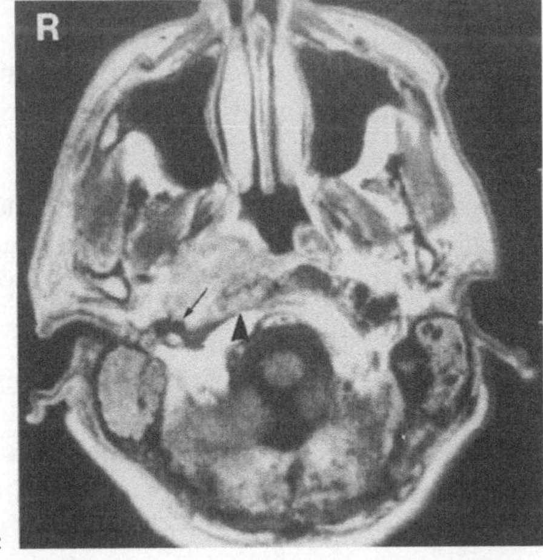

Abb. 4. a Computertomographie; Plattenepithelkarzinom des Nasopharynx, transversal. Im rechten Nasopharynx stellt sich eine Raumforderung dar, die die gleiche Dichte wie das umgebende Gewebe besitzt (*Pfeile*) und deshalb auch von diesem nicht abgrenzbar ist (*R* rechts). **b** Kernspintomographie (KST); Plattenepithelkarzinom des Nasopharynx (derselbe Tumor wie in Abb. 4a), transversal, nativ. Im nativen, T_1-gewichteten Bild zeigt sich ein Tumor im rechten Nasopharynx mit Ausdehnung auf den Parapharyngealraum (*weiße Pfeile*) sowie Infiltration der Schädelbasis (*schwarzer Pfeil*) (*R* rechts). **c** KST; Plattenepithelkarzinom des Nasopharynx nach Gd-DTPA-Injektion (derselbe Tumor wie in Abb. 4a und b), transversal. Nach Kontrastmittel-Gabe zeigt sich eine Zunahme der Signalintensität des Tumors mit Ummauerung der rechten A. carotis (*Pfeil*) und Infiltration des rechten M. longus colli (*Pfeilspitze*). Die Mukosa besitzt eine höhere Signalintensität als der Tumor. Die Mittellinie ist klar überschritten (*R* rechts)

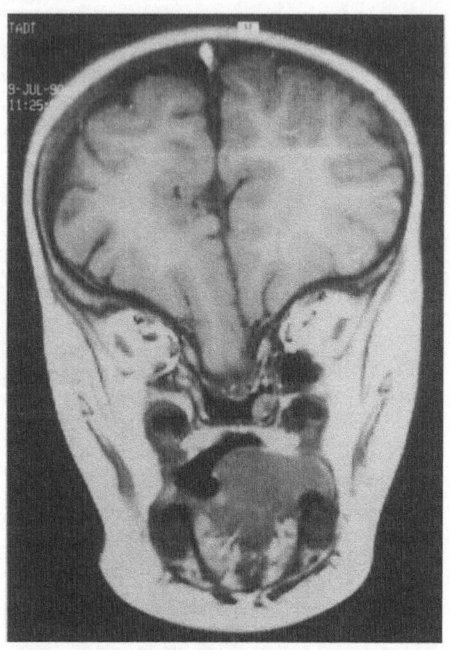

Abb. 5. Kernspintomographie; seltener Fall eines „Nasopharynxtumors". Ursprung und Ausmaß der Enzephalozele wird in der koronaren Schnittführung besonders deutlich

Ein weiterer wichtiger Grund für die Überlegenheit der KST gegenüber der CT bei der differentialdiagnostischen Analyse von Erkrankungen im Nasopharynx liegt in der Einsatzmöglichkeit des Kontrastmittels Gadolinium (Gd)-DTPA. Durch die Verwendung dieser Substanz wird eine Unterscheidung zwischen zystischen Prozessen, Entzündungen und Tumoren (Abb. 4, 5) möglich, wobei aufgrund der unterschiedlichen Kontrastmittelanreicherung einzelner Tumortypen auch hier eine differentialdiagnostische Aussage möglich ist.

Zusammenfassend wird bei der modernen Bildgebung im Bereich von Nase, Nasennebenhöhlen und Nasopharynx von unserer Seite folgendes Vorgehen empfohlen:

1. Bei Entzündungen, Frakturen und Tumoren der Nase bzw. Nasennebenhöhlen ist zur Orientierung zunächst die Nasennebenhöhlenübersichtsaufnahme in okzipitomentaler und frontaler, gegebenenfalls auch seitlicher Projektion erforderlich. *Eine konventionelle Tomographie ist wegen der unzureichenden Spezifität und hohen Strahlenexposition heute nicht mehr vertretbar.*

2. Im Bereich der **Nasennebenhöhlen** stellt die CT – gegebenenfalls in der Hochauflösungstechnik – bei weiterführenden Fragestellungen (insbesondere Tumorausdehnung und Frakturen im Bereich der Frontobasis, aber auch zur Beurteilung der Rhinobasis bei ausgeprägter bzw. Rezi-

divpolyposis nasi et sinuum), das diagnostische Verfahren der Wahl dar, da es in dieser Region insbesondere auf eine Beurteilbarkeit der knöchernen Strukturen bzw. der Beziehung von Weichteilprozessen zum Knochen ankommt.

3. Bei der diagnostischen Abklärung des **Nasopharynx** ist an erster Stelle der Einsatz der KST unter Verwendung des Kontrastmittels Gadolinium (Gd)-DTPA zu nennen. Gegebenenfalls kann zur Beurteilung kleiner, knöcherner Kontinuitätsunterbrechungen im Bereich der Frontobasis eine zusätzliche computertomographische Darstellung notwendig sein. Bei gefäßreichen Tumoren, wie beispielsweise dem **juvenilen Nasenrachenfibrom**, ist auch noch eine selektive Darstellung der Gefäße mit Hilfe der DSA erforderlich.

2.3 Oropharynx und Mundhöhle

Das morphologische Erscheinungsbild des Oropharynx in der bildgebenden KST wird bestimmt durch die Mm. constrictores pharyngis als Strukturen niedriger Signalintensität. Diese werden umkleidet durch signalreiche Mukosa und Fettgewebe. Für die Interpretation von Läsionen der Zunge ist die Kenntnis des Verlaufes der neun paarigen intrinsischen und extrinsischen Muskelgruppen als Zonen niedriger Signalintensität wesentlich. Nach Applikation von Gd-DTPA intravenös zeigen die intrinsischen Muskelgruppen stets einen signifikanten Anstieg der Signalintensität, hingegen weisen die extrinsischen Muskeln wie der M. mylohyoideus und M. digastricus nur eine minimale Kontrastmittelaufnahme auf.

Auch im Bereich von **Oropharynx und Mundhöhle** bietet die KST deutliche Vorteile gegenüber der CT. Insbesondere entfällt bei der KST die Artefaktbildung durch Zahnfüllungsmaterialien, die gerade in diesen Regionen bei der Diagnostik häufig hinderlich ist. Ein weiterer Vorteil besteht sicherlich auch in der besseren Weichteildifferenzierung der KST, die eine exaktere Abgrenzbarkeit von Neubildungen gegenüber dem umliegenden Weichteilgewebe erlaubt. Außerdem ermöglicht die multiplanare Darstellung insbesondere im Bereich des Zungengrundes und der Zungenbinnenmuskulatur wichtige, diagnostische Aspekte für die Planung des therapeutischen Vorgehens. Auch in Oropharynx und Mundhöhle ist der Einsatz des Kontrastmittels Gadolinium (Gd)-DTPA obligat (Lufkin et al. 1986; Unger 1985, Vogl et al. 1988).

In der **prätherapeutischen Erfassung von Malignomen** der genannten Regionen steht der behandelnde Arzt häufig vor der Frage nach der Ausdehnung in die umgebenden Weichteile bzw. der Infiltrationstiefe des Tumors. Besonders betroffene Regionen sind die Tonsillen-, aber auch

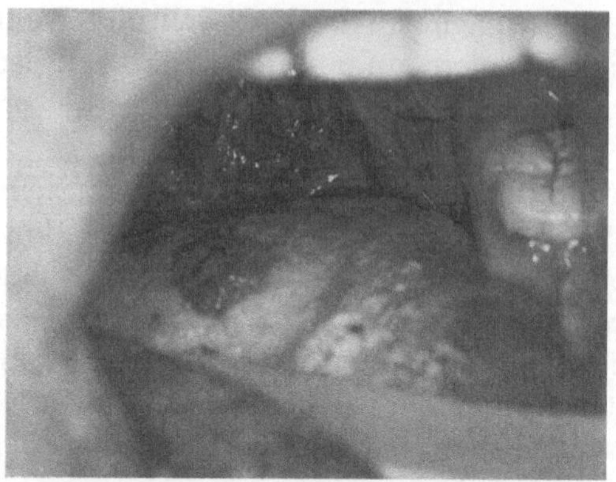

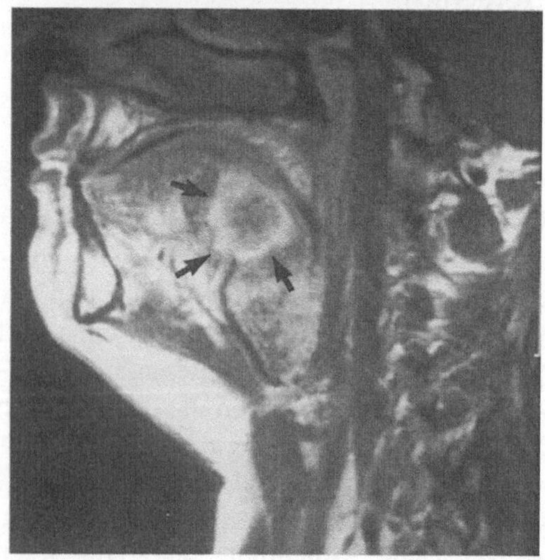

Abb. 6a, b. 38jähriger Patient mit kirschgroßem, exophytischem Tumor der Zunge (**a**). Die Probeexzision ergab histologisch ein Adenokarzinom. Die ganze Ausdehnung des Befundes (*Pfeile*) wird in der Kernspintomographie in sagittaler Schichtführung deutlich (**b**)

Mundboden-, Zungen- (Abb. 6) und besonders Zungengrundkarzinome. Die stützendoskopische Abklärung solcher Krankheitsbilder verhilft uns oft auch nur zur Histologiegewinnung und damit Diagnosesicherung, jedoch ohne definitive Aussagen zur Ausdehnung und Infiltration der Neubildung. Hier kann die KST wichtige Informationen liefern. Sie ist außerdem in der Lage, differentialdiagnostische Hinweise auch für seltene Raumforderungen dieser Region (Zungengrundstruma, Plasmozytom, Hämangiom, Kaposisarkom) aufzuzeigen.

Zusammenfassend sehen wir die Indikationen für den Einsatz der KST mit Gadolinium (Gd)-DTPA im Bereich von Mundhöhle und Oropharynx bei Raumforderungen dieser Regionen, die mittels HNO-ärztlicher Untersuchung und Endoskopie nicht ausreichend erfaßbar sind. Lediglich bei bereits erfolgter knöcherner Infiltration des Unterkiefers ist die CT der KST überlegen.

2.4 Hypopharynx und Larynx

Die meisten Erkrankungen des Larynx und Hypopharynx lassen sich ausschließlich durch klinische Untersuchungen diagnostizieren. Insbesondere die Entwicklung starrer, in jüngerer Zeit auch flexibler Endoskope, ermöglicht heute in den meisten Fällen eine sehr genaue Abklärung funktioneller und auch morphologischer Störungen dieser Region. Dennoch gibt es immer wieder Situationen, in denen sich die Endoskopie allein als unzureichend für das therapeutische Vorgehen erweist bzw. in denen eine zusätzliche diagnostische Möglichkeit hilfreich wäre.

Konventionelles Röntgen und Ultraschall des Larynx können die Anforderungen, die heute an die Aussagefähigkeit eines bildgebenden Untersuchungsverfahrens in der weiterführenden Diagnostik gestellt werden müssen, nicht zufriedenstellend erfüllen. Die *konventionelle Tomographie* dieser Region muß heute – ebenso wie im Bereich der Nasennebenhöhlen – aus den genannten Gründen als *obsolet* angesehen werden.

Eine Indikation zum Einsatz moderner bildgebender Verfahren ergibt sich natürlich nur bei einer geringen Anzahl laryngealer Erkrankungen, d.h. in erster Linie bei bestimmten Malignomen dieser Region. Wägt man nun die Vorteile der CT (flächendeckende Geräteverfügbarkeit, kürzere Untersuchungszeit, preiswertere Untersuchung) gegenüber denen der KST (keine Strahlenexposition, multiplanare Abbildungsmöglichkeit, sehr guter Tumor-Weichteil-Kontrast) ab, so muß letzterem Verfahren ohne Zweifel der Vorzug gegeben werden (vgl. Castelijns et al. 1987; Lufkin u. Hanafee 1985).

Fassen wir die **Indikationen für den Einsatz moderner bildgebender Verfahren im Larynxbereich** zusammen, so ergibt sich folgendes Vorgehen:

Am Anfang jeder Untersuchung steht die indirekte bzw. direkte Laryngoskopie, gegebenenfalls mit flexiblen Optiken.

Bei Verdacht auf eine maligne Neubildung erfolgt die weitere Abklärung durch eine endoskopische Untersuchung in Intubationsnarkose; hierbei kann gegebenenfalls auch Gewebematerial für die Histologie gewonnen werden.

Sofern durch die endoskopische Untersuchung keine eindeutige Aussage zur Tiefenausdehnung (respektive bei primär submukös wachsenden Malignomen [Abb. 7], aber auch beim invasiv sich ausbreitenden Karzinom) bzw. Infiltration des Knorpelgerüstes getroffen werden kann, halten wir eine kernspintomographische Darstellung der Larynxregion vor und nach Applikation des Kontrastmittels Gadolinium (Gd)-DTPA für sinnvoll; das gleiche gilt für supraglottisch wachsende Karzinome bei der Frage der Zungengrundinfiltration. Grundsätzlich lassen sich natürlich auch andersartige Neubildungen (Amyloidose, posttraumatische, intra-

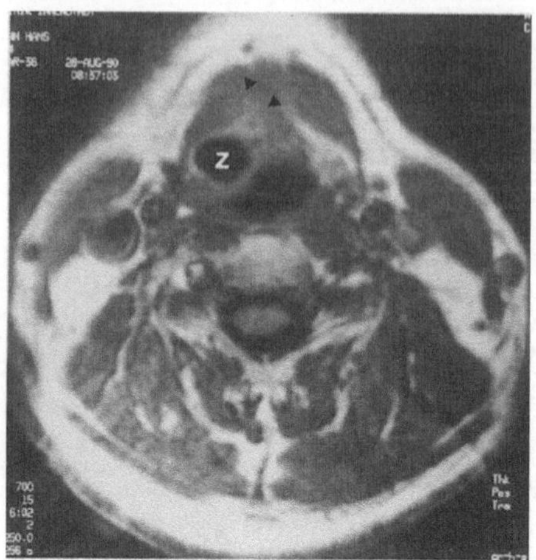

Abb. 7. 54jähriger Patient mit persistierender Heiserkeit seit 9 Monaten. Drei Stützlaryngoskopien mit multiplen Probeexzisionen von endolaryngeal ergaben keinen Hinweis auf Malignität. Die Kernspintomographie in transversaler Schichtführung zeigt eine zystische Struktur (*z*) im Larynxinnern, sowie eine unscharf begrenzte Weichteilvermehrung endolaryngeal (*Pfeilköpfe*). Über eine Thyreofissur konnte ein ausgedehnter, supraglottisch gelegener Tumor entfernt werden, der histologisch eine Laryngozele mit einem Plattenepithelkarzinom ergab

laryngeale Hämatome u. a.) mit der KST differentialdiagnostisch abgrenzen.

2.5 Halsweichteile

Für die Diagnostik von Erkrankungen der Halsweichteile standen bislang neben der konventionellen Röntgendiagnostik insbesondere die Sonographie (B-Scan), aber auch die angiographischen Techniken (DSA) sowie die CT zur Verfügung.

Insbesondere bei oberflächig gelegenen Raumforderungen ist die Ultraschalluntersuchung häufig ausreichend. Bei tiefer liegenden Prozessen wird man wegen der Vielzahl von Krankheitsbildern, die differentialdiagnostisch Berücksichtigung finden müssen, eine computer- oder kernspintomographische Untersuchung durchführen. Obwohl grundsätzlich natürlich auch in dieser Region die bessere Weichteildifferenzierung der KST hervorgehoben werden muß, ist eine computertomographische Darstellung sowohl aus Kosten- als auch infrastrukturellen Gründen in aller Regel ausreichend. Besteht der Verdacht auf einen **Gefäßtumor,** so ist zusätzlich eine DSA erforderlich.

Folgende **Indikationen** sehen wir heute für die Untersuchung der Halsweichteile mittels Kernspintomographie:

1. Lymphknoten

Wenn die KST in der Primärdiagnostik von Tumoren des Larynx oder Oropharynx eingesetzt wird, kann in gleicher Sitzung auch der zervikale Lymphknotenstatus miterhoben werden. Eigene Untersuchungen zeigen, daß hier der KST ein hoher Stellenwert zukommt.

2. Weichteiltumoren

Die KST vermag mit hoher Treffsicherheit folgende Weichteilläsionen zu differenzieren:

  a) Lipom

  b) Zyste

  c) Lymphom

  d) Neurinom, zervikal.

3. Gefäßprozesse

  a) Glomus-caroticum-Tumor

  b) Aneurysmen der großen Halsgefäße.

2.6 Der parapharyngeale Raum

Der parapharyngeale Raum (p.R.) umfaßt eine exakt abgegrenzte Region, die einer umgekehrten Pyramide entspricht, deren Basis von der Felsenbeinunterfläche gebildet wird, während die Spitze am kleinen Zungenbeinhorn gelegen ist. Anatomisch gliedert sich dieser Raum in 2 Teile und zwar das **Spatium retropharyngeum** und das **Spatium lateropharyngeum**. Das Spatium lateropharyngeum zerfällt wiederum durch die gemeinsame Bindegewebsscheide der am Processus styloideus entspringenden Muskeln in einer *Pars prae-* und *retrostyloidea.*

Durch die *Pars praestyloidea* ziehen die A. maxillaris und der N. lingualis; direkt oberhalb dieser Region liegt der große Keilbeinflügel mit den Foramina ovale (Durchtritt für den N. mandibularis) und spinosum (Durchtritt für die A. meningea media).

Durch die *Pars retrostyloidea* verlaufen neben der A. carotis interna die V. jugularis interna, die vier kaudalen Hirnnerven (Nr. IX, X, XI, XII) und der Truncus sympathicus.

Auch bei der **Diagnostik des Spatium parapharyngeum** hat die KST in den letzten Jahren wegen der überlegenen Weichteildifferenzierung an Bedeutung gewonnen (Abb. 8). Sie muß deshalb heute auch als das Verfahren der Wahl bei der differentialdiagnostischen Beurteilung von Raumforderungen des p.R. angesehen werden (Phelps 1988; Cross et al. 1989;

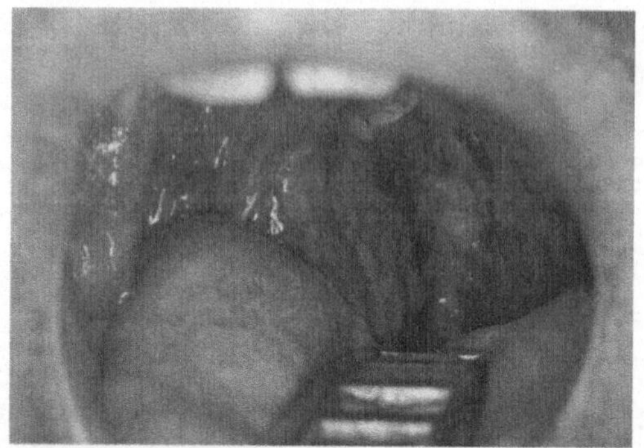

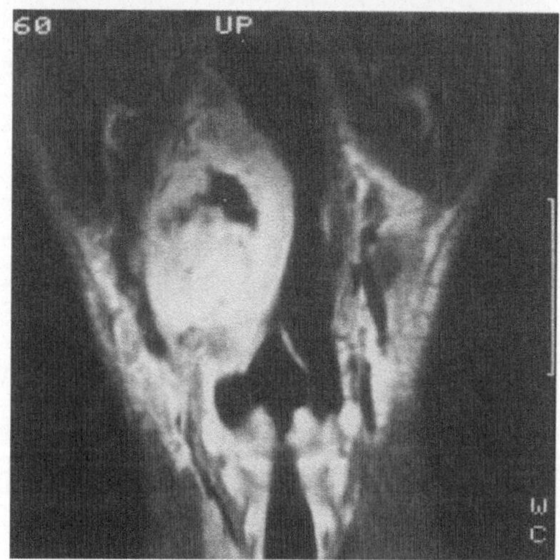

Abb. 8 a, b. 25jähriger Patient mit progredienten Schluckbeschwerden und einer deutlichen Vorwölbung der rechten Oropharynxwand (**a**). Die Kernspintomographie nach Kontrastmittelgabe ergab eine ausgedehnte Raumforderung in den parapharyngealen Weichteilen (**b**). Intraoperativ fand sich ein Neurinom des N. glossopharyngeus

Grevers et al. 1991). Der Einsatz des paramagnetischen Kontrastmittels Gd-DTPA erlaubt zudem eine exakte Beurteilung des Vaskularisationsgrades sowie der Tiefeninfiltration von Neubildungen dieser Region.

Fassen wir die diagnostischen Möglichkeiten bei Erkrankungen des p.R. zusammen, so steht auch hier eine sorgfältige klinische Untersuchung (Spiegelung, Palpation, Endoskopie) im Vordergrund. Als Screening-Methode bei Verdacht auf eine Raumforderung im p.R. kann zunächst eine Ultraschalluntersuchung (B-Scan) angezeigt sein; bestimmte Fragestellungen (neuralgiforme Krankheitsbilder) können auch eine röntgenologische Darstellung der Halsweichteile in konventioneller Technik (z. B. zum Ausschluß einer Stylalgie) erforderlich machen. Bei der weiterführenden Diagnostik von Raumforderungen dieser Region ist heute die KST Methode der Wahl; aus infrastrukturellen Gründen kann jedoch auch eine CT mit Kontrastmittelgabe erfolgen. Falls bei diesen Untersuchungen der Verdacht auf einen vaskularisierten Tumor geäußert wird, sollte noch eine DSA durchgeführt werden, um die Gefäßsituation abzuklären. Die 3D-Technik, die in dieser Region ihr Hauptindikationsgebiet haben dürfte (vgl. Abschn. 3.2), steht zum gegenwärtigen Zeitpunkt auf Grund technischer Unzulänglichkeiten für den klinisch-praktischen Einsatz noch nicht routinemäßig zur Verfügung.

2.7 Kopfspeicheldrüsen

Bei der Diagnostik der Kopfspeicheldrüsen kommt eine Vielzahl von Gewebestrukturen auf engem Raum zur Darstellung. Aufgrund unterschiedlicher Relaxationszeiten können Fett- und Muskelgewebe in der KST eindeutig abgegrenzt werden. Das **Drüsenparenchym** zeigt im Vergleich zum Muskel eine höhere und im Vergleich zu Fett eine niedrigere Signalintensität. Als Leitstrukturen dienen das Corpus adiposum buccae, das sich in enger Nachbarschaft zum M. masseter und zur Glandula parotis befindet, sowie die A. und V. facialis und die V. retromandibularis.

Vor der Einführung moderner bildgebender Verfahren wurden Erkrankungen der großen Kopfspeicheldrüsen von radiologischer Seite mittels Sialographie und konventionell-röntgendiagnostischer Technik erfaßt. In neuerer Zeit kommt auch der Ultraschalldiagnostik dieser Regeion zunehmende Bedeutung zu. Bei vielen Fragestellungen ist jedoch mit den genannten Verfahren eine suffiziente Beurteilung von Raumforderungen im Bereich der Kopfspeicheldrüsen nur bedingt möglich.

Mit der CT wurde erstmalig die **direkte Abbildung von Speicheldrüsen** realisierbar. Die Kernspintomographie ermöglicht nun zusätzlich eine artefaktfreie, dreidimensionale Darstellung. Insbesondere wird dadurch im Gegensatz zum computertomographischen Bild eine eventuelle Infiltration der Schädelbasis durch die frontale Schichtführung möglich. Auch bezüglich der Dignität können heute unter Berücksichtigung der Beurteilung von Grenzstrukturen, Signalintensitäten, T_1- und T_2-Zeiten sowie der Homogenität abgebildeter Gewebestrukturen differentialdiagnostische Rückschlüsse gezogen werden. Hierdurch wird eine **Differenzierung von bösartigen und gutartigen Raumforderungen** möglich (Abb. 9, 10). Gerade bei der Problematik einer Probeexzision im Bereich der Ohr- aber auch Unterkieferspeicheldrüse gewinnt die KST zunehmend Bedeutung in der Diagnostik von Erkrankungen dieser Organe (Teresi et al. 1987c). Aber auch in der differentialdiagnostischen Abklärung des **M. Sjögren**, die immer wieder problematisch ist (Lit. bei Grevers et al. 1990a) kann die KST wegweisend sein, da die Ohrspeicheldrüse bei diesem Krankheitsbild eine charakteristische Gewebestruktur zeigt, wie eigene Untersuchungen bewiesen haben (vgl. Vogl et al. 1989b, 1990b).

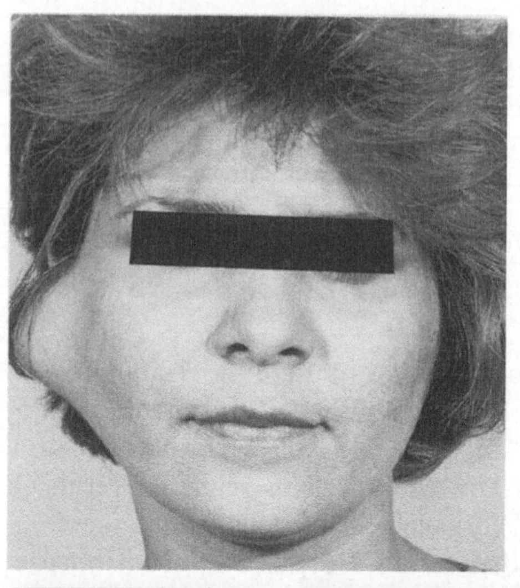

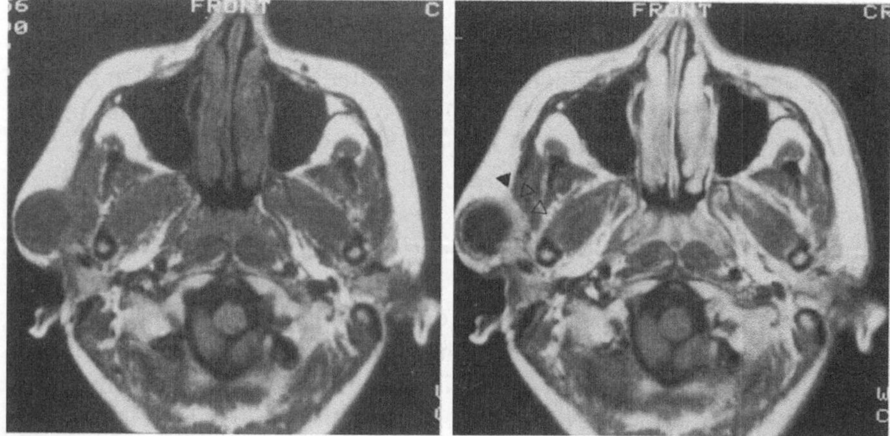

Abb. 9a–c. 31jährige Patientin (**a**) mit plötzlich aufgetretener, zystischer Schwellung im Bereich der rechten Glandula parotis. Im Ultraschall schien sich der Verdacht auf einen zystischen Prozeß im Sinne eines Zystadenolymphoms zu bestätigen. Auch die Kernspintomographie ohne Kontrastmittel deutete auf einen benignen, zystischen Tumor (**b**). Erst nach Applikation von Gadolinium-DTPA ergaben sich Hinweise auf eine Infiltration des Tumors (*Pfeilköpfe*) in die umgebenden Strukturen (**c**). Die histologische Aufarbeitung der Drüse ergab ein Mukoepidermoidkarzinom

Dies bedeutet natürlich nicht, daß jede Raumforderung im Bereich der Kopfspeicheldrüsen einer kernspintomographischen Untersuchung zugeführt werden muß. Grundsätzlich kann jedoch festgehalten werden, daß bei unklaren Raumforderungen insbesondere der Ohrspeicheldrüse und

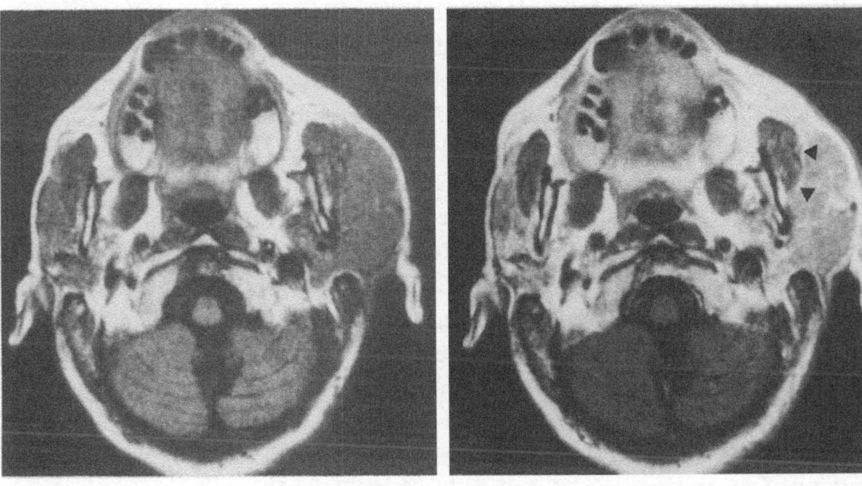

a b

Abb. 10. a Kernspintomographie (KST); Plattenepithelkarzinom der linken Glandula parotis, transversal, nativ. Der Tumor läßt sich nicht vom umgebenden Gewebe abgrenzen. **b** KST; Plattenepithelkarzinom der linken Glandula parotis, transversal, nach Gd-DTPA. Nach Kontrastmittel-Gabe werden die unscharfen Begrenzungen des Tumors sichtbar. Die Verlagerung des M. masseter ist durch Pfeile markiert. Es besteht außerdem ein infiltratives Wachstum in Richtung auf den parapharyngealen Raum

der Unterkieferspeicheldrüse eine kernspintomographische Untersuchung eine Bereicherung des diagnostischen Repertoires darstellt.

3 Ausblick

Die bildgebende Kernspintomographie besitzt bereits heute ihren festen Platz in der diagnostischen Routine. Abschließend sollen 2 Methoden vorgestellt werden, die auf der KST basieren, zum gegenwärtigen Zeitpunkt klinisch jedoch noch nicht anwendbar sind: die In-vivo-Spektroskopie und die 3D-MR-Technik.

3.1 In-vivo-Spektroskopie

Ebenso wie die Kernspintomographie beruht die Spektroskopie auf dem Prinzip der magnetischen Kernspinresonanz. Die primäre Zielsetzung der Spektroskopie ist jedoch nicht die Bildgebung, sondern die **nichtinvasive Analyse des Stoffwechsels** einzelner Organe oder Körperteile. Ermöglicht wird dies durch die Abhängigkeit der Resonanzfrequenz von Isotopen

(z. B. ^{1}H, ^{13}C, ^{31}P) von der chemischen Struktur der Moleküle, in denen die Atomkerne gebunden sind. Die Bestimmung der Resonanzfrequenzen erlaubt es deshalb, zwischen verschiedenen Stoffwechselprodukten zu differenzieren. Dagegen gibt die Signalintensität Aufschluß über die Konzentration der entsprechenden Moleküle. Griffith u. Iles haben 1980 diesen Zusammenhang anschaulich in ihrer Arbeit „Nuclear magnetic resonance, a magnetic eye on metabolism" demonstriert. Das bereits seit Jahren Chemikern und Biochemikern vertraute Prinzip der In-vitro-Spektroskopie wird dabei zur Strukturaufklärung von Molekülen in Lösung benützt. In den letzten Jahren ließen Versuche an Zellkulturen und Tierexperimente mit perfundierten Organen erkennen, daß von den für die Spektroskopie in Frage kommenen Atomkernen sowohl ^{1}H, ^{13}C als auch ^{31}P geeignet sind, biochemisch wichtige Moleküle zu erfassen. Die Ausweitung der MR-Spektroskopie auf lebende Systeme wird jedoch erst in jüngerer Zeit an wenigen Zentren durchgeführt. Die gewonnenen Daten erlauben einen nichtinvasiven und wiederholbaren Einblick in den Stoffwechsel lebender Systeme.

3.2 3D-MR-Technik

Trotz zunehmender Verbesserung der Bildqualität bei CT und KST bleiben diese Untersuchungstechniken auf die Zweidimensionalität beschränkt. Es lag daher der Gedanke nahe, auf der Basis der Meßdaten dieser Schnittbilder eine **dreidimensionale Topographie** zu erstellen.

In den vergangenen Jahren haben sich in verschiedenen Fachdisziplinen (Orthopädie, Neurochirurgie) solche dreidimensionalen Rekonstruktionsmodelle etabliert, bei denen der überzeugende Eindruck der räumlichen Tiefe vermittelt werden kann. Die dreidimensionale Darstellung von Läsionen im Kopf-Hals-Bereich ist besonders problematisch, da eine Vielzahl von verschiedenen Strukturen in dieser Region zur Darstellung kommt. Die bisher vorgestellten 3D-Modelle basierten ausschließlich auf der Umsetzung von computertomographischen Sequenzen (vgl. De Marino et al. 1986; Ernsting et al. 1987; Zinreich et al. 1988). In unserer Arbeitsgruppe konnte nun erstmals ein aussagefähiges 3D-Rekonstruktionsverfahren auf der Basis kernspintomographischer Schnitte entwickelt werden (Grevers et al. 1990 b).

Die bisherigen Ergebnisse sprechen dafür, daß dieses Rekonstruktionsverfahren am ehesten bei Raumforderungen im Bereich der Schädelbasis zur **Operationsplanung und** gegebenenfalls **-simulation** sinnvoll eingesetzt werden kann (vgl. auch Abschn. 2.6). Zum gegenwärtigen Zeitpunkt ist eine routinemäßige Verwendung jedoch auch bei Schädelbasisprozessen

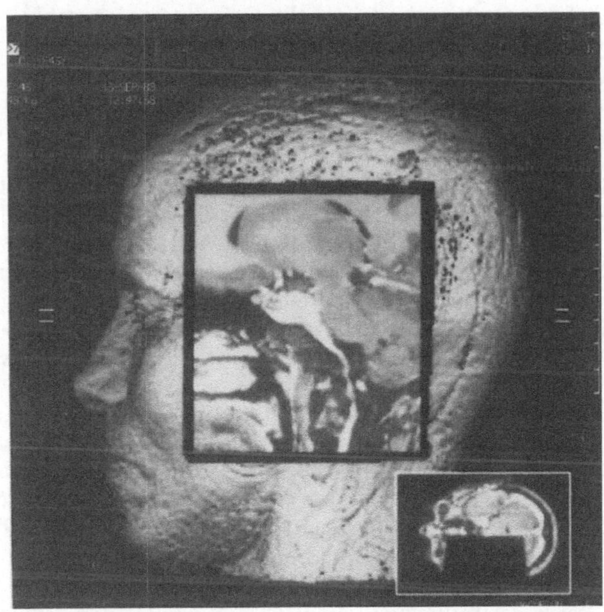

Abb. 11. 3D-Rekonstruktionstechnik mit Einblick auf ein Keilbeinmeningeom nach Applikation des Kontrastmittels Gadolinium-DTPA. In der sagittalen Aufsicht läßt sich die Ausdehnung des Tumors gut beurteilen. Zusätzlich befindet sich ein „Scout" am rechten unteren Bildrand, der den exakten Verlauf der Schnittebene aufzeigt

noch nicht möglich, da zum einen beim Rechenvorgang ein Teil der Bildqualität der zugrundeliegenden 2D-Sequenzen verloren geht und zum anderen die Bildauflösung für anatomisch wichtige Strukturen an der Schädelbasis, wie Nerven und kleinere Gefäße, noch zu schlecht ist (Abb. 11).

Literatur

Castelijns JA, Kaiser MC, Valk J, Gerritsen GJ, Hattum AH van, Snow GB (1987) Magnetic resonance imaging of the laryngeal cancer. J Comput Assist Tomogr 11:134–140
Cross RR, Shapiro MD, Som PM (1989) MRI of the parapharyngeal space. Radiol Clin North Am 27:353–378
De Marino DP, Steiner E, Poster RB, Katzberg RW, Hengerer AS, Hermann GT, Wayne WS, Prosser DC (1986) Three dimensional computed tomography in maxillofacial trauma. Arch Otolaryngol Head Neck Surg 112:146
Dillon WP, Mills CM, Kjos B, Degroot J, Brant-Zawadzki M (1984) Magnetic resonance imaging of the nasopharynx. Radiology 152:731–738

Elies W (1986) Was leistet die Computertomographie im HNO-Fachgebiet? In: Ganz H, Schätzle W (Hrsg) HNO Praxis Heute 6. Springer, Berlin Heidelberg New York Tokyo, S 111–129

Ernsting N, Zeitler E, Theissing J, Imhof K (1987) Technik und Ergebnis der Rhinobasis und der Orbita mit multiplanaren Rekonstruktionen. Fortschr Röntgenstr 146:376

Grevers G, Vogl Th (1988) Die arterielle und venöse digitale Subtraktionsangiographie (DSA) – Eine aktuelle Studie für die Hals-Nasen-Ohrenheilkunde. Laryngol Rhinol Otol (Stuttg) 67:221–225

Grevers G, Vogl Th (1991) Zur Aussagefähigkeit sogenannter „Sekundärrekonstruktionen" bei Frakturen der Frontobasis. Laryngo-Rhino-Otol (im Druck)

Grevers G, Vogl Th, Markl A, Kang K (1989a) Zur Aussagefähigkeit der HR-Computertomographie bei Mittelohrmißbildungen. Laryngo-Rhino-Otol 68:88–91

Grevers G, Vogl Th, Kang K (1989b) Radiologische Mittelohrdiagnostik – Möglichkeiten und Perspektiven. Laryngo-Rhino-Otol 68:481–485

Grevers G, Vogl Th, Mees K (1989c) Moderne radiologische Diagnostik des Nasenrachenraumes. Laryngo-Rhino-Otol 68:516–520

Grevers G, Späth M, Krüger K, Schattenkirchner M (1990a) Immundiagnostische Befunde beim „sekundären" Sjögren-Syndrom bei chronischer Polyarthritis. Laryngo-Rhino-Otol 69:605–607

Grevers G, Wilimzig C, Vogl Th, Laub G (1990b) Eine neue Methode zur 3D-Rekonstruktion im Kopf-Hals-Bereich. Laryngo-Rhino-Otol 69:187–190

Grevers G, Vogl Th, Reiterer A (1991) Diagnostisches Vorgehen bei Erkrankungen des Spatium parapharyngeum. Laryngo-Rhino-Otol (im Druck)

Griffith JR, Iles RA (1980) Nuclear magnetic resonance – a "magnetic" eye on metabolism. Clin Sci 59:225–230

Lufkin RB, Hanafee WN (1985) Application of surface coils to MR anatomy of the larynx. Am J Roentgenol 145:483–485

Lufkin RB, Wortham DG, Dietrich RB, Hoover LA, Larson SG (1986) Tongue and oropharynx: findings on MR imaging. Radiology 161:69–75

Phelps PD (1988) Magnetic resonance for tumors of the skull base and parapharyngeal region: discussion paper. JR Soc Med 81:649–652

Purcell EM, Torry MC, Pound RV (1946) Resonance absorption by nuclear magnetic moments in a solid tissue. Physical Review 69:37–38

Rabi (1939) zit. n. Vogl Th (1990) Die Kernspinresonanzverfahren für die Tumordiagnostik im Kopf-Hals-Bereich. Habilitationsschrift, München

Swartz JS (1986) Imaging of the temporal bone. Thieme, Stuttgart

Teresi LM, Lufkin RB, Hanafee WN et al. (1987a) MR imaging of the nasopharynx and floor of the middle cranial fossa. Part I: Normal anatomy. Radiology 164:811–816

Teresi LM, Lufkin RB, Hanafee WN et al. (1987b) MR imaging of the nasopharynx and floor of the middle cranial fossa. Part II: Malignant tumors. Radiology 164:817–821

Teresi LM, Lufkin RB, Warthan D, Abemayer E, Hanafee WN (1987c) Parotid masses. MR imaging. Radiology 163:405–409

Unger MJ (1985) The oral cavity and tongue: magnetic resonance imaging. Radiology 155:151–153

Vogl Th, Bauer M, Hahn D, Brüning R, Mees K, Lissner J (1986) Kernspintomographische Untersuchungen bei Verdacht auf Akustikusneurinom: Vorgehen und differentialdiagnostische Überlegungen. Fortschr Röntgenstr 145:6

Vogl Th, Brüning R, Grevers G, Mees K, Bauer M, Lissner J (1988) MR imaging of the oropharynx and tongue: Comparison of plain and Gd-DTPA studies. J Comput Assist Tomogr 12:427–433

Vogl Th, Dresel S, Schedel H, Markl A, Grevers G, Stelzer S, Lissner J (1989a) KST des Nasopharynx mit Gd-DTPA: Wertigkeit und differentialdiagnostische Kriterien. Fortschr Röntgenstr 150:516–522

Vogl Th, Dresel S, Kang K, Grevers G, Riederer A, Späth M, Lissner J (1989b) Kernspintomographie der Glandula parotis: Nativdiagnostik und Gd-DTPA. Digit Bilddiagn 9:59–68

Vogl Th, Dresel S, Bilianuk LT, Grevers G, Kang K, Lissner J (1990a) Tumors of the nasopharynx and adjacent areas. AJR 154:187–194

Vogl Th, Dresel H, Späth S, Grevers G, Wilmzig C, Schedel H, Lissner J (1990b) Parotid gland: plain and Gd-DTPA-enhanced MR imaging. Radiology 177:667–674

Zinreich SJ, Mattox DE, Johns ME, Holliday MJ, Kennedy DW, Price JC, Quinn CB, Kashima HK (1988) 3D-CT for cranial facial and laryngeal surgery. Laryngoscope 98:1212–1219

Der Fibrinkleber in der Hals-Nasen-Ohrenheilkunde

E. Moritsch

1 Einführung

Wunden, insbesondere chirurgische, wollen verschlossen werden. Seit alters her benützt man hierzu Nähte, Klammern, auch Klebestreifen. Nichtsdestoweniger bestand seit eh und je der Wunsch, die Wiedervereinigung getrennter Körperteile mittels einer Klebung zu bewerkstelligen. Hierzu dienten vor Hunderten von Jahren die Merseburger Zaubersprüche („Bein zu Beine, Blut zu Blute, Glied zu Gliedern, als ob sie geleimt wären!" – Aus dem Mittelhochdeutschen).

Die Idee, die Blutgerinnung zur Gewebsklebung heranzuziehen, geht auf die Zeit des 1. Weltkrieges zurück: Gray (1915) sowie Harvey (1916) verwendeten Fibrintampons bzw. dünne Fibrinplättchen zur Blutstillung an parenchymatösen Organen. 1944 berichteten Young et al. sowie 1943 Tarlov et al. über die Klebung durchtrennter Nerven mittels Blutplasma.

Den wesentlichen Sprung nach vorne zu unseren heutigen Erkenntnissen taten vor allem Matras et al. (1975). Sie verwendeten hochkonzentriertes Fibrinogen; der Zusatz von Faktor XIII (fibrinstabilisierender Faktor) und die Verzögerung der Fibrinolyse durch Antifibrinolytika zeigten so positive Ergebnisse im Tierexperiment, daß die humane Verwendung möglich wurde. Die Studien von Matras et al. führten zur Entwicklung des Zweikomponenten-Klebers Tissucol® der Immuno-AG. Das Präparat

HNO Praxis Heute 11
H. Ganz, W. Schätzle (Hrsg.)

wurde sukzessive technisch und für die praktische Anwendung weiterentwickelt und ist heute aus der operativen Medizin nicht mehr wegzudenken.
Daraus hat auch die Hals-Nasen-Ohrenheilkunde reichlich Nutzen gezogen, was sich in einer Vielzahl von Erfahrungsberichten niederschlug.

2 Prinzip und Technik der Fibrinklebung

Im Prinzip wird durch den Fibrinkleber (engl. Fibrin glue oder fibrin
sealant, französisch Colle de fibrin, spanisch Adhesivo de fibrina) die
normale Wundheilung nachgeahmt, jedoch in beschleunigter und intensi-
vierter Form. Bei der physiologischen Wundheilung bildet sich nach Aufhören der Blutung ein Clot aus Thrombozyten, Erythrozyten und Fibrinogen; durch den Faktor XIII erfolgt eine Vernetzung des Fibrins mit Re-
traktion des Clots; Plasma tritt aus. In dieses Gebilde wachsen nun Fibro-
blasten und andere Zellen ein, die des weiteren die Wunde zum Verheilen
bzw. Vernarben bringen. Auf diesem Prinzip aufbauend wurde der Fibrinkleber schließlich in folgender Form zusammengestellt:

1. Komponente: Fibrinogen, Plasmafibronectin, Faktor XIII, Plasmino-
                gen. Diese Substanzen sind in einer Aprotininlösung auf-
                gelöst.
2. Komponente: Lyophilisiertes Thrombin sowie eine Calciumchlorid-
                lösung zur Rekonstitution.

Diese beiden fertig gelieferten Komponenten werden auf 37 °C vorge-
wärmt, durchmischt und unmittelbar am Anwendungsort vereint. Je nach
Konzentration der 1. Komponente kann man eine sekundenschnelle oder
eine etwa 1 Minute dauernde Verfestigungszeit wählen.

    Die geschilderte **Vorbereitung** erfolgt in einem speziellen Apparat („Fi-
brinotherm"), die endgültige Mischung und gleichzeitige Applikation geschieht mit einer Doppelspritze, die in einer gemeinsamen Kanüle aus-
mündet (Abb. 1, 2). Je nach Bedarf (oberflächlich, in der Körpertiefe,
gezielt punktförmig etc.) sind verschiedene Kanülen, auch flexibel, sowie
Sprays verfügbar. Nach Austritt aus der Mischkanüle kommt es zur *Gerin-
nung* des zunächst noch flüssigen und farblosen Gemisches unter weiß-
licher Verfärbung, ähnlich dem Eiweiß in der heißen Pfanne. Das Hinzu-
fügen von Thrombozytenkonzentrat bringt keine merkliche Verbesserung
der Klebeeigenschaft (Siedentop 1990). Bei Stapesüberhöhung mittels auf-
gestülptem Amboßteil empfiehlt Feldmann (1987), die 1. Komponente
allein auf das Stapesköpfchen, die 2. Komponente allein in die eingefräste
Grube des Amboßimplantats zu applizieren; beim Zusammenkuppeln ver-
einigen sich dann auch die Komponenten.

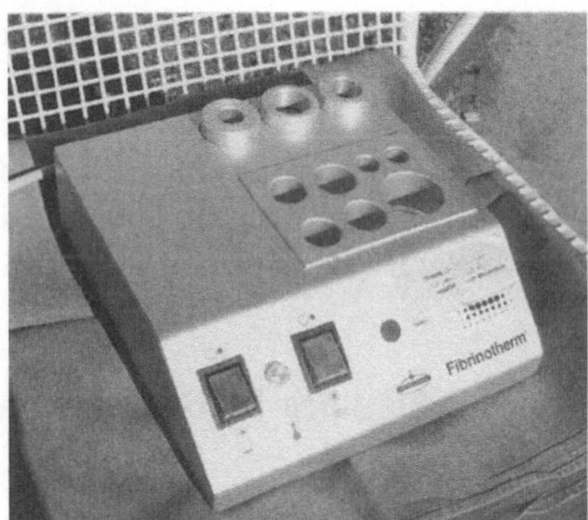

Abb. 1. „Fibrinotherm"-Apparat
zur Vorbereitung der Komponenten

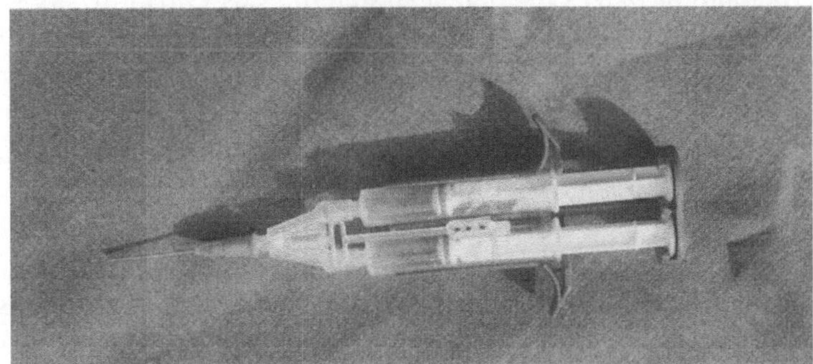

Abb. 2. Mischspritze

Es hat sich als sinnvoll erwiesen, die Vorbereitungen etwa 20 Minuten
vor dem geplanten Gebrauch zu beginnen und demgemäß in das Opera-
tionsgeschehen einzuordnen. Bei unerwartet auftretendem Bedarf entsteht
eine notwendige Zubereitungspause. Für einen raschen Einsatz gibt es
allerdings die 1. Komponente auch tiefgefroren bei −18 °C.

Da die Substanzen teilweise humaner Genese sind, werden strenge
Kontrollen hinsichtlich absoluter Freiheit von Krankheitserregern, insbesondere auch Hepatitis und HIV, eingehalten.

Grundsätzlich unterscheidet sich Tissucol® von synthetischen Klebern;
letztere werden nicht abgebaut oder resorbiert und verbleiben als Fremdkörper, verursachen u. U. hypertrophe Gewebsreaktionen. Hingegen ist
der **Fibrinkleber** *resorbier- bzw integrierbar* und unterstützt Wundheilung
und Blutstillung. Zu diesen Eigenschaften kommt noch die der *Gewebsab-
dichtung* und der natürlichen *Elastizität*. Klarerweise darf der Kleber nicht
intravasal appliziert werden, da dies zu Embolien führen würde.

Aus praktisch allen Bereichen der operativen Medizin liegen inzwischen zahlreiche Mitteilungen vor, welche auf die erfreuliche Verwendbar-

keit des Fibrinklebers hinweisen. Im folgenden soll auf die wichtigsten
Indikationen in der Otorhinolaryngologie eingegangen werden. Es muß
natürlich betont werden, daß außer den hier beschriebenen Möglichkeiten
noch viele andere praktikabel sind, die sich aus der jeweiligen Operations-
situation ergeben und nicht immer in ein Schema einordnen lassen; dem
Einfallsreichtum der Operateure ist Tür und Tor geöffnet.

3 Anwendung des Fibrinklebers am Ohr

3.1 Ohrmuschel

Othämatom bzw. **Otserom**: Darstellung des Ohrknorpels von rückwärts,
Fensterung desselben, Ablassen des Haematoms/Seroms, Einfüllen von
Fibrinkleber, Andrücken mit dem Finger für einige Minuten (Brusis
1982).

Hauttumoren der Ohrmuschel: Exzision und freies Hauttransplantat.
Letzteres läßt sich, wie andernorts auch, gut mit dem Fibrinkleber fixieren;
man erspart sich das Aufknüpfen von Mullpolstern. Die Kleberauftra-
gung soll allerdings möglichst dünn erfolgen.

Ohrplastik: Während bei der routinemäßigen Anlegeplastik abstehen-
der Ohrmuscheln der Kleber zumeist entbehrlich erscheint, leistet er beim
Aufbau einer fehlenden Concha sicher gute Dienste (Weerda).

3.2 Gehörgang

Bei fehlendem, rudimentärem oder sekundär stenosierten Gang wird zur
Rekonstruktion üblicherweise ein rinnen- oder rollenförmiger Hautlappen
eingesetzt. Seine Fixation wird durch den Kleber erleichtert, gesichert und
beschleunigt.

3.3 Mittelohr

Hier gibt es eine sehr große Zahl von Anwendungsmöglichkeiten für den
Fibrinkleber:

Myringoplastik: Der zum Verschluß einer zentralen Perforation aufge-
legte Lappen haftet mit dem Fibrinkleber praktisch sofort. Auch bei frischen Trommelfellrissen läßt sich die Adaptation der Lefzen mit dem
Kleber wesentlich besser stabilisieren.

Man muß sich nur immer vor Augen halten, daß trotz des großen
Wertes und des entscheidenden Fortschrittes durch den Fibrinkleber die

herkömmlichen Operationsverfahren weiter gelten und dem Tissucol®
nicht eine ersetzende, sondern eine zusätzliche Funktion zukommt. Jede
Naht, jeder Stoßrand, jede Berührungs- und Haftfläche ist nach Hinzufü-
gen des Klebers um vieles rascher vereint und dabei um vieles sicherer.
Dieser Artikel soll beileibe nicht eine Operationslehre ersetzen; im übrigen
gibt es da wohl ebensoviele Operationsmethoden und -varianten wie Operateure.

Die **weitere Anwendung im Mittelohr** ist Legion:

Wiederherstellung der Ossiculakette, Aufbau der hinteren Gehör-
gangswand, Auffüllen bzw. Verkleinerung von Cavitäten, Abdecken von
Perilymph- und Liquorfisteln, u. a. auch nach Exstirpation eines Akustikusneurinoms (Tos u. Thomsen 1985) oder zur Positionierung eines Cochlear implant (Banfai 1985), Verschluß der rupturierten Membran des run-
den Fensters (Dejean et al. 1987). Daß man dislozierte und wiederzusam-
mengefügte Gehörknöchelchen mit einem gerinnenden Tropfen Patienten-
blutes „verkleben" kann (Novotny, persönl. Mitteilung), ist schon länger
bekannt, aber naturgemäß nicht so effizient. Auch die Klebung von kera-
mischen Prothesen ist mit dem Fibrinkleber durchaus möglich (Portmann
et al. 1982).

Jeder Ohroperateur geht seine eigenen Wege; zahlreiche Veröffentli-
chungen illustrieren die reichhaltigen Möglichkeiten. Hervorgehoben werden sollen die Publikationen und überaus anschaulichen Videofilme von
Schobel (1984).

Einzig bedauerlich erscheint, daß von der zubereiteten kleinsten im
Handel befindlichen Menge, gerade bei Applikation im Ohr, oft nur ein
Bruchteil verwendet wird, der Rest geht leider à fonds perdu.

Im Zusammenhang mit der Ohrchirurgie, aber auch jener der Parotis,
stehen operative und rekonstruktive Maßnahmen am **N. facialis**. Bei Fa-
zialisnaht oder Interposition eines Nervenaststückes hat sich, wie auch
sonst in der Neurochirurgie, die umhüllende Stabilisierung mit dem Tissu-
col® sehr bewährt. Ähnliches gilt auch ganz allgemein für die **Gefäßchirur-
gie**.

4 Nase – Nebenhöhlen – Schädelbasis

Rhinophym: Das schichtweise scharfe Abtragen dieser Wucherung war
immer ein sehr blutreiches Unterfangen trotz elektrischer Schlinge und
Vasokonstrikta. Das sofortige Aufbringen eines Tissucol-Films® versiegelt
die Wundfläche und reduziert weitgehend die Blutung, beschleunigt die
Wundheilung und ergibt ein sehr gutes kosmetisches Resultat (Staindl
1977).

Plastisch-rekonstruktive Maßnahmen an der **äußeren Nase**: Hier gibt
es bereits reichlich Erfahrungen. Im wesentlichen kommt es darauf an, die
neu zusammengestellten Knorpel- und Knochenteile sowie Implantate zu
stabilisieren und der Haematomentwicklung entgegenzuwirken. Beides
läßt sich mit dem Kleber rasch bewerkstelligen. Noch innerhalb der Operation kommt es durch Verfestigung des Klebers auch zu einer Verfestigung des Nasengerüstes und zu einer weitgehenden Blutstillung. Dies
erleichtert die unmittelbare Vorschau auf das zu erwartende Ergebnis und
verkürzt die Schienung (Gips) und sonstige Nachbehandlung, Hautnähte
im Vestibulum werden vielfach entbehrlich. So läßt sich bei der subtilen
Modellierung von Flügeln und Spitze schneller und sicherer ein guter
bleibender Effekt erzielen.

Ähnliches gilt auch für die **Septumchirurgie** in allen ihren Varianten.
Manchmal erübrigt sich z. B. die Tamponade: Zwischen Knorpel und
abgehobenem Mukoperichondrium wird der Kleber in dünner Lage einge-
bracht, die beiden Flächen werden kurz zusammengedrückt, bis Fixation
eingetreten ist (Hayward u. Mackay 1987, Wullstein 1979). Beim M. Osler
läßt sich das Haften von implantierter Haut mit dem Tissucol® als Ersatz
für die exstirpierte Schleimhaut erfolgreich herbeiführen (Staindl 1977).
Wie auch die eigene Erfahrung lehrt, kann man auch breite Abtragungs-
flächen nach Papillom an Steg und vorderem Septum mit angeklebter
Vollhaut gut und sofort decken.

Zur Problemlösung des **Verschlusses von Septumdefekten** schlägt Bockmeyer (1987) eine Modifikation des Verfahrens von Seiffert u. Schwab
(1984) vor: Hereinschwenken eines Lappens aus der unteren Muschel in
die Perforation und Anheften mit dem Fibrinkleber.

Die Rekonstruktion der **Stirnhöhlenwände** und Versorgung der **vorderen Schädelbasis** bei Traumen oder Operationen stellt ein breites Anwen-
dungsgebiet für den Fibrinkleber dar. Die verschiedenen Operationsverfahren werden insofern durch den Kleber komplettiert, als durch densel-
ben ein luft- und wasserdichter Abschluß des Endokraniums und eine
raschere Stabilisierung der Fragmente erreicht wird. Erwähnt sei insbesondere auch die Absicherung von Fissuren im Siebbeindach, um spätere
rhinogene Komplikationen hintanzuhalten (Draf 1986).

Die Reposition eines nach Fraktur abgesunkenen **Orbitabodens** läßt
sich von der Kieferhöhle aus mit dem Fibrinkleber verfestigen, so daß eine
langdauernde Tamponade überflüssig erscheint (Draf 1986).

5 Mund – Rachen

Ein eigener Versuch, eine Kieferhöhlen-Parotisgang-Fistel mit dem Fibrinkleber zu verschließen, scheiterte auch nach zweimaligem Versuch; der Kleber haftet nicht an speichelnassen Flächen, dies muß man im Einzelfall berücksichtigen. Wenn man von der Indikation der Stillung flächenhafter Blutungen absieht, sollte das *Applikationsgebiet immer möglichst trocken* sein. Auch eine wiederholte Okklusionsbehandlung des Ductus Stenoni mit einem Fibrinkleber-Antibiotika-Gemisch bei chronisch rezidivierender Parotitis blieb erfolglos; die chirurgische Intervention war nicht zu umgehen (Laskawi et al. 1988).

Flächenhafte Blutstillung ist hauptsächlich nach **Tonsillektomie** und **Adenotomie** gefragt. Dies ist meist dann der Fall, wenn trotz vorangegangener Tests die Blutgerinnung irgendwie gestört ist. Hierbei kann man das Tissucol® auf ein Kollagenvlies aufbringen, welches dann auf die blutende Fläche gedrückt wird. Auch das unmittelbare Injizieren in das Nischengewebe beschleunigt die Haemostase (Staindl 1986) – cave Embolie! Dies ersetzt natürlich nicht die sonst üblichen Maßnahmen zur Versorgung der Wundnischen.

6 Larynx – Trachea – Ösophagus

In der Chirurgie von Larynx, Trachea, Pharynx und Ösophagus hat der Fibrinkleber eine hervorragende Bedeutung erlangt. Es seien einige wichtige Anwendungsmöglichkeiten herausgegriffen:

Stimmbandchirurgie: Bei bilateraler Stimmbandlähmung wird endoskopisch ein Lappen von Stimmband, Taschenband und Ventrikel vorne gestielt abgehoben. Nun werden Teile des M. vocalis und des Aryknorpels exstirpiert, der Lappen wird nach Einbringen von Tissucol® zurückgeklappt und angedrückt. Mühsame endolaryngeale Nähte entfallen, ebenso eine Kehlkopftamponade; eine Tracheotomie ist vielfach nicht erforderlich (Naumann u. Lang 1981).

Jede chirurgische Maßnahme, die mit einer Eröffnung des Schluck- und Atemwegs einhergeht, erfordert letztlich auch einen dichten operativen Verschluß. Und gerade hier hat sich der Fibrinkleber in besonderem Maße bewährt. Das gilt für die verläßliche **Einheilung transferierter Lappen** oder Organteile ebenso wie für die Verhütung allfälliger Fistelbildungen.

Im eigenen Krankengut verwendeten wir den Kleber mit gutem Erfolg bei folgenden Eingriffen:

Abtragung von **Zenker-Divertikeln**: Dabei schieben wir ein starres Haslinger-Endoskop in den Divertikelsack, so daß derselbe gut abgrenz- und präparierbar ist. Nach dem Absetzen und dichten Vernähen der Ösophagusöffnung wird hier eine dickere Lage Tissucol® aufgelegt. Nach wenigen Tagen war der Schluckakt ohne Fistelbildung möglich.

Laryngektomie: Sicherheitshalber versiegeln wir die mehrschichtige Pharynxnaht mit dem Tissucol®. Bei **Fistelbildung** (ohne Kleber) wird die Fistel operativ dargestellt, nochmals lege artis chirurgisch verschlossen und dann mit Tissucol® versorgt. Dies ergab jeweils primären Schluß.

Tracheostoma-Verschluß: Wenngleich hier die Gefahr einer Dehiszenz oder Undichtigkeit eher gering ist, hat sich das Einbringen von Fibrinkleber zwischen vernähter Trachea und Haut sicher bewährt.

Trachealstenose: Eine solche war meist Folge einer Langzeitintubation und assistierter Beatmung. Nach Eröffnen der Trachea implantierten wir einen Composite graft vom Nasenseptum, spangenförmig entsprechend den Trachealringen unterteilt; die Fixation erfolgte mit Nähten und dem Fibrinkleber. Die Resultate waren durchaus gut. Die Luftabdichtung durch Tissucol® verhindert verläßlich das Zustandekommen eines Emphysems.

Ösophagotrachealfistel: Da hier keine spontane Heilung zu erwarten ist, kann man nur chirurgisch vorgehen. Szmeja (1986) stellt pertracheal die Fistel ein, vernäht die Ösophaguswand und implantiert in die Trachealwand ein Composite graft vom Nasenseptum. Außer mittels Nähten erfolgt auch hier eine Fixation und Dichtung mit Tissucol®; es kam zu prompter Heilung.

Es würde zu weit führen, sämtliche, auch ganz kleine Eingriffe unseres Fachgebietes aufzuzählen und auf die Zweckmäßigkeit der dabei vorzunehmenden Anwendung des Fibrinklebers hinzuweisen. Die geschilderten Möglichkeiten sollen an Hand einer Auswahl auf das Prinzip und die Technik eingehen. Der Fibrinkleber wird seit über einem Jahrzehnt allgemein wegen seiner außerordentlichen Nützlichkeit, aber auch wegen seiner Unbedenklichkeit und leichten Handhabung geschätzt. Aus unserem Fachgebiet ist er wohl nicht mehr wegzudenken.

7 Die Kostenfrage

(Berechnet auf Basis österreichischer Apothekenverkaufspreise). Zu zahlen sind für

0,5 ml Tissucol: öS 1184,50   (etwa DM 170,–)
1,0 ml Tissucol: öS 1920,–   (etwa DM 275,–)

2,0 ml Tissucol: öS 2304,50 (etwa DM 330,–)
5,0 ml Tissucol: öS 5159,50 (etwa DM 737,–)
Tissucol-Klebeprotein-
Lösung tiefgefroren: öS 868,50 (etwa DM 124,–)

Aus ökonomischen Gründen ist es daher sinnvoll, schon vor Anwendung das voraussichtliche Quantum nicht zu überschreiten. Gerade bei kleinen Klebungen, z. B. Gehörknöchelchen, benötigt man oft nur wenige Tropfen; aber kleinere Packungsgrößen als 0,5 ml lassen sich offensichtlich nicht herstellen.

Zum Kleber benötigt man als einmalige Anschaffung auch den Mischapparat (öS 5560,– = etwa DM 800,–). Das Applikationsset mit der Mischspritze wird dem Tissucol® beigepackt.

Literatur

Banfai P (1985) Das Cochlear Implant. Gross, Heidelberg
Bockmeyer M et al. (1987) Ein neues Verfahren zur Deckung von Septumdefekten. HNO 35:279–281
Brusis T (1982) Die Behandlung des Otseroms mit Fibrinkleber. HNO 30:272–274
Dejean Y et al. (1987) Les ruptures traumatiques de la fenêtre ronde. J Fr Oto-Rhino-Laryngol 36:17–22
Draf W (1986) Fibrinogen glue in reconstructive surgery of the skull base. In: Schlag G, Redl H (eds) Fibrin sealant in operative medicine, vol 1: Otolaryngology. Springer, Berlin Heidelberg New York Tokyo
Feldmann H (1987) Applikation von Fibrinkleber bei der Mittelohrchirurgie. Z Laryngol Otol Rhinol 66:611
Gray EG (1915) Fibrin as a haemostatic in cerebral surgery. Surg Gynecol Obstet 21:452–454
Harvey SC (1916) The use of fibrin paper in forms in surgery. Boston Med Surg J 174:658
Hayward PJ, Mackay IS (1987) Fibrin glue in nasal septal surgery. J Laryngol Otol 101:133–138
Laskawi R et al. (1988) Okklusionstherapie bei rezidivierender Parotitis? Z Laryngol Rhinol Otol 67:367–368
Matras H et al. (1975) Zur Klebung von Nervenanastomosen mit Gerinnungssubstanzen. Fortschr Kiefer Gesichtschir 20:112–114
Naumann C, Lang G (1981) Fibrinkleber in der Larynxchirurgie. Z Laryngol Rhinol Otol 60:364–366
Portmann M et al. (1982) Les prothèses ossiculaires biocompatibles en Proplast et Plastipore. Revue Laryngol 103:9–11
Siedentop KH (1990) Die Beeinflussung der Klebefähigkeit des autologen Fibrinklebers durch Zusatz eines Thrombozytenaggregates. Österr. HNO-Kongr., Graz, Sept 1990, No 64
Schobel H (1984) Tympanoplastik 1983. In: Majer EH, Zrunek H (Hrsg) Aktuelles in der Otorhinolaryngologie 1983. HNO-Kongr. St. Pölten. Thieme, Stuttgart New York, S 221–222

Schwab W, Seiffert A (1984) Die Operationen an Nase, Mund und Hals, Bd II, 5. Aufl. Barth, Leipzig

Staindl O (1977) Die Saunders-Plastik beim Morbus Osler unter Verwendung hochkonzentrierten humanen Fibrinogens als Gewebskleber. Z Laryngol Rhinol Otol 56:887–890

Staindl O (1986) The use of fibrin sealant in patients with rhynophyma. In: Schlag G, Redl H (eds) Fibrin sealant in operative medicine, vol 4: Plastic surgery. Springer, Berlin Heidelberg New York Tokyo, pp 63–70

Szmeja Z (1986) Septumschleimhaut-Perichondrium-Transplantat zur plastischen Deckung von Oesophago-Trachealfisteln. HNO 34:409–411

Tarlov IM et al. (1943) Plasma clot suture of nerves. Arch Surg 47:44–58

Tos M, Thomsen J (1985) Cerebrospinal fluid leak after translabyrinthine surgery of acoustic neuroma. Laryngoscope 95:351–354

Wullstein SR (1979) Die Septumplastik bzw. submuköse Septumresektion ohne postoperative Nasentamponade. HNO 27:322–324

Young F et al. (1944) "Suture" of wounds by plasma-thrombin adhesion. War Med 6:80–85

Fragensammlung zur Selbstkontrolle

Zusammengestellt von H. Ganz

Zur Beachtung: es können mehrere Lösungen – oder gar keine – richtig sein.

1. Typische Spätschäden der Ohrmuschelerfrierung sind
   a) Verkalkungen und Ossifikationen
   b) Substanzverluste
   c) Teleangiektasien
   d) Perichondritis.
2. Welche Replantationsmethode verspricht bei Ohrmuschelabriß die besten Resultate?
   a) Klassische Replantation
   b) Dermabrasion
   c) Knorpelfensterung (nach Baudet et al.).
3. Bei Totalverlust der Ohrmuschel gilt:
   a) Rekonstruktion ist sehr schwierig
   b) Einzeitiger Wiederaufbau ist möglich
   c) Die ortsständige Haut reicht als Deckmaterial immer aus
   d) Die ortsständige Haut wird mit Expandern aufgedehnt
   e) Für das Ohrmuschelgerüst eignet sich Rippenknorpel.
4. Pseudomonas aeruginosa ist im gesunden Gehörgang nachweisbar
   a) nie
   b) sehr selten
   c) in 2/3 der Fälle
   d) nahezu regelmäßig.
5. Penicillinasebildende Staphylokokken sind zu erwarten
   a) in der Praxis sehr selten
   b) im Krankenhaus in 60–80%
   c) heute fast immer
   d) in der Praxis in 30–50%.
6. Mit dem Ohrfurunkel können verwechselt werden
   a) infizierte Ohrfistel
   b) Zeruminal-Pseudocysten
   c) infizierte Epidermoidzyste
   d) Perichondritis.

7. Das Kontaktekzem am Ohr ist ein toxisches Ekzem in
   a) 20%
   b) 50%
   c) 80%
   d) 1% der Fälle.

8. Was ist der Unterschied zwischen einem toxischen und einem allergischen Ekzem?

9. Durch Medikamente bedingt sind am Ohr
   a) 10%
   b) 30%
   c) 50% der Kontaktekzeme.

10. Bei der bakteriellen Gehörgangsphlegmone sind die nachstehenden Keime ursächlich beteiligt. Ordne nach der Häufigkeit.
    a) Escherichia coli
    b) Anaerobier
    c) Staphylococcus aureus
    d) Pseudomonaden.

11. Eine kombiniert lokal/systemische Behandlung der bakteriellen Otitis externa mit Ciprofloxacin ist berechtigt bei
    a) Pseudomonasinfektion
    b) erfolglos behandelter Pseudomonasinfektion
    c) über den Gehörgang hinausgehender, erfolglos behandelter Pseudomonasinfektion
    d) Otitis externa maligna.

12. Für die Diagnose Otitis externa maligna ist conditio sine qua non
    a) Pseudomonasinfektion
    b) Diabetes mellitus
    c) Knochenbeteiligung
    d) Hirnnervenlähmungen.

13. Wodurch ist das Stadium III der Otitis externa maligna charakterisiert?

14. Womit soll man das Ohrerysipel *nicht* behandeln?
    a) Doxycyclin
    b) Gyrasehemmer
    c) Kortikosteroide lokal
    d) Alkoholumschläge.

15. Was versteht man unter einem Ramsey-Hunt-Syndrom?
    a) Zoster oticus
    b) Postzoster-Neuralgie
    c) Zoster oticus mit cochleovestibulären Ausfällen
    d) Innenohrmißbildung.

16. Welche Pilze sind am häufigsten die Erreger von Ohrmykosen?
    a) Candida albicans
    b) Mucor
    c) Aspergillusarten
    d) Penicillium.
17. Spontane otoakustische Emissionen (OAE) sind
    a) bei allen Normalhörigen ableitbar
    b) Synonym für objektiven Tinnitus
    c) stark veränderliche Signale
    d) Hinweise auf einen Innenohrschaden.
18. Evozierte otoakustische Emissionen (EOAE) sind ableitbar
    a) im Frequenzbereich 1–5 KHz
    b) bei Normalhörigen
    c) bei Hörstörungen unter 20 dB
    d) auch beim massiven Paukenerguß.
19. Evozierte OAE werden eingesetzt
    a) beim Neugeborenen zur Früherkennung einer Hörstörung
    b) zur Schwellentestung analog dem Tonaudiogramm
    c) zur Diagnose des Paukenergusses
    d) zur Erkennung retrocochleärer Störungen.
20. Zur Endoskopie der Nasenhaupthöhle sind geeignet
    a) Starre Optiken mit 0 und 120 Grad Blickwinkel
    b) Starre Optiken mit 30 und 70 Grad
    c) bedingt auch flexible Optiken.
21. Wie sind die Erfolgsaussichten der Hyposensibilisierung bei
    perennialer nasaler Allergie?
    a) sehr gut
    b) mäßig bei großem Aufwand
    c) gleich null
    d) Behandlung ist nicht indiziert.
22. Die Schleimhautätzung der Nase bei Rhinopathia vasomotorica
    a) schädigt das Flimmerepithel
    b) führt häufig zu Synechien
    c) ist heute obsolet.
23. Die Elektrokaustik der Nasenmuscheln
    a) führt zu zuverlässigen Dauerergebnissen
    b) ist besonders für die mittlere Muschel geeignet
    c) kann auch am Tuberculum septi erfolgreich gemacht werden
    d) kann heute noch uneingeschränkt empfohlen werden.
24. Von den Methoden der Muschelresektionen muß heute als zuver-
    lässigste gelten
    a) die einfache Konchotomie

b) die Lateroposition nach Legler
c) die subperiostale Konchektomie
d) die Turbinoplastik nach Gray.

25. Als Komplikation der Muschelchirurgie kann vorkommen
 a) eine typische Ozäna
 b) hartnäckige Borkenbildung
 c) Spätblutung bis zum 10. Tag
 d) Septumperforation.

26. Vorteile der transnasalen, flexiblen Laryngoskopie sind
 a) Anwendung bei kleinen Kindern
 b) besonders großes und brillantes Kehlkopfbild
 c) Durchführbarkeit bei Unmöglichkeit indirekter Spiegelung
 d) Einsatz bei der Schnarchdiagnostik.

27. Komplikationen der direkten Laryngoskopie sind
 a) Zahnschäden
 b) Einrisse im Gaumen-Tonsillenbereich
 c) postoperative Atemnot infolge Schwellung
 d) HWS-Schaden.

28. Ordne den Lasertypen CO_2-Laser (1) und Nd:YAG-Laser (2) die nachstehend aufgelisteten Charakteristika zu:
 a) Hohe Wasserabsorption
 b) Volumenabsorption
 c) zum Schneiden geeignet
 d) zur Gewebekoagulation geeignet
 e) kurzwellig
 f) langwellig.

29. Die Jet-Ventilation
 a) besteht in einer Einblasung des Narkosegemisches durch eine enge Düse
 b) behindert die Sicht nicht unbeträchtlich
 c) kann zum Barotrauma führen
 d) ist besonders brauchbar bei Laryngotrachealstenose.

30. Typische Komplikationen der endoskopischen Laserchirurgie sind
 a) zu tiefe Gewebsdestruktion
 b) Postoperative Schwellungen
 c) Brandrisiko
 d) Schmelzen des Intubationstubus.

31. Indikationen zur starren Tracheobronchoskopie sind
 a) Endoskopie bei Kindern
 b) Verdacht auf periphere Bronchialerkrankung
 c) Luftwegsverletzungen
 d) Kontrolle bei Langzeitintubation.

32. Die traumatische Aryknorpelluxation ist erkennbar an
   a) einseitigem Stimmlippenstillstand und
   b) inspiratorischem Stridor
   c) Verlagerung des Aryknorpels
   d) halbseitiger Schleimhautunterblutung.
33. Der sogenannte Selbstmörderschnitt eröffnet den Luftweg
   a) laryngotracheal
   b) supraglottisch
   c) subglottisch („Koniotomie")
   d) überhaupt nicht.
34. Wie verläuft der Riß bei supraglottischer Kehlkopfruptur?
35. Mediastinalemphysem nach Luftwegsverletzung spricht für
   a) dislozierte Larynxfraktur
   b) laryngotracheale Ruptur
   c) Bronchusverletzung
   d) eingespießten Larynxfremdkörper.
36. Intervallverlegung des Atemrohres bei akutem Trauma entsteht durch
   a) dislozierte Larynxfraktur
   b) massive Blutung
   c) komplette laryngotracheale Ruptur
   d) doppelseitige Recurrensparese.
37. Die endotracheale Intubation ist kontraindiziert bei
   a) laryngotrachealer Ruptur
   b) Blutung in die Luftwege
   c) Luftwegsfremdkörper
   d) offener Luftwegsverletzung.
38. Bei unklarer Halsschwellung stellt man serologische Untersuchungen
   in erster Linie an auf
   a) Tuberkulose
   b) Toxoplasmose
   c) Mononukleose
   d) HIV-Infektion.
39. Welche Veränderungen im CT sind bei unklarer Halsweichteilschwellung als Malignitätskriterien verwertbar?
   a) zentrale Hypodensität
   b) inhomogene Dichte
   c) polyzyklisch-unscharfe Begrenzung
   d) Verdrängung der A. carotis
40. Bei Halsmetastasen und unbekanntem Primärtumor ist in erster Linie
   zu denken an
   a) Prostata-Ca
   b) Pankreas-Ca

c) Schilddrüsen-Ca

d) Hypernephrom

e) HNO-Malignome. Ordne nach der Häufigkeit.

41. Was ist von den klinischen Befunden besonders typisch für einen Glomus-caroticum-Tumor?

a) Ballotement

b) nur horizontale Verschieblichkeit

c) Druckschmerzhaftigkeit

d) häufige Doppelseitigkeit.

42. Die Diagnose malignisierte laterale Halszyste ist

a) nahezu immer falsch

b) Grund für weniger radikales Operieren

c) auf Grund der Vorstellungen von Stoll et al. wieder wahrscheinlicher geworden.

43. Vorteile der Kernspintomographie sind

a) gute Differenzierung knöcherner Strukturen

b) keine Strahlenexposition

c) Untersuchung in jeder beliebigen Ebene

d) brillante Darstellung von Frakturen.

44. Wann ist im Rahmen der KST das Kontrastmittel Gadolinium-DTPA unentbehrlich?

a) bei gefäßreichen Neubildungen

b) bei Tumoren im Hirnbereich

c) bei Nasopharynxtumoren

d) zur Beurteilung der Zungenmuskulatur.

45. Bildgebendes Verfahren der Wahl ist die KST bei

a) Larynxtumoren

b) Tumoren des Parapharyngealraumes

c) Beurteilung der Ausdehnung von Parotistumoren in Richtung Schädelbasis

d) Gefäßtumoren des Halses.

46. Die Differenzierung gutartig/bösartig bei Parotistumoren ist mit der KST

a) möglich

b) nicht möglich.

47. Mit der in vivo-Spektroskopie ist möglich

a) eine farbige Abbildung von Gewebestrukturen

b) eine präzisere Bildgebung innerer Organe

c) eine Stoffwechselanalyse von Organen.

48. Mit der Fibrinklebung wird

a) die normale Wundheilung beschleunigt

b) die Blutstillung intensiviert

c) die Elastizität des Wundbereiches erhalten

d) eine Nervennaht stabilisierbar.

49. Für die Fibrinklebung mit Tissucol® werden benötigt

a) das Vorbereitungsgerät Fibrinotherm

b) zwei Insulinspritzen für die beiden Komponenten

c) ein Desinfektionsspray für die Wunde

d) eine Mischspritze

e) ein gut feuchtes Wundbett.

50. Beim Aufbau der Gehörknöchelchenkette mit Fibrinklebung geht man am besten so vor:

a) Benetzen der zu klebenden Flächen mit dem Klebergemisch

b) Zuerst Zusammenfügung des Ossicula, dann Auftropfen des Gemisches

c) Getrenntes Aufbringen der Kleberkomponenten und nachfolgendes Zusammensetzen der Kettenteile.

Antworten zur Fragensammlung

1. a	18. a, b, c	35. c
2. c	19. a	36. 0
3. a, d, e	20. b, c	37. a, c
4. b	21. b	38. b, c
5. b, d	22. a, b, c	39. a, b, c
6. b, c	23. 0	40. f1, d2, e3, b4, a5
7. c	24. c	41. b
8. s. Seite 20	25. b, c	42. a
9. b	26. a, c, d	43. b, c
10. d, c, b, a	27. a, b, d	44. b, c, d
11. c	28. 1a, c, f – 2b, d, e	45. b, c
12. a, c	29. a, c	46. a
13. s. Seite 27	30. a, c, d	47. c
14. b, c, d	31. a, c	48. a, b, c, d
15. c	32. a, b	49. a, d
16. c	33. b	50. c
17. 0	34. s. Seite 121	

Sachverzeichnis

D. Knöbber, Universität Berlin

Der tracheotomierte Patient

1991. Etwa 120 S. 18 Abb. 11 Tab. Brosch. DM 38,–
ISBN 3-540-53549-7

Dieses Buch gibt eine übersichtliche Zusammenstellung über Tracheotomien (Luftröhrenschnitte) und Tracheostomie, über Kanülenarten und deren Handhabung sowie über die Behandlung von tracheotomierten Patienten. Besonderer Wert wird auf die Behandlung von Tracheotomierten auf der Intensivstation, der Normalstation und zu Hause gelegt. Angaben darüber, wie der Patient und seine Angehörigen Hilfe durch Krankenkassen, Behörden und caritative Einrichtungen erhalten können, erleichtern auch Sozialstationen oder Gemeindeschwestern/-pflegern den Umgang mit den tracheotomierten Patienten.

Ein Kapitel beschäftigt sich mit der juristischen Seite des Kanülenwechsels, vor allem wenn er durch nichtärztliches Personal vorgenommen wird.

Das Buch soll als praktischer Ratgeber allen dienen, die mit Kanülenpatienten in Berührung kommen. Es soll den Kenntnisstand des Personals erweitern und den Umgang mit Tracheotomierten erleichtern. Für Betroffene und Angehörige ist es eine wertvolle Informationsquelle.

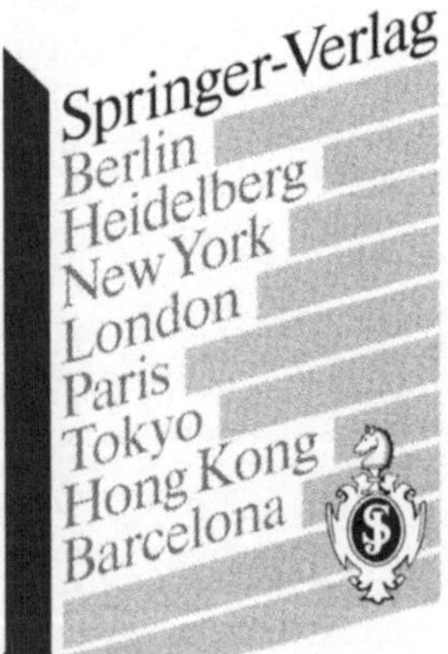